Fisioterapia hospitalar em pediatria

Fisioterapia hospitalar em pediatria

Editor
George Jerre Vieira Sarmento

Editoras associadas
Etiene Farah Teixeira de Carvalho
Yasmin El Hage

Manole

Copyright © Editora Manole Ltda., 2018, por meio de contrato com os editores.

Este livro contempla as regras do Acordo Ortográfico da Língua Portuguesa de 1990, que entrou em vigor no Brasil.

Editora gestora: Sônia Midori Fujiyoshi
Produção editorial: Júlia Nejelschi
Capa: Rubens Lima
Projeto gráfico: Departamento de Arte da Editora Manole
Editoração eletrônica: Luargraf Serviços Gráficos
Ilustrações: Alexandre Bueno e HiDesign Estúdio

Dados Internacionais de Catalogação na Publicação (CIP)
(Câmara Brasileira do Livro, SP, Brasil)

Fisioterapia hospitalar em pediatria / editor George Jerre Vieira Sarmento ; editoras associadas Etiene Farah Teixeira de Carvalho, Yasmin El Hage. -- Barueri, SP : Manole, 2018.

Vários colaboradores.
Bibliografia.
ISBN: 978-85-204-5400-8

1. Doenças respiratórias 2. Doenças respiratórias - Tratamento 3. Fisioterapia 4. Neonatologia 5. Pediatria 6. Terapia respiratória I. Sarmento, George Jerre Vieira. II. Carvalho, Etiene Farah Teixeira de. III. Hage, Yasmin El

17-09111	CDD-618.92011
	NLM-WS 280

Índices para catálogo sistemático:
1. Fisioterapia respiratória : Neonatologia e pediatria : Medicina   618.92011

Todos os direitos reservados.
Nenhuma parte deste livro poderá ser reproduzida, por qualquer processo, sem a permissão expressa dos editores.

É proibida a reprodução por xerox.

A Editora Manole é filiada à ABDR – Associação Brasileira de Direitos Reprográficos.

Edição – 2018

Editora Manole Ltda.
Avenida Ceci, 672 – Tamboré
06460-120 – Barueri – SP – Brasil
Tel.: (11) 4196-6000
www.manole.com.br | info@manole.com.br

Impresso no Brasil | *Printed in Brazil*

Editor

George Jerre Vieira Sarmento
Graduado pelo Centro Universitário Claretiano de Batatais (Ceuclar). Pós-graduado em Fisioterapia Respiratória pela Universidade Cidade de São Paulo (Unicid). Coordenador Técnico da Equipe de Fisioterapia do Hospital São Luiz Unidade Jabaquara e Hospitais Leforte unidades Liberdade e Morumbi.

Editoras associadas

Etiene Farah Teixeira de Carvalho
Especialista em Fisioterapia Cardiorrespiratória pelo Hospital Nossa Senhora de Lourdes. Fisioterapeuta do Hospital e Maternidade São Luiz (São Paulo). Doutora em Ciências da Reabilitação pela Universidade Nove de Julho (Uninove). Mestre em Ciências da Reabilitação pela Uninove. Professora e Preceptora de Pós-graduação em Fisioterapia Intensiva em Pediatria e Neonatologia pela Fabic.

Yasmin El Hage
Professora da Disciplina de Fisioterapia e Cinesiologia e Biomecânica do curso de Fisioterapia da Universidade Nove de Julho (Uninove). Doutora em Ciências da Reabilitação pela Uninove. Mestre em Ciências da Reabilitação pela Uninove. Especialista em Fisioterapia Cardiorrespiratória pelo Hospital Nossa Senhora de Lourdes, com extensão em Fisioterapia Pediátrica e Neonatal Hospitalar pelo Instituto da Criança do Hospital das Clínicas da Faculdade de Medicina da Universidade de São Paulo (ICr-HC-FMUSP).

Colaboradores

Alessandra Freitas
Especialista em Fisioterapia Respiratória pelo Hospital Nossa Senhora de Lourdes e em Terapia Intensiva Neonatal e Pediátrica pelo Conselho Federal de Fisioterapia e Terapia Ocupacional (COFFITO). Preceptora da Pós-graduação em Fisioterapia Cardiorrespiratória da Faculdade de Medicina do ABC. Fisioterapeuta do Hospital Municipal Universitário de São Bernardo do Campo.

Alessandra Gasparello Viviani
Professora de Fisioterapia do Complexo Educacional Faculdades Metropolitanas Unidas (FMU). Especialista em Fisioterapia em Pneumologia pela Universidade Federal de São Paulo (Unifesp). Mestre em Engenharia Biomédica pela Universidade de Mogi das Cruzes.

Aline Marsico
Especialista em Fisioterapia Cardiorrespiratória pelo Hospital Nossa Senhora de Lourdes. Mestre em Ciências da Reabilitação pela Universidade Nove de Julho (Uninove). Fisioterapeuta do Hospital Israelita Albert Einstein.

Ana Damaris Gonzaga
Ensino em Ciências da Saúde pela Universidade Federal de São Paulo (Unifesp). Graduada em Fisioterapia pela Universidade Tuiuti do Paraná. Professora da Fundação Instituto de Ensino Para Osasco (Unifieo).

Ana Maria Gonçalves Carr
Especialista em Fisioterapia Pediátrica pela Universidade Gama Filho (UGF). Especialista em Metodologia e Didática do Ensino Superior pela Faculdade de Fisioterapia, Filosofia, Ciências e Letras de Guarulhos (FIG). Docente das disciplinas Aplicada à Pneumologia, Cardiologia e Cuidados Intensivos, Fisioterapia Aplicada à Pediatria e Neonatologia Genética Humana, Patologia Geral, Fisiologia, Práticas em Fisioterapia I e II, na Universidade Guarulhos (UnG). Docente da Especialização em Fisioterapia Cardiorrespiratória e Hospitalar das Faculdades Inspirar e da Universidade Cruzeiro do Sul (Unicsul).

Ana Paula Campelo

Ana Sílvia Scavacini
Especialista em Fisioterapia Respiratória pela Disciplina de Pneumologia do Departamento de Medicina da Escola Paulista de Medicina da Universidade Federal de São Paulo (EPM-Unifesp). Especialista em Terapia Intensiva Pediátrica e Neonatal pelo Departamento de Pediatria da EPM-Unifesp. Doutoranda em Pediatria e Ciências Aplicadas à Pediatria pelo Departamento de Pediatria da EPM-Unifesp. Mestre em Ciências da Saúde Aplicadas à Pediatria pelo Departamento de Pediatria da EPM-Unifesp.

Cláudia Tozato
Especialista em Fisioterapia Respiratória pela Universidade Cidade de São Paulo (Unicid). Mestre em Distúrbios do Desenvolvimento pela Universidade Presbiteriana Mackenzie. Graduada em Fisioterapia pela

Universidade Cidade de São Paulo. Aperfeiçoamento em Fisioterapia Respiratória pela Irmandade da Santa Casa de Misericórdia de São Paulo.

Cristiane Aparecida Moran
Especialista em pediatria pelo Instituto da Criança do Hospital das Clínicas da Faculdade de Medicina da Universidade de São Paulo (ICr--HC-FMUSP) e em Fisioterapia Respiratória pela Irmandade Santa Casa de Misericórdia de São Paulo. Doutora e Mestre em Ciências pelo programa de Medicina Interna e Terapêutica da Universidade Federal de São Paulo (Unifesp).

Danielle Miyuki Goto
Doutora em Ciências pela Faculdade de Medicina da Universidade de São Paulo (FMUSP). Mestre em Fisioterapia pela Universidade Cidade de São Paulo (Unicid). Possui graduação em Fisioterapia pela Unicid. Professora da Disciplina de Fisioterapia Pneumológica do Departamento de Fisioterapia da Universidade Nove de Julho (Uninove).

Etiene Farah Teixeira de Carvalho
Especialista em Fisioterapia Cardiorrespiratória pelo Hospital Nossa Senhora de Lourdes. Fisioterapeuta do Hospital e Maternidade São Luiz (São Paulo). Doutora em Ciências da Reabilitação pela Universidade Nove de Julho (Uninove). Mestre em Ciências da Reabilitação pela Uninove. Professora e Preceptora de Pós-graduação em Fisioterapia Intensiva em Pediatria e Neonatologia pela Fabic.

Evelim Leal de Freitas Dantas Gomes
Professora Titular de Recursos Terapêuticos aplicados à Saúde Materno-infantil da Universidade Nove de Julho (Uninove). Doutora e Mestre em Ciências da Reabilitação pela Uninove. Pós-graduada em Fisioterapia Cardiorrespiratória pelo Instituto do Coração do Hospital

das Clínicas da Faculdade de Medicina da Universidade de São Paulo (InCor-HC-FMUSP) e em Insuficiência Respiratória pelo Instituto de Ensino e Pesquisa (IEP) do Hospital Sírio-Libanês. Especialista em UTI Pediátrica/Neonatal e em Fisioterapia Respiratória pela Assobrafir e em Fisiologia e Prescrição do Exercício pela Universidade Cidade de São Paulo (Unicid).

Fernanda de Cordoba Lanza
Professora do Programa de Pós-graduação em Ciências da Reabilitação da Universidade Nove de Julho (Uninove). Doutora em Ciências Aplicadas à Pediatria, Disciplina de Alergia, Imunologia Clínica e Reumatologia pela Universidade Federal de São Paulo (Unifesp). Mestre em Ciências pela Unifesp. Especialista em Fisioterapia Respiratória.

Graziela M. Maccari Romano
Especialista em Fisioterapia Respiratória pela Disciplina de Pneumologia do Departamento de Medicina da Escola Paulista de Medicina da Universidade Federal de São Paulo (EPM-Unifesp). Docente do Curso de Fisioterapia, Disciplina de Pediatria, do Centro Universitário São Camilo.

Ivan Peres Costa
Especialista em Fisioterapia Cardiorrespiratória Ambulatorial e Hospitalar – Avaliação e Intervenção pela Universidade Nove de Julho (Uninove). Doutor em Ciências da Reabilitação pela Uninove. Mestre em Ciências da Reabilitação pela Uninove. Fisioterapeuta e Preceptor do Programa de Residência e Aprimoramento Multiprofissional de Fisioterapia em Oncologia do A. C. Camargo Cancer Center. Fisioterapeuta da Unidade de Terapia Intensiva Adulto do A. C. Camargo Cancer Center.

Jessica Moreira Zanquetta
Graduada em Fisioterapia pela Universidade Cidade de São Paulo (Unicid). Especialista em Fisioterapia Respiratória pela Universidade Federal de São Paulo (Unifesp) e em Fisioterapia Oncológica pela SBFC. Fisioterapeuta da Prefeitura Municipal de Itupeva.

Juliana Duarte Leandro
Especialista em Fisioterapia em Unidade de Terapia Intensiva pelo Hospital das Clínicas da Faculdade de Medicina da Universidade de São Paulo (HC-FMUSP). Doutora e Mestre em Engenharia Biomédica pela Universidade de Mogi das Cruzes. Coordenadora dos Cursos de Fisioterapia e Tecnólogo em Estética e Cosmética do Complexo Educacional Faculdades Metropolitanas Unidas (FMU).

Juliana Mendes Moura Angheben
Doutora em Fisiologia pela Escola Paulista de Medicina da Universidade Federal de São Paulo (EPM-Unifesp). Especialista em Fisiologia Humana pela Faculdade de Medicina do ABC e em Fisioterapia Cardiorrespiratória pelo Hospital Nossa Senhora de Lourdes. Mestre em Ciências da Saúde pela Faculdade de Medicina do ABC. Graduada em Fisioterapia pelo Centro Universitário Unifieo.

Lívia Maria de Andrade Martins
Professora do Curso de Graduação em Fisioterapia da Universidade Nove de Julho (Uninove). Mestre em Ciências da Saúde pela Faculdade de Ciências Médicas da Santa Casa de São Paulo. Graduada em Fisioterapia pela Universidade de Mogi das Cruzes.

Luciana Carnevalli Pereira
Mestre em Gerontologia pela Pontifícia Universidade Católica de São Paulo (PUC/SP). Especialista em Fisioterapia Cardiorrespiratória pelo Instituto do Coração do Hospital das Clínicas da Faculdade de Medi-

cina da Universidade de São Paulo (InCor-HC-FMUSP). Graduada em Fisioterapia pelo Centro Universitário do Triângulo (Unitri).

Maria Esther Jurfest Rivero Ceccon
Livre-docente pela Universidade de São Paulo (USP). Chefe da Unidade de Cuidados Intensivos Neonatais do Instituto da Criança do Hospital das Clínicas da Universidade de São Paulo (ICr-HC-FMUSP) e Professora Orientadora do Programa de Pós-Graduação *stricto sensu* do departamento de Pediatria da FMUSP. Consultora da Área de Neonatologia do Programa Médicos sem Fronteiras.

Milton Harumi Miyoshi
Professor-assistente da Disciplina de Pediatria Neonatal do Departamento de Pediatria da Escola Paulista de Medicina da Universidade Federal de São Paulo (EPM-Unifesp). Consultor Médico da Unidade de Terapia Intensiva Neonatal do Hospital e Maternidade Santa Joana e Pro Matre Paulista.

Otávio Corrêa Miziara

Priscila Cristina João Ferraz
Especialista em Terapia Intensiva Pediátrica e Neonatal pelo Departamento de Pediatria da Escola Paulista de Medicina da Universidade Federal de São Paulo (EPM-Unifesp). Mestrado em Pediatria e Ciências Aplicadas à Pediatria pelo Departamento de Pediatria da EPM-Unifesp.

Renata Couto do Canto

Ruth Guinsburg
Professora Titular e Livre-docente da Disciplina de Pediatria Neonatal da Escola Paulista de Medicina da Universidade Federal de São Pau-

lo (EPM-Unifesp). Coordenadora da UTI Neonatal do Hospital São Paulo – Hospital Universitário da EPM-Unifesp. Especialista em Neonatologia pela Sociedade Brasileira de Pediatria.

Samantha Souza Possa
Doutora em Ciências pela Faculdade de Medicina da USP pelo programa de Ciências Médicas (2012), com aprimoramento em Fisioterapia Respiratória em Unidade de Terapia Intensiva pela Faculdade de Ciências Médicas da Unicamp (2007) e Graduada em Fisioterapia pela Universidade Santa Cecília (2005). Atualmente é Docente da Universidade Nove de Julho e Pesquisadora colaboradora no Laboratório de Terapêutica Experimental I (LIM-20) da Faculdade de Medicina da Universidade de São Paulo. Tem experiência na área de Fisioterapia Hospitalar, Fisiopatologia Clínica e Experimental.

Silvana Alves Pereira
Pós-doutora em Neurociências e Comportamento pela Universidade de São Paulo (USP). Doutora em Neurociências e Comportamento pela USP. Especialista em Fisioterapia em Terapia Intensiva em Neonatologia e Pediatria pelo Conselho Federal de Fisioterapia e Terapia Ocupacional (COFFITO) e pela Associação Brasileira de Fisioterapia Cardiorrespiratória e Fisioterapia em Terapia Intensiva (ASSOBRAFIR). Diretora Científica da Regional RN da ASSOBRAFIR. Professora adjunta do Curso de Fisioterapia e Programa de Mestrado em Ciências da Reabilitação da Universidade Federal do Rio Grande do Norte (UFRN).

Tatiany Marcondes Heiderich
Fisioterapeuta da APS Santa Marcelina. Pós-doutorado em Pediatria Neonatal da Escola Paulista de Medicina da Universidade Federal de São Paulo (EPM-Unifesp).

Thais Aparecida da Silva Marques
Graduado em Medicina pela Faculdade de Medicina de São José do Rio Preto. Residência Médica pela Universidade Federal de São Paulo (Unifesp).

Uenis Tannuri
Professor Titular da Disciplina de Cirurgia Pediátrica e Transplante Hepático do Departamento de Pediatria da Faculdade de Medicina da Universidade de São Paulo (FMUSP). Livre-docente pelo Departamento de Cirurgia da FMUSP. Residência em Cirurgia Pediátrica no Hospital das Clínicas da FMUSP. Chefe do Serviço de Cirurgia Pediátrica e Transplante Hepático do Instituto da Criança (ICr) do Hospital das Clínicas da FMUSP e Chefe do Laboratório de Cirurgia Pediátrica da FMUSP.

Vanessa Rossato de Oliveira

Werther Brunow de Carvalho
Professor Titular do Departamento de Pediatria – Área de Neonatologia e Cuidados Intensivos – do Instituto da Criança da Faculdade de Medicina da Universidade de São Paulo (ICr-HC-FMUSP). Chefe da Unidade de Terapia Intensiva Pediátrica do Hospital Santa Catarina.

Yasmin El Hage
Professora da Disciplina de Fisioterapia e Cinesiologia e Biomecânica do curso de Fisioterapia da Universidade Nove de Julho (Uninove). Doutora em Ciências da Reabilitação pela Uninove. Mestre em Ciências da Reabilitação pela Uninove. Especialista em Fisioterapia Cardiorrespiratória pelo Hospital Nossa Senhora de Lourdes, com extensão em Fisioterapia Pediátrica e Neonatal Hospitalar pelo Instituto da Criança do Hospital das Clínicas da Faculdade de Medicina da Universidade de São Paulo (ICr-HC-FMUSP).

Sumário

Apresentação		XIX
1	**Apneia da prematuridade** Etiene Farah Teixeira de Carvalho	1
2	**Asma em pediatria** Evelim Leal de Freitas Dantas Gomes	8
3	**Avaliação de fisioterapia respiratória pediátrica e neonatal** Samantha Souza Possa	17
4	**Bronquiolite viral aguda** Otávio Corrêa Miziara, Vanessa Rossato de Oliveira, Renata Couto do Canto	28
5	**Cardiopatias congênitas em pediatria e neonatologia – suporte ventilatório** Werther Brunow de Carvalho	50
6	**Desmame da ventilação pulmonar mecânica** Etiene Farah Teixeira de Carvalho	77

7 Displasia broncopulmonar 89
Alessandra Gasparello Viviani, Juliana Duarte Leandro

8 Estimulação sensoriomotora 98
Cristiane Aparecida Moran, Silvana Alves Pereira

9 Fibrose cística em pediatria 108
Etiene Farah Teixeira de Carvalho

10 Trauma cranioencefálico em pediatria 122
Aline Marsico

11 Fisioterapia no contexto da dor na unidade de cuidados intensivos neonatais 132
Tatiany Marcondes Heiderich, Ruth Guinsburg

12 Hemorragia peri-intraventricular 143
Thais Aparecida da Silva Marques

13 Hérnia diafragmática congênita 155
Maria Esther Jurfest Rivero Ceccon, Uenis Tannuri, Werther Brunow de Carvalho

14 Hipertensão pulmonar persistente no recém-nascido e uso de óxido nítrico 174
Werther Brunow de Carvalho, Maria Esther Jurfest Rivero Ceccon

15 Insuficiência respiratória 192
Evelim Leal de Freitas Dantas Gomes, Lívia Maria de Andrade Martins

16 Interação cardiopulmonar 199
Evelim Leal de Freitas Dantas Gomes, Lívia Maria de Andrade Martins

17 **Monitoração cardiorrespiratória em neonatologia** 205
Ana Sílvia Scavacini, Graziela M. Maccari Romano,
Priscila Cristina João Ferraz, Milton Harumi Miyoshi

18 **Noções de radiologia de tórax** 238
Samantha Souza Possa

19 **Oncologia pediátrica: principais complicações** 248
Ivan Peres Costa

20 **Fisioterapia em oncologia pediátrica** 264
Ivan Peres Costa, Etiene Farah Teixeira de Carvalho

21 **Oxigenoterapia em pediatria e neonatologia**......... 274
Cláudia Tozato, Lívia Maria de Andrade Martins

22 **Pneumonias na infância**.......................... 282
Danielle Miyuki Goto

23 **Refluxo gastroesofágico em pediatria**.............. 290
Etiene Farah Teixeira de Carvalho, Ivan Peres Costa

24 **Síndrome de aspiração de mecônio**................ 299
Juliana Mendes Moura Angheben, Ana Damaris Gonzaga

25 **Síndrome do bebê chiador** 309
Jessica Moreira Zanquetta

26 **Síndrome do desconforto respiratório em pediatria**... 315
Ana Maria Gonçalves Carr

27 **Síndrome do desconforto respiratório do recém-nascido**................................ 324
Etiene Farah Teixeira de Carvalho, Ana Paula Campelo

28 **Taquipneia transitória do recém-nascido** 334
Alessandra Freitas, Etiene Farah Teixeira de Carvalho

29 **Técnicas de fisioterapia respiratória: convencionais e atuais** 345
Evelim Leal de Freitas Dantas Gomes, Luciana Carnevalli Pereira

30 **Ventilação pulmonar mecânica não invasiva em pediatria** 361
Alessandra Freitas, Etiene Farah Teixeira de Carvalho

31 **Ventilação por alta frequência** 375
Ana Maria Gonçalves Carr, Etiene Farah Teixeira de Carvalho

32 **Ventilação pulmonar mecânica** 384
Fernanda de Cordoba Lanza, Yasmin El Hage

Índice remissivo 393

Apresentação

A ideia desta obra surgiu com o objetivo de fornecer um livro resumido de consulta rápida, informações concisas e atualizadas para o tratamento dos pacientes com complicações respiratórias no ambiente hospitalar pediátrico e neonatal.

O fisioterapeuta assume, cada vez mais, uma posição de grande importância na terapia respiratória. Assim sendo, este livro vem para preencher uma lacuna na literatura acadêmica e profissional.

George Jerre Vieira Sarmento

Durante o processo de edição desta obra, foram tomados todos os cuidados para assegurar a publicação de informações precisas e de práticas geralmente aceitas. Do mesmo modo, foram empregados todos os esforços para garantir a autorização das imagens aqui reproduzidas. Caso algum autor sinta-se prejudicado, favor entrar em contato com a editora.

Os autores e os editores eximem-se da responsabilidade por quaisquer erros ou omissões ou por quaisquer consequências decorrentes da aplicação das informações presentes nesta obra. É responsabilidade do profissional, com base em sua experiência e conhecimento, determinar a aplicabilidade das informações em cada situação.

Apneia da prematuridade | 1

Etiene Farah Teixeira de Carvalho

INTRODUÇÃO

Apneia é classificada como a cessação dos movimentos respiratórios e definida como patológica quando, independentemente do tempo (5, 10, 15 e 20 s), for acompanhada por bradicardia, queda de 20% dos valores normais e cianose, e queda da saturação de oxigênio menor que 85%.

É importante salientar que a apneia da prematuridade é inversamente proporcional à idade gestacional.

Isso ocorre em 7% de neonatos com idade gestacional de 34 a 35 semanas, 15% em neonatos com idade gestacional de 32 a 33 semanas, 54% em neonatos com idade gestacional de 30 a 31 semanas, e perto de 100% em neonatos com idade gestacional menor que 29 semanas ou peso < 1 kg.

Quanto mais imaturo é o recém-nascido, maior é a irregularidade respiratória e maior é o número de apneias, que podem estar ou não associadas à repercussão hemodinâmica.

A apneia pode ser classificada em três diferentes quadros clínicos:

- Apneia central: proveniente do centro respiratório, leva à cessação total dos movimentos respiratórios e fluxo de ar nas vias aéreas.

- Apneia obstrutiva: presença de movimentos respiratórios, porém com cessação do fluxo de ar nas vias aéreas.
- Apneia mista: episódios de apneia central seguidos por episódio obstrutivo ou vice-versa.

A prematuridade ainda é a principal causa da apneia, que está relacionada a controle respiratório imaturo, alterações fisiológicas e anatômicas. Contudo, outros fatores também podem provocar a apneia do recém-nascido (Figura 1).

Em razão da existência de outros fatores que causam apneia do recém-nascido, deve-se realizar avaliação minuciosa a fim de diagnosticar a origem e a causa.

Somente depois de descartar as possíveis situações pode-se considerar a apneia como de origem idiopática.

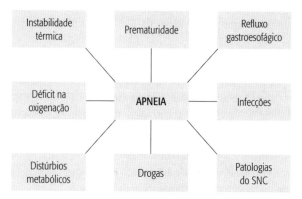

FIGURA 1 Principais causas da apneia do recém-nascido.
SNC: sistema nervoso central.

TRATAMENTO

Posição prona

A posição prona pode favorecer a sincronia toracoabdominal e estabilizar a parede torácica.

Estudos mostram que essa posição diminui os episódios de apneia, e a elevação a 15° da cabeceira tem se mostrado útil na redução da dessaturação.

Estimulação tátil

Em casos leves, o estímulo tátil intermitente ou a estimulação proprioceptiva contínua vem sendo empregada em alguns serviços como terapia alternativa. Trata-se da colocação de uma luva descartável conectada a um ventilador, sob o colchão do recém-nascido.

Essa estimulação funciona pela excitação da atividade neuronal no centro cerebral, estimulando a atividade respiratória.

O método mãe canguru também tem mostrado redução dos eventos de apneia em prematuros, e observou-se que apresenta os mesmos benefícios que a posição prona.

CO_2 inalatório

Alguns estudos vêm demonstrando que exposição de prematuros a baixas concentrações de CO_2 (0,8%) é tão eficaz quanto o uso de alguns medicamentos. Entretanto, mais estudos devem ser realizados a fim de analisar a eficácia de uma exposição a longo prazo.

Tratamento medicamentoso

Metilxantinas, teofilina e cafeína são os medicamentos mais utilizados no tratamento da apneia da prematuridade.

O citrato de cafeína mostra-se mais eficaz que a teofilina ou a aminofilina em estimular os sistemas nervoso e respiratório centrais;

ele também penetra mais facilmente no fluido cerebroespinal que a teofilina ou a aminofilina. Geralmente, o citrato de cafeína é a primeira escolha de droga para tratar a apneia.

CPAP nasal (CPAPN) ou VPPIN

O uso de CPAP (pressão positiva contínua na via aérea) tem provado sua eficácia no tratamento da apneia da prematuridade há mais de 35 anos e vem prevenindo entubações traqueais em recém-nascidos com apneia.

A CPAP promove a distensão tanto da larige da criança quanto das vias aéreas, evitando o colapso e a atelectasia pulmonar. Melhora a capacidade residual reduzindo o trabalho respiratório e melhorando a oxigenação.

Alguns estudos comparando a CPAPN e a VPPIN (ventilação por pressão positiva intermitente nasal) mostram que o uso de CPAPN é mais eficaz no tratamento da apneia, porém em uma revisão sistemática recente observou-se que a VPPIN tem vantagens sobre a CPAPN no tratamento da apneia.

O que se observa e enfatiza é que a redução do trabalho respiratório é a chave para a diminuição dos episódios de apneia, e pode ser alcançado por meio de qualquer ventilação não invasiva sincronizada com interface nasal ou de uma variável de fluxo contínuo.

O I Consenso de Ventilação Mecânica em Pediatria e Neonatologia sugere como parâmetros iniciais em neonatologia valores de PEEP de 5 a 7 cmH$_2$O, fluxo de acordo com a idade e a patologia de base e FiO$_2$ suficiente para manter a oxigenação adequada.

Ventilação pulmonar mecânica invasiva (VPMI)

Indica-se a ventilação mecânica para o combate das apneias refratárias ao tratamento clínico, farmacológico e com a CPAP.

Nos recém-nascidos com sepse, frequentemente a demanda metabólica está aumentanda, e a conduta de administração da VPMI

TABELA 1 Valores iniciais recomendados para pacientes neonatais

Parâmetros	Valores
IPAP	< 16 cmH$_2$O
EPAP	4-6 cmH$_2$O
CPAP	5-7 cmH$_2$O
Frequência de *backup*	8-12 cpm
Relação Ti:Te	1:3 s
Sensibilidade ao fluxo	0,5-1,0 L/min
Tempo inspiratório de acordo com a constante de tempo por idade e doença de base	Em segundos
Fluxo	De acordo com a idade e a doença de base (L/min)

Fonte: I Consenso de Ventilação Mecânica em Pediatria e Neonatologia.[1]
CPAP: pressão positiva contínua na via aérea; EPAP: pressão positiva expiratória; IPAP: pressão positiva inspiratória.

deve ser empregada precocemente a fim de se reduzir o trabalho respiratório e melhorar o prognóstico.

Na assistência ventilatória ao prematuro, devemos ter o cuidado de empregar valores mínimos no aparelho, reforçando a importância da ventilação como estratégia protetora.

FISIOTERAPIA

O papel do fisioterapeuta no tratamento da apneia da prematuridade é de grande importância, devendo ser levados em considerações alguns dos principais tópicos, como:

- Avaliação minuciosa do recém-nascido prematuro.
- Avaliação dos sinais clínicos que indiquem a apneia.

- Avaliação dos padrões respiratórios.
- Manutenção das vias aéreas.
- Posicionamento adequado com a utilização de coxins e rolos.
- Gerenciamento da oxigenoterapia, VPMI e ventilação não invasiva, fornecendo valores adequados à necessidade do prematuro.
- Interação multiprofissional.
- Humanização do ambiente.
- Orientações aos familiares.

BIBLIOGRAFIA

1. I Consenso de Ventilação Pulmonar Mecânica em Pediatria e Neonatolologia. Tema: Ventilação não invasiva com pressão positiva.
2. Zhao J, Gonzalez F, Mu D. Apnea of prematurity: from cause to treatment. Eur J Pediatr. 2011;170(9):1097-105.
3. Johnson PJ. Caffeine citrate therapy for apnea of prematurity. Neonatal Netw. 2011;30(6):408-12.
4. Oliveira TG, Rego MA, Pereira NC, et al. Prone position and reduced thoracoabdominal asynchrony in preterm newborns. J Pediatr. 2009;85(5):443-8.
5. Bhat RY, Hannam S, Pressler R et al. Effect of prone and supine position on sleep, apneas, and arousal in preterm infants. Pediatrics. 2006;118(1):101-7.
6. Poets CF, Bodman A. Sleeping position for preterm infants. Z Geburtshilfe Neonatol. 2008;212(1):27-9.
7. Sher TR. Effect of nursing in the head elevated tilt position (15 degrees) on the incidence of bradycardic and hypoxemic episodes in preterm infants. Pediatr Phys Ther. 2002;14(2):112-3.
8. Henderson-Smart DJ, Steer P. Kinesthetic stimulation for preventing apnea of preterm infants. Cochrane Database Syst Rev. 2000;2:CD000499.
9. Ludington-Hoe SM, Anderson GC, Swinth JY, Thompson C, Hadeed AJ. Randomized controlled trial of kangaroo care: cardiorespiratory and thermal effects on healthy preterm infants. Neonatal Netw. 2004;23(3):39-48.
10. Heimann K, Vaessen P, Peschgens T, Stanzel S, Wenzl TG, Orlikowsky T. Impact of skin to skin care, prone and supine positioning on cardiorespiratory parameters and thermoregulation in premature infants. Neonatology. 2010;97(4):311-7.
11. Al-Saif S, Alvaro R, Manfreda J et al. A randomized controlled trial of theophylline versus CO_2 inhalation for treating apnea of prematurity. J Pediatr. 2008;153(4):513-8.

12. Joseph LJ, Goldberg S, Picard E. CO_2 treatment for apnea. J Pediatr. 2009;154(4):627-8.
13. Khan A, Qurashi M, Kwiatkowski K, Cates D, Rigatto H. Measurement of the CO_2 apneic threshold in newborn infants: possible relevance for periodic breathing and apnea. J Appl Physiol. 2005;98(4):1171-6.
14. Erenberg A, Leff R, Wynne B. Ludden T and the Caffeine Citrate Study Group. Results of the first double-blind placebo (PL)-controlled study of caffeine citrate of apnea of prematurity (AOP). Pediatrics. 1998;102(3):756-7.
15. Pantalitschka T, Sievers J, Urschitz MS, Herberts T, Reher C, Poets CF. Randomized crossover trial of four nasal respiratory support systems on apnea of prematurity in very low birth weight infants. Arch Dis Child Fetal Neonatal Ed. 2009;94:F245-8.
16. Tang S, Zhao J, Shen J, Hu Z, Shi Y. Nasal intermittent positive pressure ventilation versus nasal continuous positive airway pressure in neonates: a systematic review and meta-analysis. Indian Pediatr. 2013;50(4):371-6.
17. Lopes JMA. Apneia neonatal. J Pediatr (Rio J). 2001;77(Supl.1):S97-103.
18. Hutchison AA. Respiratory failure non-pulmonary origin. Apnoea of prematury. In: Rimensberger PC. Pediatric and neonatal mechanical ventilation: from basic to clinical practice. Spinger; 2015.

2 | Asma em pediatria

Evelim Leal de Freitas Dantas Gomes

INTRODUÇÃO

A asma é uma doença respiratória crônica, comum na infância. A característica mais marcante é a inflamação persistente das vias aéreas, mesmo nos períodos fora da crise.

Manifesta-se clinicamente com episódios recorrentes de tosse, dispneia, sibilos e tiragem torácica. Esses episódios estão associados à obstrução do fluxo aéreo, que é em parte reversível, e se manifestam preferencialmente nos períodos da manhã e da noite.

O objetivo principal é o controle clínico. A fisioterapia tem papel importante em todas as fases da asma (períodos intercrise e crise).

Metade de todos os casos de asma na infância é diagnosticada até os 3 anos de idade e 80% de todos os casos de asma, até os 6 anos, sendo que em 1/3 os primeiros sintomas começam antes de a criança completar um ano de vida.

No Brasil existe prevalência de 20% de crianças asmáticas.

TABELA 1 Fenótipos da asma

Sibilância transitória	Sibilância não atópica	Asma persistente	Asma grave intermitente
Lactentes e crianças de até 3 anos	Desencadeada por vírus	Sintomas persistentes ou frequentes	Episódios graves de sibilância com necessidade de hospitalização
Associada a infecções virais respiratórias	Remissão na infância ou adolescência	Quadros de atopia (rinite, eczema, eosinofilia, IgE elevada)	Quadros de atopia presentes
		História familiar presente	

IgE: imunoglobulina E.

DIAGNÓSTICO

Deve-se suspeitar de asma na presença de sintomas frequentes como:

- Tosse.
- Dor torácica.
- Dispneia.

Pode ocorrer em crises com intervalos assintomáticos, ser persistente ou desencadeada por atividade física.

É muito importante o diagnóstico diferencial, como mostra a Tabela 2. Outras características clínicas importantes da asma são mostradas na Tabela 3.

TABELA 2   Diagnóstico diferencial

Alterações clínicas	Doenças associadas à sibilância
- Infecções respiratórias virais	- Aspiração de corpo estranho
- Regurgitações, vômitos, engasgos	- DRGE
- Prematuridade, VM/O_2 > 28 dias	- Broncodisplasia
- Tosse e sufocamento de início súbito	- Cardiopatias
- Pneumonias de repetição	- Fibrose cística
- Sopros, cianose, cansaço	- Hiper-responsividade secundária a infecções virais
- Desnutrição, diarreia, déficit ponderoestatural	- Sequela de infecções virais, atelectasias, bronquiolite obliterante, bronquiectasias
- Sintomas respiratórios frequentes com episódio anterior de infecção viral e resposta duvidosa à broncodilatação	

DRGE: doença do refluxo gastroesofágico.

TABELA 3   Características dos sintomas que sugerem o diagnóstico de asma

- Episódios de sibilância frequente
- Tosse noturna sem quadro infeccioso
- Sintomas persistentes após os 3 anos de idade
- Sibilância/tosse induzida por exercício, riso ou choro
- Sibilância/tosse induzida por alérgenos e não apenas por infecções virais respiratórias
- Duração dos sintomas por mais de 10 dias
- Melhora com a utilização de broncodilatadores

CLASSIFICAÇÃO DA GRAVIDADE E CONTROLE DA ASMA

As informações utilizadas para a classificação da gravidade da asma (Tabela 4) levam em conta a intensidade dos sintomas, a limitação ao fluxo aéreo e a variabilidade da função pulmonar. Já o controle da asma

(Tabela 5) é baseado em questionários específicos como o Asthma Control Questionnaire (ACQ), que apresenta três versões (5, 6 e 7).

TABELA 4 Classificação da gravidade da asma para pacientes sem tratamento de manutenção

Nível 1 Intermitente	Nível 2 Persistente leve	Nível 3 Persistente moderada	Nível 4 Persistente grave
Sintomas < 1 vez por semana	Sintomas > 1 vez por semana	Sintomas diários	Sintomas diários
Exacerbação de curta duração	Exacerbações que afetam o sono e as atividades	Exacerbações que afetam o sono e as atividades	Exacerbações frequentes
Sintomas noturnos < 2 vezes por mês	Sintomas noturnos < 2 vezes por mês	Sintomas noturnos < 2 vezes por mês	Sintomas noturnos frequentes
VEF_1 > 80% do previsto	VEF_1 > 80% do previsto	VEF_1 = 60-80% do previsto	VEF_1 = 60% do previsto
		Uso de broncodilatador diário	Limitação da atividade física

TABELA 5 Classificação de acordo com o nível de controle

Características	Controlada (todos os itens)	Parcialmente controlada (pelo menos um item)	Não controlada
Exacerbações	Nenhuma ou mínima	> 1 ano	1 (em qualquer semana)
Sintomas diurnos	Nenhum < 2 vezes por semana	> 2 vezes por semana	3 ou mais parâmetros da parcialmente controlada
Sintomas noturnos	Nenhum	Qualquer intensidade	

(continua)

TABELA 5 Classificação de acordo com o nível de controle *(continuação)*

Características	Controlada (todos os itens)	Parcialmente controlada (pelo menos um item)	Não controlada
Limitação das atividades	Nenhuma	Presente	
Necessidade de medicação de alívio	Nenhuma ou mínima < 2 vezes por semana	> 2 vezes por semana	
Função pulmonar	Normal	VEF_1 < 80% do previsto ou do valor de referência individual	

FISIOTERAPIA NA ASMA

A fisioterapia tem papel importante no manejo da crise de asma e no controle não farmacológico da doença. Para fins didáticos, vamos dividir a atuação da fisioterapia em quatro momentos distintos de acordo com a disfunção apresentada e o objetivo terapêutico a ser alcançado.

Fisioterapia durante a crise

A crise de asma é caracterizada por desconforto respiratório, hiperinsuflação, alteração da relação V/Q, hipoxemia decorrente do broncoespasmo e edema das vias aéreas de condução. Nesse momento, os objetivos são a redução do trabalho respiratório e a melhora do broncoespasmo. Assim, como recurso terapêutico só se pode pensar em CPAP ou binível associado ou não ao broncodilatador.

Há muito tempo se imagina que a aplicação de pressão positiva em paciente em crise (crise, e não estado de mal asmático) pode levar a um pneumotórax. Fisiologicamente, com a estabilização da CRF (capacidade residual funcional), o que há é a facilitação da saída do ar e a broncodilatação promovida pelo sistema nervoso autonômico não adrenérgico e não colinérgico (NANC). Estudos vêm mostrando melhora na dispersão do broncodilatador (BD), redução no tempo de UTI e de dose de BD e broncodilatação autonômica.

Fisioterapia intra-hospitalar após a crise

Após a redução da gravidade do broncoespasmo e da diminuição da dispneia e desconforto respiratório, a terapia deve ser guiada pelo grau de disfunção que a criança apresenta nessa etapa. Deve-se observar se a necessidade de oxigenoterapia ainda é muito grande, avaliar em ar ambiente; a ausculta vai determinar se há necessidade ou não de manobras de higiene brônquica. O objetivo nessa fase é fazer o desmame do oxigênio e evitar o imobilismo.

Podem ser utilizadas manobras de higiene, se necessário, exercícios respiratórios, pressão positiva intermitente, exercícios ativos no leito, ortostatismo e sedestação. Observar com atenção as condições da criança. Se ela apresentar boas condições, mas ainda depender de oxigênio, poderá deambular se for administrado oxigênio suplementar durante a deambulação.

Fisioterapia intra-hospitalar após a retirada do oxigênio

Após a retirada do oxigênio, essa criança provavelmente também estará em processo de redução das doses de BD e corticoide. É muito importante observar as reações da criança frente aos esforços habituais que ela fará. Retirar do leito, deambular e até subir e descer um lance de escada são necessários como parâmetros avaliativos das disfunções apresentadas pela crise. Essas avaliações ajudarão na tomada de decisão terapêutica da equipe médica e de enfermagem.

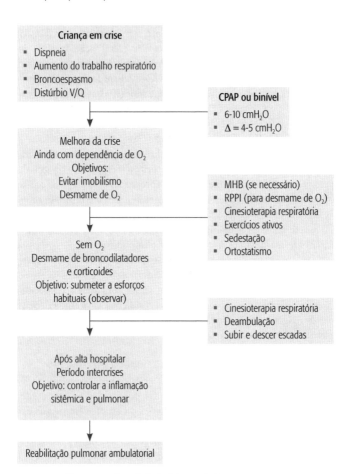

FIGURA 1 Fluxograma da assistência fisioterapêutica na asma.

CPAP: *continuous positive airway pressure*; MHB: manobras de higiene brônquica; RPPI: respiração com pressão positiva intermitente.

Fisioterapia ambulatorial no período intercrises

Crianças com asma moderada e grave, e que apresentem controle parcial ou falta de controle da doença, devem ser submetidas a um programa de reabilitação pulmonar por pelo menos dois meses com o objetivo de autoconhecimento e controle clínico da doença. É muito embrionário esse tipo de assistência no Brasil, porém estudos mostram os benefícios da atividade física aeróbia nessa população. Por se tratar de crianças, não podemos nos esquecer do componente lúdico. Os exercícios intervalados são os mais indicados, podendo ser feitos em forma de circuito ou com *videogame* ativo, e devem englobar atividades de grandes grupos musculares de membros superiores e inferiores. A duração deve ser de, no mínimo, oito semanas, por pelo menos 30 minutos, no mínimo duas vezes por semana.

O aquecimento é muito importante, uma vez que 40 a 90% das crianças apresentam broncoespasmo induzido pelo exercício; por isso, a atividade deve ser individual, e o VEF_1 e/ou *peak flow* deve ser monitorado pré/pós-atividade (até 30 minutos após o término da atividade).

BIBLIOGRAFIA

1. Global Strategy for Asthma Management and Prevention. Global Initiative for Asthma (GINA) 2011. Disponível em: http://www.ginasthma.org/.
2. Neffen H, Fritsher C, Schacht FC, Levy G, Chiarella P, Soriano JB et al. Asthma control in Latin America: the asthma insights and reality in Latin America (AIRLA) survey. Rev Panam Salud Publica. 2005;17(3):191-7.
3. Wanrooj VHM, Willeboordse M, Dompeling E, Kant KDG. Exercise training in children with asthma: a systematic review. Br J Sports Med. 2013;00:1-10.
4. Busk M, Busk N, Puntenney P, Hutchins J, Yu Z, Gunst SJ, Tepper RS. 2013. Use of continuous positive airway pressure reduces airway reactivity in adults with asthma. Eur Respir J. 2012;41(2):317-22.
5. Freitas Dantas Gomes EL, Costa D, Germano SM, Borges PV, Sampaio LM. Effects of CPAP on clinical variables and autonomic modulation in children during an asthma attack. Respir Physiol Neurobiol. 2013;188:66-70.
6. Canning BJ. Reflex regulation of airway smooth muscle tone. J Appl Physiology. 2006;101:971-985.

7. Gupta D, Nath A, Agarwal R, Behera D. A prospective randomized controlled trial on the efficacy of noninvasive ventilation in severe acute asthma. Respir Care. 2010;55(5):536-43.
8. Juniper EF, Svensson K, Mörk AC, Ståhl E. Measurement properties and interpretation of three shortened versions of the asthma control questionnaire. Respir Med. 2005;99(5):553-8.
9. Leite M, Ponte EV, Petroni J, D'Oliveira Júnior A, Pizzichini E, Cruz AA. Evaluation of the Asthma Control Questionnaire validated for use in Brazil. J Bras Pneumol. 2008;34(10):756-763.
10. Filippelli M, Duranti R, Gigliotti F, Bianchi R, Grazzini M, Stendardi L, Scano G. Overall contribution of chest wall hyperinflation to breathlessness in asthma. Chest. 2003;124:2164-70.
11. Freitas Dantas Gomes EL, Costa D. Evaluation of functional, autonomic and inflammatory outcomes in children with asthma. World J Clin Cases. 2015.16;3(3):301-9.
12. Costa D, Gomes ELFD, Barreto-Mendonça JF, Peixoto-Souza FS, Teixeira de Carvalho EF, Malosa Sampaio LM. Active video game exercise training improves the clinical control of asthma in children. Physiotherapy. 2015;101:S1, eS26-eS426.
13. Gleeson M, Bishop NC, Stensel DJ, Lindley MR, Mastana SS, Nimmo MA. The anti-inflammatory effects of exercise: mechanisms and implications for the prevention and treatment of disease. Nature Review. 2011;11:607-15.
14. Fessler HE, Brower RG, Permutt S. CPAP reduces inspiratory work more than dyspnea during hyperinflation with intrinsic PEEP. Chest. 1995;108:432-40.
15. Galindo-Filho VC, Brandão DC, Ferreira RCS, Menezes MJC, Almeida-Filho P, Parreira VF, et al. Noninvasive ventilation coupled with nebulization during asthma crises: a randomized controlled trial. Respir Care. 2013;58(2):241-9.

Avaliação de fisioterapia respiratória pediátrica e neonatal | 3

Samantha Souza Possa

INTRODUÇÃO

A avaliação do sistema respiratório e de outros órgãos permite ao fisioterapeuta determinar um programa de tratamento eficaz.

Os dados da avaliação inicial devem ser comparados com dados obtidos em reavaliações subsequentes, que devem ser realizadas diariamente.

As reavaliações permitem ajustes no plano de tratamento, de acordo com a verificação de progresso ou deterioração do estado do paciente.

Elementos básicos da avaliação fisioterapêutica: anamnese, exame físico geral e exame físico específico.

ANAMNESE

A anamnese é o registro ordenado dos fenômenos ocorridos.

O recém-nascido pré-termo recebe adicionalmente as seguintes classificações: pré-termo extremo (PTE, idade gestacional ≤ 30 semanas), pré-termo moderado (PTM, idade gestacional entre 31 e 34 semanas) e pré-termo limítrofe (PTL, idade gestacional entre 35 e 36 semanas).

TABELA 1 Dados a serem abordados na anamnese

Dado	Informações a serem colhidas
Identificação	Nome, gênero, data de nascimento, etnia e procedência
Queixa principal	Manifestação que fez com que o acompanhante da criança procurasse atendimento
Condições socioambientais	Características do domicílio e do local onde a criança dorme, presença de animais, grau de escolaridade dos pais, renda familiar e rotinas de vida da criança
Antecedentes familiares	Busca de caráter genético das doenças
Antecedentes nutricionais	Características do aleitamento materno (duração, motivo do desmame), idade de introdução de outros alimentos, história de intolerância e/ou alergias alimentares
Aspectos psicológicos	Influência de fatores sociopsicológicos sobre as doenças e capacidade de cooperação do paciente com o tratamento
História da doença atual	Registro em termos técnicos e ordem cronológica dos sinais e sintomas
História pregressa	Informações sobre o passado de morbidades do paciente que tenham relação direta ou indireta com a moléstia atual
Desenvolvimento	Idade em que se iniciaram as principais aquisições, atitudes da criança, interação com a mãe e reação a outras pessoas

TABELA 2 Antecedentes maternos

Antecedentes	Informações a serem colhidas
Pré-natais	Desejo e/ou planejamento da gestação, dados sobre a gestação da criança avaliada (número de consultas, ganho de peso, saúde, complicações, vitaminas, repouso, higiene, infecções, medicamentos, exames sorológicos) e dados sobre outras gestações (quantidade de gestações e partos, abortos, partos prematuros e/ou laboriosos)
Natais	História e tipo de parto (normal, cesárea, fórceps), duração, intercorrências durante o parto, tempo de bolsa rota e valores do escore de Apgar
Neonatais	Peso e tamanho ao nascimento, idade gestacional, perímetro cefálico, necessidade de internações prévias, ventilação mecânica e/ou oxigenoterapia, utilização de medicamentos, intercorrências, icterícia e necessidade de fototerapia, presença de cianose e/ou regurgitação

TABELA 3 Classificação do recém-nascido

Quanto ao peso	Extremo baixo peso (EBP): < 1.000 g Muito baixo peso (MBP): < 1.500 g Baixo peso (BP): < 2.500 g
Quanto ao tamanho	Pequeno para a idade gestacional (PIG) Adequado para a idade gestacional (AIG) Grande para a idade gestacional (GIG)
Quanto à idade gestacional	Recém-nascido pré-termo: < 37 semanas Recém-nascido a termo: 37-42 semanas Recém-nascido pós-termo: > 42 semanas

EXAME FÍSICO

TABELA 4 Exame físico geral

Estado geral	Bom estado geral (BEG) Regular estado geral (REG) Mau estado geral (MEG)
Estado neurológico	Quanto à movimentação espontânea e grau de interação: ativo, hipoativo ou inativo Quanto às respostas à manipulação: reativo, hiporreativo ou arreativo Crianças maiores: consciente, sonolento, torporoso ou inconsciente
Pupilas	Quanto ao tamanho: midriáticas ou mióticas Quanto à simetria: isocóricas ou anisocóricas
Hidratação	Hidratado ou desidratado (verificar elasticidade da pele, ressecamento de língua e mucosas, pulso e enchimento capilar)
Temperatura axilar	Afebril (35,5-37,3 graus) Subfebril (37,4-37,9 graus) Febril (> 38 graus) Hipotérmico (< 35,5 graus)
Coloração da pele	Corada ou descorada Acianótico ou cianótico (central ou periférica) Anictérico ou ictérico
Secreções traqueais e de vias aéreas superiores	Coloração Viscosidade Quantidade Presença e eficácia de tosse
Oxigenoterapia suplementar	Tipo de recurso utilizado Concentração de oxigênio oferecida
Ventilação mecânica não invasiva ou invasiva	Interface Parâmetros ventilatórios Conforto e sincronia entre paciente e aparelho
Saturação periférica de oxigênio	93-96%

Exame físico específico

Na avaliação específica dos diferentes sistemas corporais, os mais relevantes para a atuação fisioterapêutica são: neurológico, musculoesquelético, cardiovascular e respiratório.

Avaliação cardiovascular (Tabelas 5 e 6)

TABELA 5 Frequência cardíaca normal por idade

Idade	Maior variação aceita (bpm)
Neonato	85-205
0-2 anos	100-190
2-10 anos	60-140
> 10 anos	60-100

bpm: batimentos por minuto.

TABELA 6 Pressão arterial normal por idade

Idade	Pressão sistólica (mmHg) Maior variação aceita	Pressão diastólica (mmHg) Maior variação aceita
< 6 meses	70-110	45-60
3 anos	95-112	64-80
5 anos	97-115	65-84
10 anos	110-130	70-92
15 anos	116-138	70-95

Avaliação respiratória

Componentes tradicionais da avaliação respiratória: inspeção (estática e dinâmica), palpação, percussão e ausculta pulmonar.

Inspeção

A inspeção na avaliação respiratória pode ser observada na Figura 1.

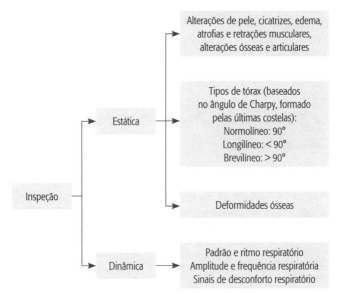

FIGURA 1 Inspeção na avaliação respiratória.

- Quanto às deformidades ósseas, o tórax pode ser classificado em:
  - Chato ou plano: redução do diâmetro anteroposterior e anormalidade da convexidade anterior do tórax, diminuição dos espaços intercostais e inclinação das costelas.
  - Tórax em tonel ou globoso: aumento do diâmetro anteroposterior e horizontalização dos arcos costais.

- Tórax infundibuliforme (*pectus scavatum*): abaulamento da região inferior do esterno.
- Tórax cariniforme (*pectus carinatum*): proeminência do esterno e horizontalização de costelas.
- Tórax cônico ou em sino: alargamento da região inferior do tórax.
- Tórax cifoescoliótico: associação entre cifose e escoliose.

- Quanto à inspeção dinâmica:
  - Padrão respiratório: avaliação dos movimentos do tórax e abdome. Em razão das desvantagens na mecânica respiratória, incluindo alta complacência da caixa torácica, horizontalização das costelas e diafragma, além de imaturidade muscular abdominal, o padrão respiratório encontrado em neonatos e lactentes é predominantemente abdominal. Com o crescimento, o padrão torna-se toracoabdominal.
  - Ritmo respiratório: ordem cadenciada da respiração. O ritmo respiratório pode ser regular ou irregular (presença de pausas, movimentos anárquicos, acelerações ou desacelerações das incursões respiratórias). São anormalidades no ritmo: Cheyne-Stokes (fase de apneia seguida de incursões respiratórias cada vez mais profundas, seguidas de decréscimo das incursões até ocorrência de nova apneia), Biot (fase de apneia seguida de uma segunda fase de incursões respiratórias anárquicas quanto ao ritmo e à amplitude) e Kussmaul (respiração rápida e profunda).
  - Frequência respiratória: varia de acordo com a idade. De acordo com os valores de referência, o paciente pode ser classificado em: apneico (ausência de movimentos respiratórios), eupneico (frequência respiratória normal), taquipneico (aumento da frequência respiratória), bradipneico (redução da frequência respiratória) ou taquidispneico (aumento da frequência respiratória associada a sinais de desconforto respiratório).

TABELA 7 Frequência respiratória normal por idade

Idade	Maior variação aceita (rpm)
Neonato	30-60
0-1 ano	30-60
1-4 anos	24-40
4-6 anos	22-34
6-12 anos	18-30
> 12 anos	12-20

rpm: respirações por minuto.

- Amplitude respiratória: pode ser profunda ou superficial.
- Sinais de desconforto respiratório: taquipneia, batimento de asa de nariz, retrações torácicas, gemidos, estridores laríngeos, cianose, extensão do pescoço e/ou balanço de cabeça.

Palpação
- Deve ser realizada em toda a superfície do tórax, nas faces anterior, posterior e lateral.
- Movimentos circulares com os dedos.
- Deve-se pesquisar: sensibilidade, enfisema subcutâneo, edemas ou abaulamentos, retrações, atrofias, fraturas do arcabouço torácico e expansibilidade torácica.
  - Expansibilidade torácica: reflete volume de ar mobilizado pela respiração na região pulmonar investigada. A expansibilidade deve ser simétrica em ambos os hemitórax. Deve-se investigar ápices, terços médios e bases. Classificação: preservada, simétrica, assimétrica diminuída e aumentada, difusa ou unilateralmente.

Percussão
- Também deve ser realizada em toda a superfície do tórax, nas faces anterior, posterior e lateral.

- Técnica: deve-se apoiar um dedo de uma das mãos no espaço intercostal e golpear a falange distal do dedo que está apoiado sobre a parede torácica com um dedo da outra mão. A percussão deve ser suficientemente forte para produzir sons, mas não deve ser realizada com uma intensidade que possa machucar o paciente.

TABELA 8   Percussão

Tipo de som	Significado
Som claro pulmonar	Som normal
Som timpânico ou hipersonoro	Excesso de ar
Som submaciço e maciço	Ausência de ar ou acúmulo de líquido nos pulmões

Ausculta pulmonar

Deve ser realizada de forma simétrica, bilateral, comparativa e dos ápices em direção às bases, anterior e posteriormente.

TABELA 9   Ausculta pulmonar

	Tipo de som	Característica	Significado
Sons normais	Som bronquial	Inspiração e expiração intensas e rudes auscultadas sobre a área de projeção da traqueia	Passagem livre de ar através da traqueia
	Som broncovesicular	Inspiração e expiração menos rudes que o som bronquial	Passagem livre de ar em áreas onde brônquios e tecido pulmonar estejam próximos à superfície (regiões supra/infraclaviculares e supraescapulares)
	Murmúrio vesicular	Leve ruído, auscultado essencialmente na inspiração	Passagem livre de ar pelos alvéolos

(continua)

TABELA 9 Ausculta pulmonar *(continuação)*

	Tipo de som	Característica	Significado
Ruídos adventícios	Roncos	Sons de tonalidade alta e baixo timbre, podendo ser inspiratórios e expiratórios	Presença de secreção em vias aéreas de grande calibre
	Sibilos	Ruídos de alto timbre e tonalidade aguda, podendo ser inspiratórios e expiratórios	Expiratórios: broncoespasmo Inspiratórios: secreções brônquicas
	Estertores crepitantes	Ruídos discretos, exclusivamente inspiratórios	Processo patológico nos alvéolos, como edemas
	Estertores subcrepitantes	Ruídos bolhosos, auscultados tanto na inspiração quanto na expiração	Presença de secreção em vias aéreas de pequeno e médio calibre
	Respiração soprosa	Quando o som do murmúrio vesicular pode ser ouvido tanto na inspiração quanto na expiração	Condensações no parênquima pulmonar, cavidades vazias ou derrames pleurais
	Atrito pleural	Estalido durante o movimento respiratório	Irritação das superfícies pleurais por inflamação, infecções ou neoplasias

TABELA 10 Avaliação neurológica e musculoesquelética

Desenvolvimento neuropsicomotor: avaliação de reflexos e reações de acordo com a idade do paciente, permitindo detecção e intervenção precoces
Nível de consciência: avaliado por meio da escala de Glasgow em crianças maiores e escala de coma modificada para lactentes
Sinais de irritação meníngea: rigidez da nuca e coluna vertebral Abaulamento da fontanela em recém-nascidos
Presença de movimentos anormais: tremores, movimentos coreicos, movimentos atetoicos, mioclonias e convulsões
Presença de alterações osteoarticulares: fraturas, rigidez e deformidades
Tônus muscular: tônus adequado, espasticidade e hipotonia

BIBLIOGRAFIA

1. Behrman RE, Kliegman RN. Nelson – princípios de pediatria. 4. ed. Rio de Janeiro: Guanabara Koogan; 2004.
2. Carvalho VO, Souza GEC. O estetoscópio e os sons pulmonares: uma revisão da literatura. Rev Med (São Paulo). 2007;86(4):224-31.
3. Fleming S, Thompson M, Stevens R, Heneghan C, Plüddemann A, Maconochie I. Normal ranges of heart rate and respiratory rate in children from birth to 18 years: a systematic review of observational studies. Lancet. 2011;377(9770):1011-8.
4. Luiziari MRF, Ohara CVS, Horta ALM. Assessing the teaching of nursing physical examination in the context of pediatric semiology. Act Paul Enferm. 2008;21(1): 66-71.
5. Postiaux G. Fisioterapia respiratória pediátrica: o tratamento guiado por ausculta pulmonar. 2. ed. Porto Alegre: Artmed; 2004.
6. Sarmento GJV. Fisioterapia respiratória em pediatria e neonatologia. Barueri: Manole; 2011.

4 Bronquiolite viral aguda

Otávio Corrêa Miziara
Vanessa Rossato de Oliveira
Renata Couto do Canto

INTRODUÇÃO

As infecções respiratórias agudas são importante causa de morbimortalidade em crianças, principalmente nos países em desenvolvimento. Dados da Organização Pan-Americana da Saúde (Opas) e da Organização Mundial da Saúde (OMS) referentes à prevalência e à incidência de infecções respiratórias agudas na América Latina revelam que elas são responsáveis por 40 a 60% de todos os atendimentos ambulatoriais em pediatria. Segundo a OMS, cerca de quatro milhões de crianças menores de 5 anos morrem por infecções da via aérea inferior (IVAI) anualmente. Além disso, essas doenças geram elevados custos diretos e indiretos com assistência à saúde.[1]

Isso se dá por causa das características da criança que a levam à falência respiratória. No Brasil, entre 2003 e 2007, foram registradas 1.816.218 internações de crianças com menos de 5 anos de idade. Entre as infecções agudas, encontra-se a bronquiolite viral aguda (BVA), que é uma das doenças respiratórias infantis mais comuns, causada por infecção viral do trato respiratório inferior, resultando em obstrução das vias aéreas de pequeno calibre, acometendo neonatos, lactentes e crianças de até 3 anos. Sua predominância se encontra nos seis primeiros meses de vida e acomete mais os recém-

-nascidos prematuros. Pode ocasionar, muitas vezes, a internação hospitalar dessa população e até mesmo a necessidade de permanência em unidades de terapia intensiva. A maioria dos casos apresenta curso leve da doença, mas 0,5 a 2% dos pacientes desenvolvem quadro grave, necessitando de hospitalização. A mortalidade de prematuros internados por BVA chega a cerca de 1 a 7%. Os pacientes com BVA e história de prematuridade, baixo peso ao nascer, portadores de doença pulmonar crônica, cardiopatia congênita e malformação de vias aéreas superiores apresentam maior risco de mortalidade.[2-6]

De acordo com a Academia Americana de Pediatria, a BVA é caracterizada por inflamação aguda, edema e necrose de células epiteliais que revestem as vias aéreas de pequeno calibre, aumento da produção de muco e broncoespamo. Outros autores a definem como "o primeiro episódio de sibilância em crianças com menos de 2 anos com achados de infecção viral respiratória, sem nenhuma outra explicação para sibilância, como pneumonia ou atopia". Seu principal agente causador é o vírus sincicial respiratório (VSR) e, por isso, se caracteriza como doença sazonal, acometendo crianças de forma mais frequente nos períodos de outono e inverno.[3,7,8]

De acordo com as características da doença, a fisioterapia pode intervir na BVA por meio de inúmeras técnicas, com o intuito de manter as vias aéreas desobstruídas, reduzir a hiperinsuflação pulmonar e, consequentemente, suas repercussões, além de prevenir atelectasias e realizar o recrutamento alveolar quando necessário. Dessa forma, com o tratamento fisioterapêutico adequado, a ventilação do paciente é otimizada, bem como sua oxigenação e seu conforto respiratório.[9]

EFEITOS TARDIOS

A infecção infantil por VSR pode interferir no desenvolvimento normal pulmonar e imunológico, e também estar relacionada ao aumento da incidência de broncoespasmo recorrente em crianças pré-

-escolares, bem como à asma e à diminuição da função respiratória em crianças escolares. A sibilância também se apresentou recorrente em crianças com infecção prévia por outros vírus, como o rinovírus. Os achados persistentes após quadro de bronquiolite são mais comuns em pacientes que apresentaram quadro mais grave e necessitaram de hospitalização. Em um estudo europeu e que analisou adultos entre 18 e 30 anos que foram internados por bronquiolite, foi observado que 30 a 40% deles evoluíram com asma e fizeram uso de drogas antiasmáticas. Alguns estudos têm reforçado a hipótese de que a asma nesses indivíduos é causada por lesão brônquica originada na infecção viral.[10]

ETIOPATOGENIA

Muitos são os agentes causadores da BVA, como rinovírus, *influenza* A e B, parainfluenza vírus 1, 2 e 3, adenovírus e coronavírus. Além desses, o maior causador de BVA, como já citado, é o VSR, responsável por cerca de 50 a 80% dos casos, de maneira sazonal, seguido pelo rinovírus (40% dos casos). No Brasil, o VSR também é o maior causador de hospitalização, alcançando 31,9-64%. Alguns estudos recentes ainda trazem o bocavírus humano e o metapneumovírus humano para a lista de agentes infecciosos relacionados à BVA, sendo que este se apresenta como um dos principais causadores, perdendo apenas para o VSR.[8,11]

Dependendo da amostra estudada, da época do ano e do método de identificação viral, existem variações na prevalência dos vírus e das associações por diferentes agentes. Contudo, apesar dessas variações, o VSR é predominante em frequência na maioria das amostras.[5]

Alguns estudos que investigaram a coinfecção entre VSR e outros vírus demonstram maior gravidade e a necessidade de internação em unidade de terapia intensiva (UTI). Contudo, não há evidências suficientes para uma definição quanto à relação entre gravidade e coinfecções virais, uma vez que outros estudos mais recentes demonstraram que não houve aumento na gravidade das crianças com coinfecção.[5]

Os tipos de lesão e as manifestações clínicas induzidas pelas doenças virais nas vias respiratórias são, provavelmente, uma combinação da afinidade do vírus por células específicas em determinados segmentos respiratórios (tropismo), do efeito destruidor celular (virulência), do calibre das vias aéreas do hóspede e da resposta imunitária que se pode gerar.

Os lactentes se tornam mais predispostos à BVA por causa do calibre reduzido de suas vias aéreas distais e da ausência de imunidade ativa contra o VSR e outros vírus respiratórios.[12]

O vírus é inoculado pela superfície da mucosa nasal, onde permanece incubado por um período de 4 a 5 dias. Nessa fase, o paciente ainda é assintomático. Após esse período, sintomas característicos de infecção respiratória superior, como rinorreia, começam a se desenvolver. Habitualmente, a infecção resolve-se nesse primeiro estágio. Caso isso não ocorra, a disseminação para as vias respiratórias inferiores é causada por provável aspiração de secreção contaminada. Contudo, esse mecanismo ainda não está completamente esclarecido, e controvérsias a respeito do assunto são frequentes.

Sem dúvida alguma, os mecanismos de resposta do organismo à infecção pelo vírus são complexos e abrangem inúmeros sistemas. Como resultado da agressão viral, ocorre intenso processo inflamatório, com infiltração linfocítica, produção excessiva de muco, edema e/ou necrose de epitélio respiratório. O vírus se multiplica de forma rápida no epitélio bronquiolar, causando necrose das células ciliadas e proliferação das células não ciliadas. O dano ao epitélio ciliar causa dificuldade e diminuição do *clearance*. Isso, combinado com o aumento de secreção e descamação das células, leva à obstrução bronquiolar, atelectasia e hiperinsuflação. Os tecidos peribronquiolares mostram infiltrados inflamatórios, edema submucoso e congestão.

Resume-se a seguir o mecanismo fisiopatológico do desenvolvimento da bronquiolite: inoculação do vírus, infecção das vias aéreas superiores, aspiração de secreção, infecção das vias aéreas inferiores gerando resposta inflamatória, com descamação celular e exsudação de proteínas plasmáticas, produzindo tampões de muco, infiltrados peribronquiolares com acúmulo de linfócitos e polimorfonucleares, resultando em edema de submucosa. A obstrução bronquiolar ocorrerá em consequência do edema e dos densos tampões de restos celulares e secreções. Em determinadas áreas pulmonares, ocorrerá obstrução total da via aérea, com absorção do ar intra-alveolar e formação de atelectasias. Em outras áreas, ocorrerá obstrução parcial das vias aéreas, dificultando o esvaziamento alveolar na expiração, o que acarretará aumento da capacidade residual funcional ou hiperinsuflação pulmonar. Geram-se, portanto, transtornos de ventilação e perfusão caracterizados por *shunt* intrapulmonar, com hipoxemia, retenção de CO_2 e redução do pH sanguíneo, com consequente acidose respiratória.

Existem evidências de que a bronquiolite, particularmente a ocasionada pelo VSR, seja uma doença imunomediada. É possível que as células do nosso sistema imunológico contribuam para a inflamação da via aérea, ativando uma complexa rede de reações imunológicas com a participação de células T, macrófagos e células epiteliais infectadas. Defeitos na regulação imunológica têm sido identificados durante a fase aguda da doença, e alguns estão associados ao aumento da produção de IgE específica para o VSR na nasofaringe.

Assim, a descamação das células, o edema mucoso e a hiper-reatividade da musculatura lisa das vias aéreas geram os sintomas respiratórios da BVA.[2,12]

QUADRO CLÍNICO

O quadro clínico dessas crianças pode variar desde um desconforto leve até a falência respiratória. No entanto, os sinais mais comuns são, inicialmente, rinorreia e tosse associada a baixa aceitação alimentar. Essas crianças podem apresentar febre, de acordo com o patógeno. É comum a presença de febre quando acometidas por VSR, e, quando acometidas por parainfluenza ou influenza, a temperatura corporal pode alcançar valores superiores a 39°C. Taquipneia, apneia ou dispneia são comuns, sendo a última caracterizada por batimento de asa de nariz, uso de musculatura acessória e tiragens subdiafragmática, intercostal ou de fúrcula. Também é comum a presença de ruídos adventícios, como sibilos, crepitações ou roncos, provenientes da presença de secreção, broncoespasmo e hiperinsuflação pulmonar. Associada a todos os sinais já citados pode haver letargia.[10,12] Todos os sinais podem ser conferidos resumidamente na Tabela 1.

TABELA 1 Sinais clínicos comuns em bronquiolite viral aguda

Rinorreia
Tosse
Baixa aceitação alimentar
Febre: variável de acordo com patógeno
Taquipneia/apneia/dispneia. São sinais de dispneia: batimento de asa de nariz, uso de musculatura acessória e tiragens
Ruídos adventícios: sibilos inspiratórios e expiratórios, roncos, estertores
Letargia

As Tabelas 2 e 3 são úteis para identificação da gravidade da doença. Ambas caracterizam a doença de acordo com a presença de sinais clínicos. Na Tabela 2,[10] podemos observar uma análise subjetiva, que auxilia nas indicações de internação hospitalar ou até mesmo em UTI. Por sua vez, a Tabela 3[13] avalia a doença, pontuando cada sinal clínico, conforme proposto por Wood-Downes e modificado por Ferrés. Cada manifestação pode receber pontuação de 0 a 3, de acordo com sua presença ou intensidade. Pode-se considerar a BVA como leve, quando a pontuação está entre 1 e 3; moderada, entre 4 e 7; e grave, entre 8 e 14 pontos.[4]

TABELA 2 Avaliação da gravidade da bronquiolite viral aguda

	Leve	Moderada	Grave
Frequência respiratória	Normal a levemente aumentada	Aumentada	Evidentemente aumentada
Trabalho respiratório	Retração leve	Retração traqueal Batimento de asa de nariz Retração moderada	Retração evidente Batimento de asa de nariz Sibilância (?)
SpO_2	Sem necessidade de oxigênio suplementar, $SpO_2 > 95\%$	SpO_2 90-95%	$SpO_2 < 90\%$, podendo não ser resolvida com oxigênio suplementar
Alimentação	Normal ou levemente diminuída	50-70% da alimentação normal	< 50% da alimentação, incapaz de se alimentar
Apneia	Ausente	Pode haver breves episódios	Pode haver episódios crescentes

SpO_2: saturação de oxigênio.

TABELA 3 Escala de Wood-Downes (modificada por Ferrés)

Pontos	Sibilância	Tiragem	FR (irpm)	FC (bpm)	Ventilação	Cianose
0	Ausente	Ausente	< 30	< 120	Boa, simétrica	Ausente
1	Final da expiração	Subcostal, intercostal inferior	31-45	> 120	Regular, simétrica	Presente
2	Toda expiração	Anterior, supraclavicular e asa de nariz	46-60		Muito diminuída	
3	Inspiração e expiração	Anterior, intercostal superior e supraesternal	> 60		Abolido	

1-3: leve; 4-7: moderada; 8-14: grave.
FC: frequência cardíaca; FR: frequência respiratória.

DIAGNÓSTICO

O diagnóstico da BVA é dividido em duas fases principais, sendo eles o "diagnóstico clínico" e o "diagnóstico etiológico". O diagnóstico clínico é baseado na interpretação clínica dos sinais e sintomas,[8] sendo coriza, tosse, taquipneia, sibilância, estertores, febre, letargia, dificuldade de alimentação, cianose, hiperinsuflação torácica e aumento do esforço respiratório manifestado por retrações intercostais e diafragmáticas, e batimento de asa nasal os sinais e sintomas mais encontrados. Em crianças com menos de 6 semanas, a apneia pode ser uma manifestação frequente.[6]

Na radiografia de tórax encontramos achados como atelectasia, hiperinsuflação, opacidade ao redor do hilo pulmonar e espessamento peribrônquico, que não são exclusivos de BVA.[6]

As crianças podem apresentar sintomas variados, desde desconforto respiratório leve a insuficiência respiratória. Por isso, é necessário análise detalhada no exame clínico associado à história clínica (observar dados como início e curso, e fatores de risco para a gravidade da doença). O diagnóstico clínico é feito de acordo com a Tabela 4, mas não está limitado a ela.[10]

TABELA 4   Critérios diagnósticos de bronquiolite viral aguda
Rinorreia e/ou infecção do trato respiratório superior
Primeiro episódio de desconforto respiratório associado a crepitação e/ou sibilos e febre
Exposição a pessoas que apresentavam infecção viral do trato respiratório superior
Período endêmico

O diagnóstico etiológico, no entanto, não é realizado habitualmente na prática clínica, por exigir técnicas de cultura celular. Contudo, em casos mais graves pode-se definir a etiologia por métodos como o isolamento do VSR por meio de secreções traqueais, métodos de imunofluorescência indireta e detecção de anticorpos específicos no soro do doente. No entanto, pode ser útil para estudos epidemiológicos e para evitar o uso de antibióticos, uma vez que a origem viral foi detectada.[10]

Exames de imagem também podem auxiliar no diagnóstico de BVA. Na imagem radiográfica, comumente obtida nos hospitais, observam-se sinais de hiperinsuflação (horizontalização de costelas, retificação de cúpulas diafragmáticas e aumento de espaços intercostais), infiltrados grosseiros intersticiais e regiões de atelectasia.[8,9]

TRATAMENTO

De maneira geral, o tratamento da BVA é baseado em hidratação, oxigenação, fisioterapia respiratória e medicamentos (broncodilatadores, adrenalina, mucolíticos e corticoide inalatório).[4] Em casos leves, a BVA pode ser tratada de forma ambulatorial, pois apresenta resolução espontânea. No entanto, para casos de BVA moderada e grave, ainda existe muita confusão e vasta gama de tratamentos.[8] Visa-se à estabilização clínica e ao controle dos sinais e sintomas sistêmicos e respiratórios, com base em avaliações contínuas.[10] Para essas crianças com BVA grave, a transferência para unidade de terapia intensiva se faz necessária quando ocorre falência respiratória com necessidade de ventilação mecânica, apneia com presença de dessaturação e danos graves de condições gerais.

Crianças com BVA costumam se apresentar desidratadas por conta da baixa aceitação via oral e ao aumento da necessidade em decorrência do estresse respiratório e da febre; portanto, deve-se evitar a desidratação por meio de dietas enterais ou administração de fluido venoso. Essas crianças também podem apresentar congestão pulmonar por causa da produção excessiva de hormônio antidiurético, fazendo com que seja necessária a avaliação da diurese.[14]

A oxigenoterapia está indicada quando existe incapacidade de manter a saturação periférica de O_2 acima de 90 a 92% em ar ambiente. No entanto, a avaliação quanto à necessidade de administração de oxigênio deve ser contínua e específica para cada caso, uma vez que o paciente pode apresentar outras condições que contraindiquem tal terapia.[10,12]

Considerando a broncoconstrição uma das causas de diminuição da luz das vias aéreas, causando diminuição do fluxo aéreo, medicamentos como beta-2 agonistas costumam ser administrados na prática clínica. Estudos evidenciam que a prescrição de beta-2 agonistas ocorre em 80-100% dos pacientes com BVA, enquanto a nebulização com adrenalina é feita em menor proporção, em 15-20% dos casos. No entanto, alguns estudos demonstram pouco ou nenhum resultado.[6,10,12]

O uso da adrenalina inalatória poderia beneficiar esses lactentes por seus efeitos alfa e beta-adrenérgicos, promovendo vasoconstrição e redução do edema em vias aéreas. Entretanto, um estudo que comparou nebulização de adrenalina em relação a placebo, no tratamento de BVA, não encontrou redução de tempo de hospitalização, diminuição da necessidade de internação em UTIP ou de suporte ventilatório.[6]

Quanto aos antibióticos, recomenda-se que sejam administrados quando há coinfecção bacteriana. Já os antivirais, como a ribavirina, não são recomendados para tratamento da BVA, por dados inconsistentes na literatura.[10]

Apesar de todas as terapias existentes, a prevenção é sempre a melhor estratégia, seja farmacológica, seja ambiental. Na prevenção farmacológica, pode ser realizada a imunização passiva com anticorpos monoclonais (palivizumabe). Quanto à profilaxia ambiental, uma vez que a disseminação da doença se dá por gotículas salivares ou contato com superfícies contaminadas, recomenda-se lavagem das mãos, higienização de superfícies, evitar o compartilhamento de utensílios com pessoas doentes e a cobertura de nariz e boca. A prevenção deve ser realizada dentro de hospitais para se evitar a contaminação cruzada. Para tanto, a utilização de equipamento de proteção individual é recomendada, como aventais, luvas e máscaras (descartáveis), bem como a higienização dos materiais não descartáveis e lavagem das mãos.[10]

Por fim, a permanência hospitalar, como citado, vai depender de cada quadro clínico e da gravidade e persistência de sinais e sintomas. Portanto, a alta hospitalar se resume à não dependência de suporte ventilatório, com $SpO_2 \geq 92$ a 94% em ar ambiente; estabilização clínica; alimentação e hidratação oral adequadas; capacidade de continuar o tratamento em casa (habilidade, compreensão e adequação familiar).[10]

TRATAMENTO FISIOTERÁPICO

A fisioterapia tem papel importante no tratamento da BVA, apesar de controverso. Muitos autores defendem que o estresse provocado pelo tratamento fisioterapêutico pode gerar mais desconforto ao paciente, além de não possuir técnicas capazes de ajudar o tratamento da doença. No entanto, seus objetivos se baseiam em remoção de secreções para desobstrução e higiene brônquica, restaurando sua permeabilidade; prevenção de atelectasias e hiperinsuflação; recrutamento alveolar; restauração de mecanismos ventilatórios apropriados; facilitação da ventilação e troca de gases.[3,4,15]

Apesar de os estudos citados não serem favoráveis quanto ao uso da fisioterapia durante o tratamento de BVA, estudos recentes demonstraram que a fisioterapia é eficaz quando se aplicam as técnicas ideais, que respeitam a fisiologia e a anatomia da criança, uma vez que a gama de opções das técnicas é vasta e não podemos duvidar da eficácia de todo um tratamento em apenas uma ou outra técnica.[3,4]

As técnicas que têm demonstrado melhores resultados em alguns estudos, inclusive em nossa prática clínica, bem como o seu objetivo, encontram-se na Tabela 5. Quanto à descrição da técnica, pode ser visualizada no capítulo referente às técnicas fisioterapêuticas. Assim, para cada criança, deve-se primeiramente avaliar o quadro de maneira individual, considerando idade, condição clínica, ausculta pulmonar, histórico, entre outros aspectos, e então escolher duas ou mais técnicas que promoverão alcance rápido do objetivo do tratamento (higiene brônquica e otimização de volumes e capacidades). Dessa forma, o tempo de tratamento e o próprio tratamento são otimizados, evitando-se o cansaço das crianças acometidas por BVA.

TABELA 5 Técnicas e objetivos no tratamento da bronquiolite viral aguda[16-19]

Técnica	Objetivo
Vibrocompressão	Melhorar a depuração de secreções brônquicas
Drenagem autógena assistida	Deslocar secreções distais para vias aéreas de maior calibre
Aumento do fluxo expiratório	Mobilizar, carrear e eliminar secreções traqueobrônquicas
Bag-squeezing	Aumentar a ventilação alveolar, mobilizar secreções brônquicas, reverter áreas colapsadas e melhora a complacência estática
Drenagem postural	Remover secreções, utilizando a gravidade
Huff	Promover expectoração de secreções
Expiração lenta e prolongada	Promover desinsuflação e depuração da periferia broncopulmonar
Expiração lenta total com a glote aberta	Desinsuflação mais completa do pulmão infralateral
Desobstrução rinofaríngea retrógrada com instilação	Remover secreções da rinofaringe

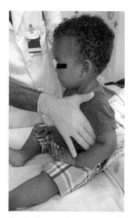

FIGURA 1 Vibrocompressão de ápice e terço médio de hemitórax esquerdo associada à drenagem postural.

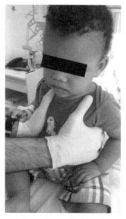

FIGURA 2 Vibrocompressão bilateral associada à drenagem postural.

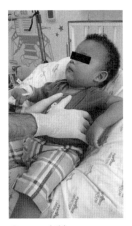

FIGURA 3   Drenagem autógena assistida.

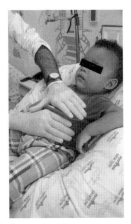

FIGURA 4   Aumento do fluxo expiratório.

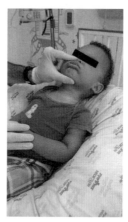

FIGURA 5   Desobstrução rinofaríngea retrógrada.

SUPORTE VENTILATÓRIO

Os lactentes com história de prematuridade, com menos de 6 meses ou portadores de doença subjacente, como displasia broncopulmonar, imunodeficiência e cardiopatia congênita, apresentam maior risco de hospitalização e necessidade de suporte ventilatório pela BVA.[6]

A taxa de hospitalização (1-3%) e admissão em unidade de terapia intensiva pediátrica (15%) dos lactentes com BVA vem aumentando com o passar dos anos.[20]

Crianças com BVA grave, que não respondem ao suprimento de oxigênio e apresentam sinais de desconforto respiratório são submetidas à ventilação mecânica não invasiva (VNI). Trata-se de uma técnica por pressão positiva em que não é empregado nenhum tipo de prótese invasiva, podendo ser administrada à CPAP ou BiPAP.[21-24]

A CPAP é uma modalidade ventilatória que mantém a pressão positiva constante durante a inspiração e a expiração. É uma forma de ofertar oxigênio com nível de pressão mais elevado, em geral com pressão média de via aérea em torno de 5 cmH$_2$O, podendo ser elevada conforme a necessidade.[22-24]

A BiPAP fornece suporte respiratório em dois níveis pressóricos: pressão inspiratória nas vias aéreas (IPAP) e CPAP ou pressões expiratórias finais (EPAP). Na assistência inspiratória, a pressão é maior que a pressão expiratória aplicada à via aérea.[21,22,24]

Inicialmente, o BiPAP pode ser ajustado com IPAP de 8 cmH$_2$O e EPAP de 4 cmH$_2$O, e também deve ser regulado conforme a necessidade. O aumento do IPAP melhorará a ventilação, e o do EPAP, a oxigenação.[6]

A VNI apresenta como benefícios para BVA a manutenção da abertura das vias aéreas, facilitando o fluxo expiratório e a drenagem de secreções, aumentando a complacência, melhorando a troca gasosa e preservando a síntese e a secreção de surfactante, reduzindo, assim, o trabalho respiratório.[6]

Estudo com crianças mostrou os benefícios da VNI para reduzir os sintomas decorrentes da insuficiência respiratória aguda (IRpA). Observou-se em um estudo prospectivo que, entre 1 e 6 h da aplicação da VNI, houve diminuição da IRpA decorrente de asma, bronquiolite e pneumonia, com redução do trabalho ventilatório e melhora das trocas gasosas.[21]

A VNI é comumente administrada por pronga nasal, em lactentes até 6 meses, por apresentarem respiração predominantemente nasal. Pode ser administrada também por máscara nasal ou facial em crianças com mais de 6 meses.[25]

A VNI tem sido utilizada na BVA e na asma com resultados favoráveis. Estudos demonstram que a VNI diminui a necessidade de intubação orotraqueal, o tempo de hospitalização, a taxa de mortalidade e promove melhora na sobrevida.[26]

Quando a criança consegue manter oxigenação adequada, sem sinais de sofrimento respiratório, pode-se remover o suporte ventilatório.[25]

Vários estudos demonstraram que a VNI pode evitar a ventilação mecânica invasiva (VMI) em lactentes com BVA. Contudo, a resposta a esse tratamento não é previsível, e algumas crianças ainda necessitam de VMI.[20]

A intensidade com que a BVA afeta as pequenas vias aéreas inferiores é variável. O processo inflamatório causa obstrução parcial e aprisionamento de ar, levando a hiperinsuflação pulmonar. O aumento da resistência das vias aéreas prolonga a constante de tempo e aumenta o tempo necessário para esvaziar e insuflar os alvéolos. A constante de tempo é o tempo necessário para que ocorra equilíbrio de pressões entre a via aérea e os alvéolos. Equivale ao produto da resistência pela complacência pulmonar. Durante a inspiração, o ar entra nos pulmões sob gradiente de altas pressões, de forma ativa, por meio da contração musculatura respiratória, que gera pressão negativa intratorácica. Já a expiração ocorre passivamente quando a força elástica dos pulmões e da caixa torácica força o ar para fora deles. A expiração ocorre sob baixas pressões, necessitando de maior tempo para completar-se. Por isso, na ventilação mecânica de pacientes com doença obstrutiva, como a BVA (cuja resistência pulmonar encontra-se elevada e as constantes de tempo estão aumentadas), empregamos tempos inspiratórios longos (0,8-1,0 s) e tempos expiratórios também prolongados, maiores que os inspiratórios (2-3 s), visando permitir o enchimento e o esvaziamento alveolar. Consequentemente, a frequência respiratória será reduzida (inferior a 20 ciclos por minuto).[6,20,24]

A pressão positiva inspiratória (PIP) precisa ser suficiente para superar a resistência das vias aéreas, aliada à baixa frequência respiratória e, assim, respeitar os prolongados tempos inspiratórios e expiratórios. O aumento na PIP promove abertura das vias aéreas inferiores obstruídas, recrutando bronquíolos colapsados e diminuindo a necessidade de FiO_2.[20]

Buenos et al.[20] demonstraram que níveis elevados de PIP, próximos a 30 cmH_2O, não foram associados com aumento de incidência de pneumotórax, mesmo em lactentes jovens com BVA. Outros estudos relataram uso de PIP entre 25 e 35 cmH_2O e frequência respiratória inferior a 30 rpm para ventilar crianças com BVA. Os estudos, em sua maioria, definem pressão de 30 a 40 cmH_2O em crianças com doenças obstrutivas como suficiente para gerar o volume corrente desejado.[26]

O volume corrente utilizado em lactentes com BVA deve ser baixo (5 a 8 mL/kg), para minimizar a ocorrência de hiperinsuflação e o risco de barotrauma. Essa estratégia ventilatória, com redução do volume-minuto por ajuste do volume corrente e da frequência respiratória, permite elevação do dióxido de carbono (CO_2) até duas vezes o valor normal ($PACO_2$ < 90) para manter o pH acima de 7,2. A intenção é reduzir a hiperinsuflação e minimizar o volutrauma, pois a hipercapnia permissiva promove dilatação das pequenas vias aéreas, melhora da ventilação colateral e atenuação do processo inflamatório.[26]

O aumento da resistência nas vias aéreas promove dificuldade em exalar o volume corrente inspirado. Normalmente, é necessário tempo expiratório duas vezes maior que o valor normal para permitir que, durante a expiração, o fluxo de ar cesse por completo. Uma medida realizada para facilitar essa saída de ar dos pulmões é a utilização de pressão positiva ao final da expiração (PEEP) abaixo da fisiológica. No entanto, um dos pontos de maior discordância entre especialistas é sobre a utilização da PEEP extrínseca. Por se tratar de uma patologia em que existe grande resistência à exalação de ar, parece clara a recomendação de baixos níveis de PEEP. Entretanto, mais recentemente, surgem na literatura relatos de utilização de valores de PEEP acima do fisiológico que estão associados com melhora da hiperinsuflação e redução da pressão média de vias aéreas.[20,26]

A determinação da frequência respiratória em paciente com patologia obstrutiva está relacionada ao grau de obstrução, podendo ser bastante dinâmica. Quanto maior a obstrução, maior deve ser o tempo expiratório (1:3) e menor a frequência respiratória (12 a 16).[21]

A fração inspirada de oxigênio (FiO_2) necessária para esses pacientes situa-se, geralmente, entre 0,3 e 0,6.[6]

A modalidade ventilatória de escolha para ventilar crianças com doenças obstrutivas é a ventilação nos modos controlados a pressão (PCV) porque, por conta da constante pressão de distensão, unidades pulmonares menos obstruídas com constante de tempo curta devem alcançar pressões de equilíbrio mais precocemente durante a inspiração quando comparadas com áreas mais obstruídas. Então, unidades com constante de tempo curta devem alcançar seu volume mais cedo na inspiração, enquanto aquelas com constante de tempo longa devem continuar a receber volume adicional. Assim, ocorre melhor distribuição do ar inspirado, maior volume corrente, semelhantes pressões de distensão e melhora da complacência dinâmica, em comparação com os modos controlados a volume. Todavia, em PCV, o volume corrente dependerá da resistência do sistema respiratório da criança, podendo aumentar quando a resistência diminuir, e diminuir quando a resistência aumentar, gerando necessidade de frequentes mudanças nos valores de pressão controlada.[26]

A Tabela 6 mostra resumidamente os valores de base para ventilação em BVA.

TABELA 6   Valores de base para ventilação mecânica em bronquiolite viral aguda

Modo	PIP (cmH_2O)	VC (mL/kg)	FR (irpm)	Relação I:E
Controlado a pressão	< 30-40	5-8	12-20	1:3/1:4

Vale ressaltar que, como geralmente as crianças encontram-se com considerável aumento da frequência respiratória, para que se consiga ventilá-las de acordo com a estratégia proposta, elas devem ser sedadas e, eventualmente, curalizadas, o que também ajuda a diminuir o gasto energético nessa fase aguda, o que pode vir a ser importante para crianças com baixa reserva energética.[25]

O tempo de VM necessário nas crianças com BVA varia com a existência ou não de doença subjacente, sendo prolongado por fatores como prematuridade, displasia broncopulmonar, necessidade de oxigenoterapia no período neonatal e colonização traqueal por bactérias.[6]

A taxa de mortalidade em crianças com BVA em ventilação mecânica varia de 1 a 7% e está associada a pneumotórax, infecções pulmonares secundárias, insuficiência progressiva, sepse e falência múltipla dos órgãos.[20] Por isso, se faz necessário o conhecimento da BVA de forma abrangente, considerando-se sua fisiopatologia e repercussões clínicas, bem como seu tratamento, para que, dispondo das melhores técnicas fisioterapêuticas e de recursos ventilatórios adequados, as crianças acometidas por tal doença não necessitem de longos períodos de internação e, mais ainda, para que se reduza a taxa de morbimortalidade delas.

REFERÊNCIAS BIBLIOGRÁFICAS

1. Salomão Junior JB et al. Human respiratory syncytial virus in children hospitalized for acute lower respiratory infection. J Pediatr. 2011;87(3):219-224.
2. Gonçalves RAS et al. Evaluation of physiological parameters before and after respiratory physiotherapy in newborns with acute viral bronchiolitis. Inter Arch Med. 2014;7:3.
3. Gomes ELFD et al. Chest physical therapy is effective in reducing the clinical score in bronchiolitis: Randomized controlled trial. Braz J Phys Ther. 2012;16(3):241-7.

4. Castro GD et al. Análise dos sintomas, sinais clínicos e suporte de oxigênio em pacientes com bronquiolite antes e após fisioterapia respiratória durante a internação hospitalar. Rev Paul Pediatr. 2011;29(4):599-605.
5. Sparremberger DA et al. Características epidemiológicas e influência da coinfecção por vírus respiratórios na gravidade da bronquiolite aguda em lactentes. Sci Med. 2011;21(3).
6. Bueno FU. Características e evolução de lactentes com bronquiolite viral aguda submetidos à ventilação mecânica. Pontifícia Universidade Católica do Rio Grande do Sul; 2007.
7. Lieberthal AS et al. Diagnosis and management of bronchiolitis. Pediatr. 2006;118(4):1774-93.
8. Verma N, Lodha R, Kabra Sk. Recent advances in management of bronchiolitis. Indian Pediatr. 2013; 50(10):939-49.
9. Remondini R et al. Comparative analysis of the effects of two chest physical therapy interventions in patients with bronchiolitis during hospitalization period. Einstein (São Paulo). Dez. 2014; 12(4):452-8.
10. Baraldi E et al. Inter-society consensus document on treatment and prevention of bronchiolitis in newborns and infants. It J Pediatr. 2014;24:40.
11. Alvarez AE et al. Epidemiological and genetic characteristics associated with the severity of acute viral bronchiolitis by respiratory syncytial virus. J Pediatr. 2013; 89(6):531-43.
12. Carvalho WBD, Johnston C, Fonseca MC. Bronquiolite aguda, uma revisão atualizada. Revista da Associação Médica Brasileira. 2007;53:182-188. Disponível em: <http://www.scielo.br/scielo.php?script=sci_arttext&pid=s0104-42302007000200027&nrm=iso>.
13. Gonzalez Martinez F, Gonzalez Sanchez MI, Rodriguez Fernandez R. Clinical impact of introducing ventilation with high flow oxygen in the treatment of bronchiolitis in a paediatric ward. Anales de Pediatria. 2013;78(4):210-5.
14. Caballero DG, Pérez-Yarza EG. Bronquiolitis aguda: bases para un protocolo racional. Anales de Pediatría. 2001; 55(4): 355-64.
15. Postiaux G, Zwaenepoel B, Louis J. Chest physical therapy in acute viral bronchiolitis: an updated review. Resp Care. 2013; 58(9):1541-5.
16. Lobo DML, Cavalcante LA, Mont'alverne DGB. Aplicabilidade das técnicas de bag squeezing e manobra zeep em pacientes submetidos à ventilação mecânica. Rev Bras Ter Intens. 2010; 22(2):186-91.
17. Gomide LB et al. Atuação da fisioterapia respiratória em pacientes com fibrose cística: uma revisão da literatura. Arq Cienc Saude. 2007; 14(4):227-33.

18. Sanchez SM, Carvalho CMR de. Principais técnicas de fisioterapia respiratória em pediatria. Blucher Medical Proceedings. 2014;1(4):74-90.
19. Coppo M, Stopiglia M. Técnicas fisioterapêuticas convencionais e atuais. In: Sarmento GJV, Peixe AAF, Carvalho FA. Fisioterapia respiratória em pediatria e neonatologia. Barueri: Manole; 2007.
20. Bueno FU et al. Evolução e característica de lactantes com bronquiolite viral aguda submetidos à ventilação mecânica em uma unidade de terapia intensiva pediátrica brasileira. Rev Bras Ter Intens. 2009;21(2):174-82.
21. Fioretto JR et al. I Consenso Brasileiro de Ventilação Mecânica em Pediatria e Neonatologia. Assoc Med Intens Bras; 2012.
22. Loh LE, Chan YH, Chan I. Noninvasive ventilation in children: A review. J Pediatr. 2007;83(2):S91-S99.
23. Silva DCB da, Foronda FAK, Troster EJ. Ventilação não invasiva em pediatria. J Pediatr. 2003; 3(79-supl 2):S161.
24. Carmona F. Ventilação mecânica em crianças. Medicina (Ribeirão Preto, on-line). 2012; 45(2):185-96.
25. Canto RC do, Peixe ADAF. Bronquiolite viral aguda. In: Sarmento GJV (ed.). Fisioterapia respiratória em pediatria e neonatologia. Barueri: Manole; 2007.
26. Troster EJ, Prata A. I Consenso Brasileiro de Ventilação Mecânica Pediátrica.

5 | Cardiopatias congênitas em pediatria e neonatologia – suporte ventilatório

Werther Brunow de Carvalho

INTRODUÇÃO

A incidência de doença cardíaca congênita (DCC) é de 0,9-1%. Temos como fatores predisponentes:
Fatores maternos:

- Diabetes.
- Uso de drogas.
- Exposição à radiação.
- Infecção (p. ex., rubéola).

Já os fatores do recém-nascido são: alterações cromossômicas (síndrome de Down, síndrome de Edwards, síndrome de Patau, síndrome de Turner, síndrome de Williams, síndrome de Noonan).

As DCC podem ser subdivididas em acianóticas e cianóticas (Figura 1).

A avaliação inicial dessas crianças deve incluir história clínica, radiografia de tórax e eletrocardiograma (ECG), embora nem sempre tais investigações indiquem o diagnóstico da lesão. O diagnóstico habitualmente pode ser realizado utilizando-se a ecocardiografia com Doppler. As investigações mais habituais estão demonstradas na Tabela 1.

Acianótica (2/3 dos casos)		Cianótica (1/3 dos casos)	
Shunt esquerda → direita (aumento do fluxo sanguíneo pulmonar)	Obstrutivo (obstrução do fluxo sanguíneo a partir dos ventrículos)	Aumento do fluxo sanguíneo pulmonar	Aumento do fluxo sanguíneo pulmonar
		Tetralogia de Fallot: 5%	
50% de todas as DCC Defeito do septo ventricular (PCA): 12% Defeito do septo atrial: 7%	Estenose aórtica: 5% Estenose pulmonar: 7%	Estenose pulmonar crítica Anomalia de Ebstein Atresia pulmonar Atresia tricúspide Transposição das grandes artérias: 5%	Drenagem anômala total de veias pulmonares Síndrome de hipoplasia do coração esquerdo Tronco arterioso

FIGURA 1   Doenças cardíacas congênitas (DCC) acianóticas e cianóticas.

DOENÇA CARDÍACA ACIANÓTICA

A doença cardíaca acianótica é causada por lesões que permitem a passagem de sangue através de um *shunt* da esquerda para a direita da circulação ou na qual existe uma obstrução do fluxo de sangue por estreitamento de valva ou vaso.

Defeitos do septo atrial

O defeito do septo atrial mais comum é o *ostium secundum*, sendo muito menos comum o tipo *ostium primum*. Os defeitos do *ostium secundum* são habitualmente assintomáticos e a presença de hipertensão pulmonar é incomum (Figura 2). É importante distinguir os

TABELA 1 Investigações a serem realizadas na doença cardíaca congênita

Investigação	O que pode revelar
Radiografia de tórax	Imagem cardíaca: pode ser aumentada ou alterada Campos pulmonares: a imagem da vasculatura pulmonar pode ser: - Aumentada: *shunt* significante da esquerda para a direita (p. ex., defeito do septo ventricular) - Diminuída: diminuição do fluxo sanguíneo pulmonar (p. ex., estenose pulmonar)
Eletrocardiograma	Frequência e ritmo cardíacos Eixo do QRS Hipertrofia de câmaras cardíacas
Ecocardiograma	Melhor definição da alteração anatômica
Cateterização cardíaca	Avalia a condição fisiológica/hemodinâmica mais que a anatomia cardíaca

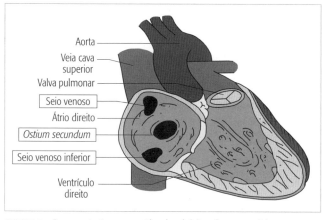

FIGURA 2 Representação esquemática dos defeitos do septo atrial.

defeitos atriais septais do forâmen oval patente, o qual está presente em um quarto de todas as crianças. Exames radiográficos demonstram a presença de cardiomegalia, aumento das artérias pulmonares e da trama vascular pulmonar.

As crianças que apresentam defeito septal atrial grande o suficiente que possa causar dilatação de VD poderão necessitar de tratamento. Este é realizado habitualmente entre 3 e 5 anos de idade, podendo na maioria das vezes ser cirúrgico ou transcateter, cuja prática já é bem estabelecida na maioria dos centros.

Defeitos do septo ventricular

Os defeitos do septo ventricular são comuns, podendo ocorrer em qualquer lugar do septo perimembranoso (adjacente à valva tricúspide) ou muscular (Figura 3).

Esses defeitos podem ser pequenos, médios e grandes. Nos grandes defeitos do septo ventricular, a falência cardíaca se desenvolve precocemente, em especial se ocorrer infecção pulmonar. Radiografias de tórax apresentam aumento da área cardíaca, das artérias pulmonares e do trauma vascular pulmonar. O fechamento do defeito é cirúrgico, e a utilização de circulação extracorpórea é habitualmente necessária. Em crianças com múltiplos defeitos, a bandagem da artéria pulmonar permite aguardar até que a criança cresça o suficiente para a correção definitiva.

Ducto arterioso patente

Nos recém-nascidos (RN) de termo, o ducto arterioso se fecha precocemente após o nascimento. Quando persistente após um mês de vida, o fluxo de sangue passa da aorta pelo ducto para a artéria pulmonar (Figura 4). No RN pré-termo, a presença de ducto arterioso persistente não é doença cardíaca congênita, mas uma patologia decorrente da prematuridade. No ducto arterioso patente grande e sintomático, os achados na radiografia de tórax são indistinguíveis

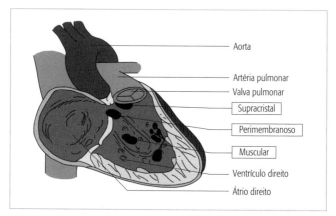

FIGURA 3 Representação esquemática dos defeitos do septo ventricular.

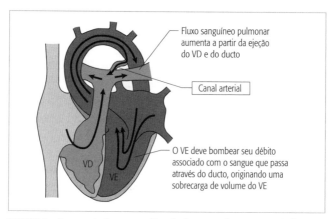

FIGURA 4 Representação esquemática do ducto arterioso patente. O diagrama demonstra a sobrecarga de volume do lado esquerdo do coração.

VD: ventrículo direito; VE: ventrículo esquerdo.

daqueles observados nos pacientes com defeito do septo ventricular com coração normal ou aumentado, aumento das artérias pulmonares e da vasculatura pulmonar.

O ducto pode ser fechado no centro de cateterismo cardíaco ou por meio de ligadura cirúrgica.

Coarctação da aorta

Existe preponderância de acometimento dessa cardiopatia congênita em meninos comparativamente às meninas (2:1). Há um estreitamento da aorta, o qual pode ser pré-ductal ou pós-ductal (Figura 5). O local e a gravidade da coarctação determinam a evolução clínica, que pode variar de um RN gravemente doente a uma criança assintomática ou adulto com hipertensão.

Existe necessidade de correção cirúrgica, e as opções incluem dilatação com balão ou ressecção do segmento com coarctação e anastomose término-terminal.

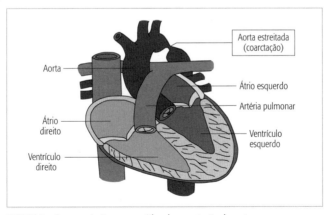

FIGURA 5 Representação esquemática da coarctação da aorta.

Estenose aórtica

Existe, aqui também, uma preponderância no sexo masculino (4:1) em relação ao sexo feminino. Pode apresentar-se com estreitamento supravalvar, valvar e subvalvar (Figura 6). A radiogafia de tórax mostra proeminência do VE e dilatação pós-estenótica da aorta ascendente. Os sinais e sintomas dependem da gravidade da estenose. A estenose grave pode se apresentar com falência cardíaca na criança.

A maioria dos RN e crianças com estenose aórtica significante necessita de tratamento nos primeiros anos de vida, o qual eventualmente poderá ser necessário com recolocação de uma valva aórtica.

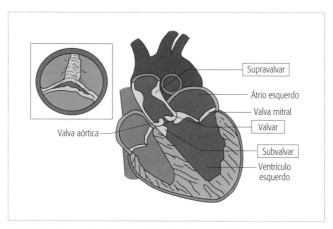

FIGURA 6 Representação esquemática da estenose aórtica.

Estenose pulmonar

Pode ser valvular (90% dos casos), subvalvular (infundibular) ou supravalvular (Figura 7). A maioria dos casos tem clínica leve ou é assintomática. Pequeno número de RNs com estenose pulmonar "crítica" tem circulação pulmonar dependente do ducto, apresentando cianose durante os primeiros dias de vida. As radiografias de tórax são normais ou com dilatação pós-estenótica da artéria pulmonar.

As opções de tratamento incluem utilização transvenosa com balão (tratamento de escolha para a maioria das crianças) e dilatação da valva ou valvotomia pulmonar.

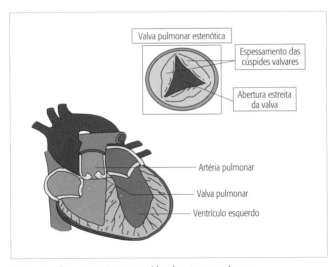

FIGURA 7   Representação esquemática da estenose pulmonar.

DOENÇA CARDÍACA CIANÓTICA

Com aumento do fluxo sanguíneo pulmonar

Nesses tipos de lesão, as crianças podem ter os mesmos sintomas das lesões com *shunt* da esquerda para a direita, exceto que elas poderão estar com cianose (cor azulada). Exemplos:

- Drenagem anômala total de veias pulmonares.
- Drenagem anômala parcial de veias pulmonares.
- Tronco arterioso.
- Transposição das grandes artérias.
- Ventrículo único.

Com diminuição do fluxo sanguíneo pulmonar

Os principais exemplos em crianças com diminuição do fluxo sanguíneo pulmonar são nos casos de:

- Tetralogia de Fallot.
- Atresia tricúspide.
- Atresia pulmonar.
- Anomalia de Ebstein da valva tricúspide.

TETRALOGIA DE FALLOT

Consiste em quatro componentes: estenose pulmonar (em nível valvar ou infundibular), hipertrofia de ventrículo direito (VD), defeito do septo ventricular e cavalgamento (deslocamento) da aorta. É a forma mais comum de DCC cianótica. Está associada com síndrome de Down, deleção do cromossomo 22 (síndrome de DiGeorge) e VACTERL (defeitos vertebrais, atresia anal, atresia traqueoesofágica, aplasia sacral, alterações de membros). Dois fatores são importantes na patogênese: defeito do septo ventricular completamente não restritivo e obstrução significante ao fluxo sanguíneo pulmonar (Figura 8). A radiografia de tórax demonstra uma imagem característica do coração em forma de "bota", causada pela hipertrofia do VD. As marcas da vasculatura pulmonar estão diminuídas.

O manejo das crianças que apresentam crise de cianose prolongada pode ser feito com morfina (para aliviar a dor e abolir a hiperpneia) e propranolol (para determinar vasoconstrição periférica e aliviar o espasmo infundibular).

O tratamento definitivo é cirúrgico, e procedimentos paliativos podem ser necessários nas crianças com cianose grave ou episódios incontroláveis de hipóxia.

TRANSPOSIÇÃO DAS GRANDES ARTÉRIAS

Ocorre mais frequentemente nos meninos que nas meninas (3:1). A aorta emerge anteriormente a partir do VD, e a artéria pul-

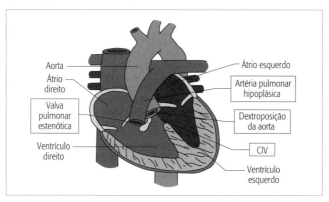

FIGURA 8 Representação esquemática da tetralogia de Fallot.
CIV: comunicação interventricular.

monar posteriormente a partir do ventrículo esquerdo (VE) – Figura 9. Obviamente, se as circulações estiverem completamente separadas, existe incompatibilidade com a vida, mas defeitos associados (defeito do septo atrial, defeito do septo ventricular ou persistência do ducto arterioso) permitem a mistura dessas duas circulações. Intervenções terapêuticas também podem ser realizadas para se obter a mistura sanguínea (procedimento de Raskind). Radiografias de tórax revelam o achado clássico de mediastino superior estreitado e a sombra cardíaca com aparência de "ovo de lado"; o aumento das marcas vasculares pulmonares é comum em razão do aumento do fluxo sanguíneo pulmonar.

O fundamento de suporte relacionado aos RNs com cianose é a melhora da mistura de sangue. A manutenção da patência do ducto arterioso deve ser realizada com infusão de prostaglandina E1. A atriosseptostomia pode ser um procedimento salvador de vida, sen-

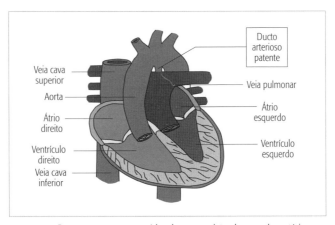

FIGURA 9 Representação esquemática da transposição das grandes artérias.

do necessária a sua realização em 20% das transposições das grandes artérias. Todos os pacientes poderão necessitar de cirurgia, e o procedimento habitual é o *switch* arterial no período neonatal.

ATRESIA TRICÚSPIDE

Na atresia tricúspide, apenas o VE é efetivo, pois o VD é pequeno e não funcionante (Figura 10). Existe uma mistura comum do sangue sistêmico com o retorno venoso pulmonar no átrio esquerdo. A apresentação clínica no RN é de cianose se o ducto estiver presente.

O manejo inclui cirurgia paliativa para manter o fornecimento de sangue para os pulmões a baixas pressões.

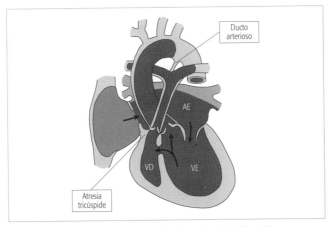

FIGURA 10 Representação esquemática da atresia tricúspide. Existe apenas um ventrículo funcionante (ventrículo único) por causa da ausência completa da valva tricúspide.
AE: átrio esquerdo; VD: ventrículo direito; VE: ventrículo esquerdo.

Tronco arterioso

Existe um único vaso que emerge dos ventrículos (Figura 11), uma forma de alteração conotruncal. O sangue que sai do coração supre a circulação sistêmica, coronariana e pulmonar. Invariavelmente, está presente um defeito do septo ventricular. Não existe predileção relacionada ao sexo, e a apresentação clínica se manifesta tipicamente nas primeiras semanas de vida. Radiografias de tórax tipicamente revelam cardiomegalia e aumento das marcas vasculares pulmonares.

Em vários centros, a correção cirúrgica é realizada no momento do diagnóstico, nas primeiras semanas de vida. A correção cirúrgica envolve a utilização de um conduto que emerge do VD.

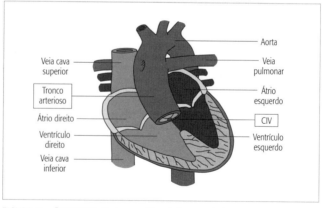

FIGURA 11 Representação esquemática do tronco arterioso.
CIV: comunicação interventricular.

DRENAGEM ANÔMALA TOTAL DAS VEIAS PULMONARES

É uma alteração cianótica rara, acometendo menos de 1% de todas as DCCs. Existem três principais formas, cada uma com a sua particularidade própria, mas todas com a mesma fisiopatologia (Figura 12). Radiografias de tórax demonstram congestão venosa e, na forma supracardíaca crônica, um alargamento do mediastino superior, dando à silhueta do mediastino aparência de "figura em oito" ou de "boneco de neve".

O manejo inclui a necessidade de reparação cirúrgica precoce.

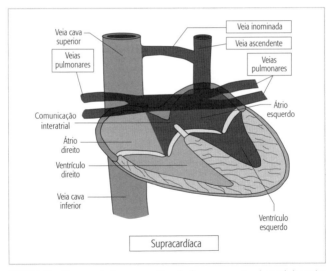

FIGURA 12 Representação esquemática da drenagem anômala total das veias pulmonares. *(continua)*

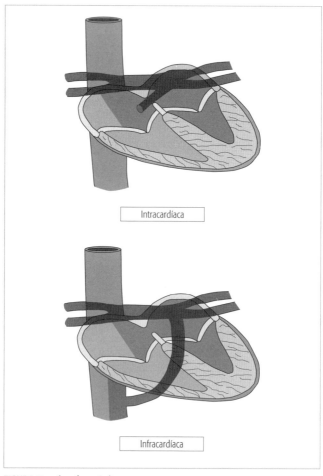

FIGURA 12 *(continuação)*

ATRESIA PULMONAR

Todas as crianças são cianóticas ao nascimento, e a maioria é ducto-dependente. Caso não exista defeito de septo ventricular presente, isso determina a ausência de fluxo através do VD na situação *in utero*, ocasionando hipoplasia do VD (Figura 13).

A anatomia de pior prognóstico é a atresia pulmonar com septo ventricular intacto com artérias colaterais aortopulmonares *major*. Existe necessidade de cirurgia reconstrutiva extensa para criar uma grande confluência da artéria pulmonar e permitir a inserção posterior do VD para o conduto da artéria pulmonar e fechamento do defeito do septo ventricular.

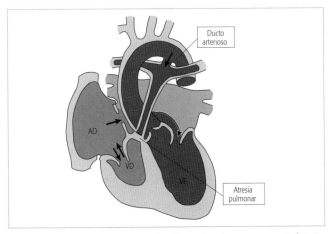

FIGURA 13 Representação esquemática da atresia pulmonar com septo intacto. A circulação pulmonar é mantida pelo fluxo de sangue da esquerda para a direita através do ducto arterioso (exemplo de circulação pulmonar dependente do ducto).
AD: átrio direito; VD: ventrículo direito; VE: ventrículo esquerdo.

ANOMALIA DE EBSTEIN DA VALVA TRICÚSPIDE

É uma DCC rara com implantação anormal da valva tricúspide (Figura 14). O volume da cavidade ventricular direita é significativamente diminuído. Radiografias de tórax frequentemente demonstram aumento da relação cardiotorácica primariamente em razão do aumento do átrio direito, além de apresentar campos pulmonares oligoêmicos.

A intervenção é difícil e, em nosso meio, tem sido empregada a técnica do Dr. José Pedro da Silva.

SÍNDROME DE HIPOPLASIA DO LADO ESQUERDO DO CORAÇÃO

Essa síndrome descreve a inadequação do tamanho do VD em combinação com estenose ou atresia da mitral e valvas aórticas e hipoplasia do arco aórtico. A coarctação é uma associação comum (Fi-

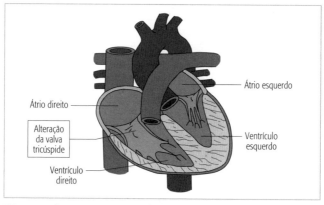

FIGURA 14 Representação esquemática da anomalia de Ebstein da valva tricúspide.

gura 15). Essas crianças necessitam de ressuscitação e administração imediata de prostaglandina E1, e não podem sobreviver sem uma cirurgia paliativa radical.

O primeiro passo da cirurgia paliativa é a realização do procedimento de Norwood. Outras formas de DCC em que apenas um ventrículo está funcionando não necessitam dessa estratégia paliativa precoce radical.

INFLUÊNCIA DA CARDIOPATIA CONGÊNITA NA FUNÇÃO RESPIRATÓRIA

Condições com hiperfluxo pulmonar

Aumentam o *shunt* pulmonar e o desequilíbrio da relação V/Q, diminuem a complacência pulmonar, aumentam a resistência de

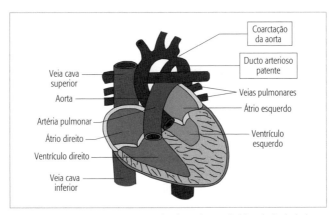

FIGURA 15 Representação esquemática da síndrome de hipoplasia do lado esquerdo do coração.

grandes e pequenas vias aéreas por acúmulo de líquido peribronquial e "inchaço" da árvore arterial. Tendem a produzir hipoxemia e retenção de CO_2.

Condições com hipofluxo pulmonar

Aumentam o espaço morto fisiológico e a complacência pulmonar. Frequentemente, determinam hipodesenvolvimento da via aérea, aumentando sua resistência.

Condições com obstrução do fluxo de entrada ou de saída de ventrículo esquerdo

Produzem congestão pulmonar venosa (hipertensão venosa pulmonar) com comportamento semelhante ao do grupo de crianças com hiperfluxo pulmonar.

CARDIOPATIAS CONGÊNITAS ASSOCIADAS À HIPERTENSÃO PULMONAR

Compressões extrínsecas da via aérea

Dilatação de AE, dilatações arteriais (pós-estenóticas ou por Fallot com agenesia de válvula pulmonar) ou pela presença de anéis vasculares. Podem determinar malacia por destruição cartilaginosa.

CARDIOPATIAS CONGÊNITAS – ESTRATÉGIAS VENTILATÓRIAS

Cardiopatias congênitas com hiperfluxo pulmonar

Aumentar a resistência vascular pulmonar (RVP) com a utilização de fração inspirada de oxigênio (FiO_2) = 21% ou misturas hipoxêmicas, frequência respiratória baixa, aumento da pressão média de vias aéreas (PMVA) com a utilização de pressão expiratória final positiva (PEEP). Evitar a hiperventilação.

Cardiopatias com hipofluxo pulmonar

Diminuir a RVP e melhorar a função de VD, utilizando FiO_2 elevada, frequência respiratória alta e diminuição da PMVA.

Conexões do sistema venoso sistêmico com artérias pulmonares

Cirurgias do tipo Glenn ou Fontan necessitam de pressões vasculares mínimas para que o fluxo sanguíneo pulmonar seja adequado. O ideal é VM com pressão negativa ou ventilação com oscilação de alta frequência (VOAF) sincronizada com a sístole. No caso de VM convencional, utilizar modalidades com PMVA mínima, evitando atelectasias. Objetivar a extubação traqueal precoce.

Hipertensão pulmonar

Recomenda-se a medida direta da pressão de artéria pulmonar no pós-operatório (PO). Objetivo: manter a PaO_2 em valores normais, $PaCO_2$ < 40 mmHg e pH ~ 7,40. Manter analgesia/sedação adequada. A estratégia ventilatória consiste em FiO_2 elevada, volume corrente (VC) normal com frequência baixa, tempo inspiratório (TI) curto e PMVA baixa. A administração de óxido nítrico inalatório (NOi) é fundamental e, em casos que não melhoram, indicar a VOAF e, a seguir, a oxigenação de membrana extracorpórea (OMEC). A fisiopatologia da hipertensão pulmonar no PO está evidenciada na Figura 16.

Defeitos cardíacos congênitos com risco maior de hipertensão pulmonar no pós-operatório:

- Comunicação interventricular (CIV) ampla.
- Canal atrioventricular completo.
- Tronco arterioso.
- PCA ampla, janela aortopulmonar.

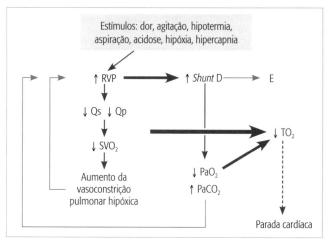

FIGURA 16 Fisiopatologia da hipertensão pulmonar no pós-operatório de cirurgia cardíaca.

- Transposição das grandes artérias.
- Retorno venoso anômalo total de veias pulmonares.

Existem estratégias importantes para evitar a hipertensão pulmonar, assim como para a sua diminuição (Tabela 2).

Ventilação pulmonar mecânica no paciente com esterno aberto

Algumas crianças podem necessitar de fechamento mais tardio do esterno por causa da presença de sangramento, edema e evolução com DC baixo. Deve-se estar alerta nesse caso para a escolha adequada dos parâmetros de ventilação, pois a parede torácica e o pul-

TABELA 2   Estratégias para o tratamento da hipertensão pulmonar

Encorajar	Evitar
<ul><li>Investigação anatômica</li><li>Utilização de *shunt* direita-esquerda como *pop-off*</li><li>Sedação/analgesia</li><li>Hiperventilação moderada</li><li>Alcalose moderada</li><li>FiO$_2$ adequada</li><li>Volumes pulmonares normais</li><li>Hematócrito ideal</li><li>Suporte inotrópico</li><li>Vasodilatadores</li></ul>	<ul><li>Doença anatômica residual</li><li>Agitação/dor</li><li>Acidose respiratória</li><li>Acidose metabólica</li><li>Hipóxia alveolar</li><li>Atelectasia ou hiperdistensão</li><li>Hematócrito muito alto</li><li>Débito cardíaco baixo e perfusão coronariana inadequada</li><li>Vasoconstritores/aumento da pós-carga</li></ul>

mão possuem perfis diferentes de complacência, comparativamente à criança que tem o tórax intacto. Como os pulmões, nesse caso, não encontram forças de oposição, eles podem apresentar hiperinsuflação significativa e a possibilidade de volutrauma. Os pacientes necessitam de monitoração cuidadosa do VC, que deve ser selecionado, em geral, ao redor de 8 ml/kg, de acordo com o peso corpóreo seco. A PEEP deve ser levemente maior que a utilizada nas crianças com fechamento do esterno (valores de 5 a 7 cmH$_2$O).

Ventilação mecânica no pós-operatório de hipoplasia do lado esquerdo do coração

A ventilação pulmonar mecânica (VPM) após a cirurgia paliativa estágio I da hipoplasia de coração esquerdo determina várias alterações da fisiologia cardiorrespiratória de acordo com a Tabela 3.

O débito cardíaco das crianças após o estágio I paliativo é dividido nos componentes pulmonares (Qp) e sistêmico (Qs), e a proporção de cada um deles depende da restrição anatômica ao fluxo e

TABELA 3   Efeitos das intervenções respiratórias na circulação pulmonar e sistêmica

Intervenção	RVP	RVS	Qp:Qs
Aumento da PMVA	Aumenta	Sem efeito	Diminui
Aumento da PEEP	Aumenta	Sem efeito	Diminui
Hiperventilação	Diminui	Aumenta	Aumenta
Aumento da PaCO$_2$	Aumenta	Diminui	Diminui
Aumento da FiO$_2$	Diminui	Aumenta	Aumenta
FiO$_2$ em frações subatmosféricas	Aumenta	Diminui	Diminui

Qp:Qs: relação do fluxo sanguíneo pulmonar/fluxo sanguíneo sistêmico; RVP: resistência vascular periférica; RVS: resistência vascular sistêmica.

das resistências vasculares relacionadas ao pulmão e à parte sistêmica. Para o manejo desses pacientes deve-se ter como objetivo um equilíbrio entre o componente Qp e o Qs. A relação Qp:Qs, quando se tem um paciente com fisiologia de ventrículo único, pode ser estimada pela equação de Fick simplificada:

$$Qp:Qs = (SaO_2 - SmvO_2)/(SpvO_2 - SaO_2)$$

Sendo, SaO$_2$: saturação arterial de oxigênio; SmvO$_2$: saturação do sangue venoso misto de oxigênio; SpvO$_2$: saturação venosa pulmonar de oxigênio.

Após o estágio I, o objetivo é manter a relação Qq:Qs em uma condição balanceada, próxima de 1.

Parâmetros do aparelho de VPM e objetivos-alvo:

- Manter o pH de 7,4, PaCO$_2$ de 40 mmHg, PaO$_2$ de 40 mmHg.
- Manter SatO$_2$ de aproximadamente 75% e Qp:Qs próximo de 1.
- Controle estrito da ventilação e oxigenação nas primeiras 24 horas do PO.

- Sedação adequada nas primeiras 24 horas, com ou sem uso de bloqueador neuromuscular.
- Após a estabilização, desmame gradual com monitoração adequada.

VPM após anastomose cavopulmonar bidirecional (cirurgia paliativa estágio II) – *shunt* bidirecional de Glenn e hemi-Fontan:

- A VPM influencia o fluxo sanguíneo pulmonar após anastomose cavopulmonar por conta de seus efeitos na RVP e ao fluxo sanguíneo cerebral.
- Sabe-se que a hiperventilação e a alcalose diminuem a RVP, entretanto ocasionam vasoconstrição cerebral, diminuindo o fluxo sanguíneo cerebral e o retorno venoso da veia cava superior para o leito vascular pulmonar. Portanto, essa estratégia diminui o FSP e a SatO$_2$.
- Grau leve de hipoventilação e hipercapnia ocasiona vasodilatação cerebral e aumento do fluxo sanguíneo cerebral, o qual aumenta o retorno venoso para a veia cava superior e o fluxo sanguíneo pulmonar, determinando aumento da oxigenação sistêmica.
- Nos casos em que a RVP possa ter efeito adverso pela acidose hipercápnica ou haver patologia pulmonar primária, pode-se administrar NOi para diminuir o gradiente transpulmonar, aumentar o fluxo sanguíneo pulmonar e melhorar a SatO$_2$.

VPM após anastomose cavopulmonar total (procedimento de Fontan – cirurgia paliativa estágio III):

- Após uma cirurgia com êxito sem a ocorrência de baixo DC ou sangramento, geralmente o paciente pode ser extubado na sala cirúrgica ou imediatamente após a chegada na unidade de terapia intensiva (UTI) pediátrica.

- Aqueles que necessitam de manutenção da VPM devem ter a insuflação pulmonar otimizada pela aplicação de PEEP adequada para minimizar a atelectasia, objetivando evitar sempre a hiperinsuflação.
- Na ausência de doença pulmonar ou derrame, pré-selecionar PEEP = 3 cmH$_2$O e VC efetivo de aproximadamente 8 mL/kg.

Esses parâmetros devem ser otimizados para obter volumes pulmonares dentro da capacidade residual funcional. A VPM com a utilização de volumes baixos pode determinar atelectasia e aumento da resistência vascular pulmonar, criando a possibilidade de zonas IV de West. A ventilação com altos volumes pulmonares (pressões intrapleurais elevadas) pode ocasionar hiperinsuflação e determinar alteração do fluxo sanguíneo pulmonar e das trocas gasosas.

Ventilação com pressão negativa:

- Pode ser efetiva em paciente com fluxo sanguíneo pulmonar passivo, como nos *shunts* de Glenn e Fontan.
- Desvantagem: pode aumentar a pós-carga de VE.
- A regulação dos parâmetros respiratórios é difícil, incluindo a relação I:E.

Falha na extubação traqueal:

- É mais elevada quando comparada à população geral tratada em UTI pediátrica.
- Ocorre, frequentemente, em razão de uma combinação de falência cardiovascular e respiratória.
- Fatores contribuintes: lesão cardíaca residual, presença de doença pulmonar, mecânica respiratória alterada, disfunção diafragmática, apneia da prematuridade, malacia ou fraqueza neuromuscular.

Critérios para alta da unidade de terapia intensiva
- Cardiovasculares:
    - Estável com pressão arterial (PA) adequada sem inotrópico intravenoso (IV) ou medicações para reduzir a pós-carga.
    - Sem necessidade de monitoração intravascular invasiva.
    - Sem necessidade de marca-passo utilizando fios temporários ou *pacemaker* externo.
    - Ritmo estável (preferencialmente sinusal) com PA e DC normais.
- Respiratórios:
    - Sem suporte ventilatório mecânico – exceção: pressão positiva contínua em vias aéreas (CPAP) ou pressão positiva com dois níveis em vias aéreas (BiPAP).
    - Padrão e frequência respiratória estável e adequada, com $PaCO_2$ estável.
    - Oxigenação estável e adequada (PaO_2 depende do tipo de lesão e correção) + suplementação de O_2.
    - Fisioterapia respiratória ou broncodilatador com frequência superior a 3 horas.
    - Condição neurológica adequada para manutenção da via aérea pérvia.

BIBLIOGRAFIA

1. Andropoulos D, Chang A. Pediatric cardiovascular intensive care. In: Allen HD, Driscoll D, Shaddy R, Feltes T, eds. Moss and Adams' heart disease in infants, children, and adolescents. Philadelphia, PA: Lippincott Williams & Wilkins; 2013. p. 483-529.
2. Ayzen M, John AS. Acyanotic congenital heart disease. In: Florin TA, Ludwig S. Netter's pediatrics. Elsevier; 2011. p. 259-68.
3. Carvalho WB. Ventilação pulmonar mecânica no pós-operatório de cirurgia cardíaca. In: Johnston C, Carvalho WB. Manual de ventilação pulmonar mecânica em pediatria e neonatologia. Série 8. Terapia intensiva pediátrica e neonatal. São Paulo: Atheneu; 2012. p. 71-83.

4. Fillipps DJ, Bucciarelli RL. Cardiac evaluation of the newborn. Pediatr Clin N Am. 2015;62:471-89.
5. Kusumoto FM. Cardiovascular disorders: heart disease. In: Hammer GD, McPhee SJ. Pathophysiology of disease: an introduction to clinical medicine. 7. ed. McGraw-Hill Education; 2014. p. 255-311.
6. O'Byrne ML, John AS. Cyanotic congenital heart disease. In: Florin TA, Ludwig S. Netter's pediatrics. Elsevier; 2011. p. 269-77.
7. Rotta AT, Carvalho WB. Mechanical ventilation following cardiac surgery in children. Curr Respir Med Rev. 2012;8(1):44-52.
8. Singh Y, Chee YH, Gahlaut R. Evaluation of suspected congenital heart disease. Pediatrics and Child Health. 2014;25(1):7-12.

Desmame da ventilação pulmonar mecânica | 6

Etiene Farah Teixeira de Carvalho

INTRODUÇÃO

Desmame é o processo de transição da ventilação pulmonar mecânica (VPM) para a ventilação espontânea em pacientes que permanecem sob ventilação mecânica invasiva por tempo superior a 24 horas.

Apesar dos benefícios da VPM na melhora da insuficiência respiratória em neonatos e crianças, a permanência prolongada está diretamente ligada a complicações das vias aéreas, paralisias das cordas vocais, traqueítes, estenose subglótica e risco de infecções, como pneumonias associadas ao uso da VPM.

Determinar o melhor momento de iniciar o processo de desmame da VPM depende de fatores múltiplos, como:

- Condução neuromuscular (pode estar alterada por causa do uso de sedação).
- Resistência e força dos músculos respiratórios (podem estar alteradas pelo uso prolongado da VPM).
- Alterações ventilatórias e da mecânica ventilatória.

Para considerar o início do processo de desmame é necessária a presença de *drive* respiratório e que o problema que levou à descompensação ventilatória esteja resolvido ou em resolução. Para isso, devem-se seguir alguns critérios (Tabela 1).

TABELA 1 Fatores a serem considerados antes da extubação

Fatores de análise	Condições necessárias
Evento agudo que motivou a VPM	Revertido ou controlado
Troca gasosa	$PaO_2 \geq 60$ mmHg ou $SpO_2 \geq 90\%$ (recém-nascido $PaO_2 \geq 50$ mmHg e $SpO_2 \geq 88\%$) com $FIO_2 \leq 0,40$ PEEP $\leq 5\text{-}8$ cmH$_2$O
Avaliação hemodinâmica	Sinal de boa perfusão tecidual Independência de vasopressores (doses baixas e estáveis são toleráveis) Ausência de insuficiência coronariana ou arritmias com repercussão hemodinâmica
Capacidade de iniciar esforço respiratório	Sim
Nível de consciência	Estado de alerta e responsividade com nível mínimo ou ausência de sedação
Tosse	Eficaz
Equilíbrio acidobásico	pH $\geq 7,30$
Equilíbrio hídrico	Correção de sobrecarga hídrica
Eletrólitos (K, Ca, Mg, P)	Valores normais
Concentração de hemoglobina adequada	Hb ≥ 8 g/dL (recém-nascido ≥ 12 g/dL)
Intervenção cirúrgica próxima	Não

Ca: cálcio; K: potássio; Mg: magnésio; P: fósforo; VPM: ventilação pulmonar mecânica.

ÍNDICES PREDITIVOS DA EXTUBAÇÃO

O momento certo para a extubação de crianças submetidas à VPM continua sendo um dado subjetivo, mas pode ser baseado em protocolos de desmame e em índices ventilatórios.

Alguns critérios têm sido utilizados em pacientes adultos e pediátricos para a decisão do momento ideal da extubação, e eles têm possível valor em predizer o resultado do desmame durante o suporte ventilatório, como:

- Volume minuto expiratório.
- Força muscular inspiratória negativa.

TABELA 2

Sexo	PiMáx	PeMáx
Feminino	40 + (0,57 × peso em kg)	24 + (4,8 × idade em anos)
Masculino	44,5 + (0,75 × peso em kg)	35 + (5,5 × idade em anos)

Índice de respiração rápida superficial [(IRS) – *rapid shallow breathing index* (RSBI)], inversamente proporcional ao equilíbrio entre a capacidade de gerar força e a demanda ventilatória; FR e VC devem ser ajustados pelo peso em quilos:

$$IRS = (FR/VC)/peso = \leq 6,5 \text{ mL/kg}$$

Índice relação carga/força [(RCF) – *load/force balance*], proporcional à capacidade de gerar força frente a uma carga imposta (*endurance*):

$$RCF = 15 \times (3 \times MAP)/(PiMáx + 0,03) \times IRS - 5 => 4$$

Índice pressão-tempo (IPT), pressão inspiratória gerada por incursão por determinado tempo inspiratório:

$$IPT = [(PiMáx \times FR)/(Ti + Te)]/PiMáx = \leq 0{,}08\ cmH_2O/kg/s$$

Índice tensão-tempo (ITT):

$$ITT_1 = [0{,}5 \times (P0{,}1 \times 10) \times Ti/PiMáx] \times Ti/(Ti + Te) = \leq 0{,}2\ cmH_2O/mL/min$$

$$ITT_2 = [(MAP/PiMáx) \times Ti] \times Ti + Te = \leq 0{,}05\ cmH_2O/mL/min$$

CROP: complacência, frequência, oxigenação, pressão:

$$CROP = (C_{din} \times PiMáx) \times = [(PaO_2/PAO_2)/FR] = \geq 0{,}15\ mL/kg/cmH_2O/cpm$$

Entretanto, outros parâmetros têm sido mais utilizados em UTI para auxiliar na decisão da extubação, conforme descrito no Tabela 3.

TABELA 3 Parâmetros para auxiliar na decisão de extubação da ventilação pulmonar mecânica em pediatria

Frequência respiratória	< 6 meses: 20-60 ciclos/min
	< 2 anos: 15-45
	< 5 anos: 15-40
	≥ 5 anos: 10-35
Volume corrente	6-8 mL/kg
Volume-minuto (V_E)	(FR × VC)
IRS	(FR/VC ajustado pelo peso) < 6,5 FR/mL/kg/min
Capacidade vital	> 10-15 mL/kg
PiMáx	≤ −30 cmH$_2$O

Os parâmetros que avaliam a capacidade de proteção da via aérea são de fácil observação e auxiliam de forma prática e rápida o processo de desmame da VPM e a decisão de extubação, como:

- PeMáx.
- Débito expiratório máximo.
- Reflexo de tosse.
- Eficácia da tosse.
- Volume de muco.
- Frequência das aspirações traqueais.
- Avaliação do escore de coma de Glasgow.

TÉCNICAS DE DESMAME DA VPM

Ventilação mandatória intermitente (IMV) e ventilação mandatória intermitente sincronizada (SIMV)

As ventilações controladas podem ser sincronizadas com o esforço inspiratório do paciente (SIMV) ou não (IMV). A ventilação mandatória intermitente é o modo mais utilizado para ventilar e desmamar crianças com peso inferior a 15 kg. Nesse modo, a frequência respiratória é diminuída gradualmente, em média de 2 a 4 respirações por minuto, em intervalos tolerados pelo paciente, demandando um esforço respiratório espontâneo maior para manter a ventilação-minuto.

Redução da pressão de suporte

Esse modo ventilatório PSV pode ser utilizado para a redução gradual do desmame em pacientes submetidos à VPM, utilizando-se a redução de 2 a 4 cmH_2O, 2 a 4 vezes ao dia, sob observação da resposta clínica, até chegar a valores de 5 a 7 cmH_2O.

Ventilação mecânica não invasiva com pressão positiva (VMNIPP)

Tem sido utilizada como método de desmame da VPM invasiva. Alguns trabalhos utilizam a ventilação com pressão positiva contínua de vias aéreas (CPAP) como um método de desmame para analisar as condições hemodinâmicas dos pacientes antes da extubação. A utilização de CPAP traqueal consiste em modificar o modo ventilatório do paciente para CPAP ainda com a via aérea artificial (cânula endotraqueal) permanecendo por um período de 5 a 60 minutos. Durante esse período é observada a capacidade do paciente de permanecer em ventilação espontânea. Vários parâmetros são observados durante o teste, como frequência respiratória (FR), frequência cardíaca (FC), volume corrente (VC) e relação FR/VC. Durante o período de teste em pressão positiva contínua em vias aéreas (CPAP) traqueal a FiO_2, fluxo e PEEP devem permanecer inalterados.

Teste de respiração espontânea (TRE)
- Método de interrupção da VPM que permite que o paciente ventile de modo espontâneo por meio da via aérea artificial (cânula endotraqueal ou traqueostomia) por um período de 30 minutos a duas horas.
- Em pediatria: realiza-se, a partir de 2 meses, o TRE em tubo T com período de 30 minutos, sendo visto como o teste que apresenta maior semelhança com a respiração espontânea dos lactentes em comparação aos demais testes.
- Em neonatologia, usa-se o CPAP de 30 segundos na cânula orotraqueal e observa-se se há sinais de intolerância (TRE neo).
- Em ambos, a desconexão deve ser realizada oferecendo-se suplementação de oxigênio umidificado, a fim de manter taxas de saturação de oxigênio no sangue arterial (SaO_2) acima de 90%.

- Na presença de gasometria normal, sinais clínicos e hemodinâmicos estáveis, e sinais de tolerância sem descompensações, a extubação deve ser considerada.
- A avaliação contínua é fundamental para identificar precocemente sinais de intolerância e mecanismos de falência respiratória (Tabela 4).

TABELA 4   Medidas objetivas e avaliação clínica subjetiva durante o TRE

Medidas objetivas	Avaliação clínica subjetiva
Troca gasosa adequada	Alteração do nível de consciência
Estabilidade hemodinâmica	Progressão ou piora do desconforto ventilatório
Padrão ventilatório estável	Sudorese
	Sinais do aumento do trabalho ventilatório

- Se algum sinal de intolerância for observado, o desmame deverá ser suspenso, com retorno às condições ventilatórias prévias (Tabela 5).

TABELA 5   Parâmetros e sinais de intolerância durante o TRE

Parâmetros	Sinais de intolerância
Frequência respiratória	> 35 ipm
Saturação arterial de O_2	< 90%
Frequência cardíaca	>140 bpm
Pressão arterial sistólica	> 180 mmHg ou < 90 mmHg
Sinais e sintomas	Agitação, sudorese, alteração do nível de consciência

CLASSIFICAÇÃO DO DESMAME

O desmame pode ser classificado basicamente em três grupos (Tabela 6).

TABELA 6 Grupos de classificação do desmame

Categoria	Definição	Objetivo
Fácil	Extubação após o primeiro TRE	Identificar precocemente
Difícil	Extubação após 2 ou 3 TRE ou intervalo < 7 dias	Tratar causa da falha
Prolongado	> 3 TRE ou intervalo > 7 dias	Suporte geral

TRE: teste de respiração espontânea.

SUCESSO OU FALHA DO DESMAME

É definida como sucesso do desmame a manutenção da ventilação espontânea durante pelo menos 48 horas após a interrupção da ventilação artificial. Considera-se falha do desmame se o retorno à ventilação artificial se fizer necessário nesse período.

A falha do desmame ou a descontinuação da VPM pode ser em razão do desequilíbrio entre a carga submetida aos músculos ventilatórios e à competência muscular para suportar essa carga ou, também, por conta do fornecimento inadequado de energia para suprir a demanda desses músculos, porém diversos fatores podem estar relacionados à descontinuidade do uso da VPM (Tabela 7).

TABELA 7 Causas mais frequentes de falha do desmame da VPM

Fadiga durante o desmame
Causas cardíacas:
- Insuficiência cardíaca
- Arritmias
- Hipertensão arterial
- Doença cardíaca isquêmica
Causas pulmonares:

(continua)

TABELA 7   Causas mais frequentes de falha do desmame da VPM *(continuação)*

- Doença pulmonar crônica
- Broncoespasmo
- Atelectasia
- Pneumonia associada à VPM
- Pneumotórax oculto
- Diâmetro interno do intratraqueal pequeno

Causas metabólicas:

- Hipofosfatemia
- Hipopotassemia
- Hiperglicemia
- Hipermagnesemia
- Hipotireoidismo
- Desnutrição

Alterações da caixa torácica:

- Escoliose grave, cifose e cifoescoliose
- Malformações congênitas da caixa torácica

Alterações do sistema nervoso central:

- Sedação excessiva
- Coma
- Acidente vascular encefálico

Alterações do sistema nervoso periférico:

- Polineuropatia do paciente grave
- Síndrome Guillain-Barré

Defeitos de transmissão neuromuscular:

- Miastenia grave
- Induzido por drogas
- Bloqueadores neuromusculares

Miopatia

VPM: ventilação pulmonar mecânica.

A extubação precoce pode colocar o paciente em risco, entretanto o prolongamento desnecessário da VPM eleva ainda mais os riscos às vias aéreas, infecções e alto custo hospitalar.

CONDUTA NO PACIENTE QUE NÃO PASSOU NO TRE

Repouso da musculatura ventilatória: os pacientes que falham no TRE inicial deverão retornar à VPM e permanecer por 24 horas em um modo ventilatório que ofereça conforto. Nesse período, serão reavaliadas e tratadas as possíveis causas de intolerância ao TRE.

Nova tentativa depois de 24 horas: admitindo que o paciente permaneça elegível para a extubação e que as causas de intolerância foram revistas, um novo TRE deverá ser realizado após 24 h.

VENTILAÇÃO NÃO INVASIVA E DESMAME

A necessidade de reintubação é uma prática relativamente frequente na UTI. A ventilação não invasiva (VNI) surge como alternativa terapêutica para pacientes com falência respiratória após extubação.

Apesar de o uso da VNI ser cada vez mais reconhecido na pediatria, atualmente não existe uma diversidade de ensaios clínicos randomizados e controlados abrangentes que comprove sua aplicação e identifique os reais benefícios em pacientes com falência respiratória após extubação.

PROTOCOLOS DE DESMAME DA VPM

São utilizados para diminuir o tempo de desmame da VPM, porém a literatura ainda é conflitante em relação a seus resultados. Alguns mostram benefícios, outros, que não há diminuição no tempo de desmame. Protocolos institucionais são elaborados para padronizar a evolução do desmame, mas ainda apresentam algumas limitações, como a educação e a necessidade de aderência de toda a equipe multiprofissional. O adequado desmame da VPM deve ser sempre levado em consideração. A interação com a equipe multiprofissional objetiva sempre a melhora clínica e a qualidade de vida do paciente.

BIBLIOGRAFIA

1. III Consenso Brasileiro de Ventilação Mecânica – Desmame e Interrupção da Ventilação Mecânica. J Bras Pneumol. 2007;33(2):128-36.
2. Meade M, Guyatt G, Griffith L et al. Introduction to a series of systematic reviews of weaning from mechanical ventilation. Chest. 2001;120:396-9.
3. Epstein SK. Decision to extubate. Int Care Med. 2002;28:535-46.
4. Vale LAPA, Valério N. Desmame da ventilação mecânica em pediatria. In: Sarmento GJV, Peixe AAF, Carvalho FA. Princípios e práticas da ventilação mecânica em pediatria. Barueri: Manole, 2010. p. 493-7.
5. Johnston C. Desmame e extubação em pediatria. In: Johnston C, Carvalho WB. Manual de ventilação pulmonar mecânica em pediatria e neonatologia. São Paulo: Atheneu, 2012. p. 123.
6. Yang KL. Reproducibility of weaning parameters. A need for standardization. Chest. 1992;102:1829.
7. Esteban A, Anzueto A, Alia I et al. How is mechanical ventilation employed in the intensive care unit? An international utilization review. Am J Respir Crit Care Med. 2000;161:1450-8.
8. Farias JA, Alía I, Retta A et al. A evaluation of extubation failure predictors mechanically ventilated infants and children. Int Care Med. 2002;28:752-7.
9. Johnston C, Piva JP, Celiny PG et al. Extubation predictor's in children with acute viral bronchiolitis submitted to mechanical ventilation. Ped Crit Care Med. 2007. Proceedings of V World Congress on Pediatric Intensive Care.
10. Noizet O, Leclerc F, Sadik A et al. Does taking endurance into account improve the prediction of weaning outcome in mechanically ventilated children? Critic Care. 2005;798-807.
11. Davidson J, Miyoshi MH, Santos AMN et al. Medida da frequência respiratória e do volume corrente para prever a falha na extubação de recém-nascidos de muito baixo peso em ventilação mecânica. Rev Paul de Pediatr. 2008;26.

12. Farias JA, Alia I, Esteban A, Golubicki AN, Olazarri FA. Weaning from mechanical ventilation in pediatric intensive care patients. Intens Care Med. 1998;24:1070-5.
13. Thiagarajan RR, Bratton SL, Martin LD et al. Predictors of successful extubation in children. Am J Respir Crit Care Med. 1999;160:1562-6.
14. Barbosa AP, Johnston C, Carvalho WB. Ventilação não invasiva em neonatologia e pediatria. São Paulo: Atheneu; 2007.
15. Baumeister BL, El-Khatib M, Smith PG et al. Evaluation of predictors of weaning from mechanical ventilation in pediatric patients. Pediatr Pulmonol. 1997;24:344-52.
16. Bernet V, Hug, MI, Frey B. Predictive factors for the success of noninvasive mask ventilation in infants and children with acute respiratory failure. Pediatr Crit Care Med. 2005;6:660-4.
17. Essouri S, Chevret L, Durand P, Haas V, Fauroux B, Devictor D. Noninvasive positive pressure ventilation: five years of experience in a pediatric intensive care unit. Pediatr Crit Care Med. 2006;7:329-34.

Displasia broncopulmonar | 7

Alessandra Gasparello Viviani
Juliana Duarte Leandro

INTRODUÇÃO

A displasia broncopulmonar (DBP), doença descrita por Northway et al. na década de 1960,[1] ainda é considerada uma das principais complicações em recém-nascidos prematuros que necessitam de suporte ventilatório e/ou oxigenoterapia.[2]

A sobrevivência, cada vez mais elevada, de recém-nascidos extremamente prematuros aumenta o número de crianças em risco para o desenvolvimento de DBP.[3]

A DPB é definida como dependência de oxigênio (O_2) por um período igual ou maior que 28 dias de vida. Na literatura, também é encontrada como definição para DBP a necessidade de oxigênio em recém-nascidos com 36 semanas de idade gestacional pós-concepção ou idade corrigida.[3,4]

A incidência varia entre 3 e 43%, de acordo com a definição utilizada.[3,4]

A criança deve ser submetida a reavaliação diagnóstica e verificação da gravidade da DBP, conforme a idade gestacional de nascimento, como descrito na Tabela 1.[6]

TABELA 1   Classificação da displasia broncopulmonar quanto à gravidade[6,7]

RN dependente de oxigênio suplementar aos 28 dias de vida	Idade gestacional ao nascimento	
	< 32 semanas	> 32 semanas
Época de reavaliação*	36 semanas de IGC ou na AH**	56 dias de vida ou na AH*
DBP leve	Ar ambiente	Ar ambiente
DBP moderada	Em FiO_2 < 0,30***	Em FiO_2 < 0,30***
DBP grave	Em FiO_2 ≥ 0,30 e/ou CPAP ou VM***	Em FiO_2 ≥ 0,30 e/ou CPAP ou VM***

AH: alta hospitalar, CPAP: pressão positiva contínua nas vias aéreas; DBP: displasia broncopulmonar FiO_2: fração inspirada de oxigênio; IGC: idade gestacional corrigida; RN: recém-nascido; VM: ventilação mecânica.
* Na época de reavaliação, a necessidade de O_2 suplementar não deve refletir um evento agudo.
** Considerar o que ocorrer primeiro.
*** Não há relato da forma de mensuração de FiO_2. Não considerar pacientes que recebem oxigênio por causa de distúrbios não pulmonares.

FISIOPATOLOGIA

A DBP é uma doença multifatorial, caracterizada por alterações morfológicas e funcionais no sistema respiratório imaturo. A agressão ao tecido pulmonar gera desorganização do processo de maturação normal. Os principais fatores associados à lesão pulmonar são prematuridade, toxicidade pelo uso de oxigênio, ventilação mecânica, infecções e inflamações, persistência do canal arterial, fatores genéticos, desnutrição e deficiência de vitamina A.[7]

A DBP teve suas características modificadas com o passar dos anos. Em décadas passadas, os recém-nascidos prematuros eram expostos à ventilação mecânica com parâmetros mais agressivos, como pressões elevadas e altas concentrações de O_2. Isso gerava sequelas pulmonares mais graves, caracterizando a DBP clássica. Atualmente, em razão dos avanços nos cuidados com os prematuros, do uso de corticoide antenatal, da terapia com surfactante exógeno e da utilização de estratégias protetoras na ventilação mecânica, essa doença se apresenta de forma mais branda, sendo denominada nova DBP. Essa nova forma da doença caracteriza-se por interrupção do desenvolvimento pulmonar, resultando em um padrão de simplificação alveolar.[2,7,8] As principais diferenças entre a DBP clássica e a nova DBP são resumidas na Tabela 2.

TABELA 2 Características da DBP clássica e da nova DBP[2,7,8]

DBP clássica	Nova DBP
Metaplasia de epitélio respiratório	Metaplasia menos grave do epitélio respiratório
Hipertrofia da musculatura lisa dos brônquios	Menor hipertrofia da musculatura lisa dos brônquios
Fibrose significativa	Pouca ou nenhuma fibrose
Alterações vasculares importantes	Microvasculatura pulmonar dismórfica
Alterações radiológicas, como hiperinsuflação pulmonar e áreas difusas de opacidade heterogênea	Pouca ou nenhuma alteração radiológica
	Menor número de alvéolos, menor área e perímetro alveolar

DBP: displasia broncopulmonar

As alterações respiratórias funcionais da DBP são variáveis. Os sinais clínicos mais frequentes são taquipneia, retrações torácicas, tosse e crises de sibilância.

PREVENÇÃO

A prevenção do parto prematuro, com acompanhamento pré-natal adequado, é a principal forma de reduzir a frequência de DBP. As outras estratégias preventivas são:

- Utilização de corticoesteroide antenatal.
- Terapia com surfactante exógeno:
  - Administração convencional por meio de cânula orotraqueal e ventilação mecânica.
  - Modalidade terapêutica INSURE (intubação, surfactante e extubação para utilização de CPAP).
  - Instilação nasofaríngea por meio de cateter endotraqueal fino ou máscara laríngea.[9,10]
- Utilização de estratégias ventilatórias protetoras nos recém-nascidos com síndrome do desconforto respiratório (SDR), como as seguintes:[11]
  - Uso de baixos volumes correntes: entre 4 e 6 mL/kg.
  - Ajuste de valores da PEEP para adequar o volume pulmonar.
  - Hipercapnia permissiva: $PaCO_2$ entre 45 e 65 mmHg.
  - Manutenção de níveis de saturação periférica de O_2 entre 90 e 94%, para evitar hiperóxia.
  - Utilização de modo assistido controlado ou ventilação mandatória intermitente sincronizada associada com pressão de suporte na fase de retirada da ventilação.
  - Utilização de ventilação mecânica não invasiva, com PEEP ≥ 5 cmH_2O, após extubação.
- Assistência ventilatória não invasiva precoce.
- Suplemento de vitamina A.
- Óxido nítrico inalatório.
- Terapia antioxidante, como uso traqueal da superóxido dismutase recombinante humana.
- Restrição hídrica.

TRATAMENTO

A criança com displasia broncopulmonar deve ter tratamento individualizado, realizado por equipe multidisciplinar.

O tratamento inclui:[7]

- Oxigenoterapia: para manter níveis de saturação de oxi-hemoglobina entre 92 e 95%.
- Diuréticos: nos casos de edema pulmonar recorrente e/ou comprometimento da função cardíaca.
- Corticoesteroides por via inalatória (inalador dosimetrado pressurizado com espaçador): para controle da hiper-responsividade brônquica.
- Broncodilatadores por via inalatória (inalador dosimetrado pressurizado com espaçador): para controle de sintomas respiratórios, como tosse e sibilância.
- Suporte nutricional: é recomendada dieta hipercalórica pelo alto gasto energético em razão do aumento do trabalho respiratório.
- Higiene anti-infecciosa: profilaxia para vírus sincicial respiratório (VSR) nos meses de outono e inverno.
- *Follow-up* com equipe interdisciplinar após a alta hospitalar.

Follow-up

É chamado de *follow-up* o acompanhamento clínico especializado das crianças egressas de unidades de terapia intensiva neonatais, desde a alta hospitalar até seus primeiros anos de vida. A equipe interdisciplinar deve ser composta por médicos pediatras neonatologistas, enfermeiros, fisioterapeutas, fonoaudiólogos, nutricionistas, assistentes sociais, psicólogos e outros profissionais afins. Esse acompanhamento é fundamental, já que o prematuro, principalmente com DBP, tem maior morbidade respiratória e neurológica. A taxa de reinternação hospitalar por problemas respiratórios durante o primeiro ano de vida chega a 50%. Adicionalmente, essas crianças têm maior probabilidade de sofrer com alterações no desenvolvimento neuropsicomotor.[12-15]

A DBP e a inadequada nutrição após a alta hospitalar podem resultar em falha de crescimento nos primeiros anos de vida de crianças nascidas prematuras.[16]

Estudos recentes mostram que, na idade pré-escolar, crianças nascidas pré-termo têm desempenho motor, cognitivo e funcional inferior ao de crianças nascidas a termo.[17] Além disso, a prematuridade e o baixo peso de nascimento são associados a maior ocorrência de sibilância e asma na infância, provavelmente pelas alterações nas vias aéreas e resposta inflamatória exacerbada.[18,19]

Papel do fisioterapeuta no *follow-up*

No primeiro ano de vida, as avaliações de tônus passivo, postura, mobilidade ativa, força muscular, além de marcos de desenvolvimento, são fundamentais.[16]

O acompanhamento fisioterapêutico nos primeiros anos de vida de crianças nascidas prematuras também contribui para a identificação de alterações respiratórias. Estudo recente mostrou que lactentes nascidos prematuros submetidos a técnicas fisioterapêuticas para desobstrução de vias aéreas tiveram diminuição significativa na frequência respiratória, além de melhora na ausculta pulmonar.[20]

Os objetivos do fisioterapeuta em um programa de *follow-up* são os listados na Tabela 3.

TABELA 3   Objetivos do fisioterapeuta no *follow-up*

Objetivos	Condutas recomendadas
Auxiliar na identificação de comprometimentos motores precocemente	Escalas específicas para avaliação, como escala de desenvolvimento infantil de Bayley, teste Denver II, escala motora infantil de Alberta[21]
Adotar estratégias terapêuticas dirigidas às alterações neurológicas precocemente	Programas de estimulação neurossensoriomotora precoce, contemplando técnicas de estímulo psicomotor, técnicas de facilitação do desenvolvimento motor e estímulo das coordenações sensoriomotoras e do tônus postural[22]

(continua)

TABELA 3   Objetivos do fisioterapeuta no *follow-up (continuação)*

Objetivos	Condutas recomendadas
Avaliar vias aéreas torácicas	Ausculta pulmonar cuidadosa para indicar técnicas adequadas e analisar os resultados obtidos[23]
Avaliar vias aéreas extratorácicas	Avaliação de ruídos de transmissão, que são ruídos de origem nasofaríngea, por meio de estetoscópio na parede torácica ou pela simples escuta do ruído respiratório na cavidade nasal ou oral da criança[23]
Reduzir a obstrução brônquica	Técnicas expiratórias lentas, como expiração lenta e prolongada, aumento do fluxo expiratório lento, ou forçadas, como tosse provocada e estímulo de tosse[23]
Reduzir a obstrução de vias aéreas superiores	Técnicas inspiratórias forçadas, como desobstrução rinofaríngea retrógrada (em lactentes) e nasoaspiração ativa (acima dos 2 anos de idade)[23]
Orientar os pais e/ou responsáveis pela criança	Orientações para evitar fatores de risco para infecções respiratórias, como tabagismo materno e aglomerações[24]

REFERÊNCIAS BIBLIOGRÁFICAS

1. Northway WH, Rosan RC, Porter DY. Pulmonary disease following respiratory therapy oh hyaline membrane disease: bronchopulmonary dysplasia. N Engl J Med. 1967;276:357-68.
2. Okamoto CT, Bahr JA, Silva LLG, Noronha L. Análises histopatogica e morfométrica no diagnóstico da "nova" displasia broncopulmonar e comparação clinicopatológica com a forma clássica da doença. J Bras Patol Med Lab. 2009;45(2):155-60.
3. Parker RA, Pagano M, Allred EM. Improved survival accounts for must, but not all of the increase in bronchopulmonary dysplasia. Pediatrics. 1992;90:663-8.
4. Tapia JL, Agost D, Alegria A, Standen J, Escobar M, Grandi C et al. Bronchopulmonary dysplasia: incidence, risk factors and resource utilization in a population of South American very low birth weigth infants. J Pediatr (Rio J). 2006;82:15-20.

5. Lemons JA, Bauer CR, Oh W, Korones SB, Papile LA, Stoll BJ et al. Very low birth weight outcomes of the National Institute of Child Health and Human Development Neonatal Research Network, January 2005 through December 1996. Pediatrics. 2001;107:E1.
6. Jobe AH, Bancalari E. Bronchopulmonary dysplasia. Am J Respir Crit Care Med. 2001;163:1723-1729.
7. Monte LF, Silva Filho LV, Miyoshi MH, Rozov T. Displasia broncopulmonar. J Pediatr (Rio J). 2005;81:99-110.
8. Bancalari E. Bronchopulmonary dysplasia: old problem, new presentation. J Pediatr (Rio J). 2006;82:2-3.
9. Fisher HS, Buhrer C. Avoiding endotracheal ventilation to prevent bronchopulmonary dysplasia: a meta-analysis. Pediatrics. 2013;132(5):e1351-60.
10. Barbosa RF, Marcatto JO, Silva ACS, Silva YP. Máscara laríngea ProSeal™ como via de administração de surfactante no tratamento da síndrome do desconforto respiratório em recém-nascido pré-termo. Rev Bras Ter Intens. 2012;24(2):207-10.
11. Miyoshi HM. Suporte ventilatório na síndrome do desconforto respiratório do recém-nascido. Consenso Brasileiro de Ventilação Mecânica; 2009.
12. Ferraz ST, Frônio JS, Neves, LAT, Demarchi RS, Vargas ALA, Ghetti FF, Filgueiras MST. Programa de follow up de recém-nascidos de alto risco: relato da experiência de uma equipe interdisciplinar. Rev APS Juiz de Fora. 2010;13(1):133-139.
13. Doyle LW, Anderson PJ. Pulmonary and neurological follow-up of extremely preterm infants. Neonatology. 2010;97:388-94.
14. Gomes, ELFD, Pereira LC, Bottcher SM, Virgínia L, Lima C, Moura RCF, Viviani AG. Desenvolvimento Motor em Prematuros. 2015;11(5):168-72.
15. Greenough A. Bronchopulmonary dysplasia ¾ long term follow-up. Paediatric Respir Rev. 2006;7(suppl 1):S189-91.
16. Rugolo LM. Crescimento e desenvolvimento a longo prazo do prematuro extremo. J Pediatr (Rio J). 2005;81(1 supl):S101-S110.
17. Maggi EF, Magalhães FC, Campos AF, Bouzada MC. Preterm children have unfavorable motor, cognitive, and functional performance when compared to term children of preschool age. J Pedatric (Rio J). 2014;90:377-83.
18. Sonnenschein-van der Voort AMM, Arends LR, Jongste JC et al. Preterm birth, infant weight gain, and childhood asthma risk: A meta-analysis of 147,000 European children. J Allergy Clin Immunol. 2014;133(5):1317-29.

19. Matias V, San Feliciano L, Fernandez JE, Lapena S, Garrido E, Ardura J. Host and environmental factors influencing respiratory secretion of pro-wheezing biomarkers in preterm children. Pediatr Allergy Immunol. 2012;23:441-7.
20. Oliveira TRS, Santos CA, Viviani AG. Efeitos da fisioterapia respiratória em lactentes prematuros. Revista Movimenta. 2013;6(2):456-62.
21. Vieira MEB, Ribeiro FV, Formiga CKMR. Principais instrumentos de avaliação do desenvolvimento da criança de zero a dois anos de idade. Revista Movimenta. 2009;2(1):23-31.
22. Formiga, C KMR, Pedrazzani ES, Tudella E. Desenvolvimento motor de lactentes pré-termo participantes de um programa de intervenção fisioterapêutica precoce. Rev Bras Fisioter. 2004;8(3):239-45.
23. Postiaux G. Fisioterapia respiratória pediátrica: o tratamento guiado pela ausculta pulmonar/Guy Postiaux. Trad. Valdir de Souza Pinto e Denise Radanovic Vieira. 2. ed. Porto Alegre: Artmed; 2004. p. 301.
24. Macedo SEC, Menezes AMB, Albernaz E, Post P, Knorst M. Fatores de risco para internação por doença respiratória aguda em crianças até um ano de idade. Rev. Saúde Pública. 2007;41(3):351-8.

8 | Estimulação sensoriomotora

Cristiane Aparecida Moran
Silvana Alves Pereira

INTRODUÇÃO

Os recém-nascidos pré-termo (RNPT) sofrem interrupção da vivência intraútero em decorrência do parto precoce. O desenvolvimento fisiológico no período gestacional proporciona ao recém-nascido condições para a maturação do sistema nervoso central, refletindo em seu crescimento e desenvolvimento. A teoria síncrono-ativa é a base neurofisiológica para a aplicação e a avaliação da estimulação sensoriomotora nos RNPT internados em unidades de terapia intensiva neonatal (UTIN).

TEORIA SÍNCRONO-ATIVA

Descrita pela primeira vez em 1986 por Als, é considerada um ponto de partida da modulação de estímulos. Ela é dividida em subsistemas que compreendem: o subsistema autonômico, responsável pelas funções vitais; o subsistema motor, que corresponde ao tônus, à postura e ao movimento corporal; o subsistema comportamental, que compreende o estado de consciência desde o sono profundo até o choro; o subsistema de atenção e interação, que é o responsável pelo estado de alerta; e o subsistema regulador, que integra todos os demais em busca do estado de equilíbrio (homeostase). Assim, o fisioterapeuta intensivista neonatal deve observar atentamente as respostas do RNPT por meio da modulação dos estímulos e da facilitação das respostas.

As respostas ao ambiente e a intervenção fisioterapêutica devem ser consideradas junto da avaliação do comportamento do RNPT, sendo definidos como respostas positivas os sinais de aproximação, como o sorriso e o estado de sonolência, e as respostas negativas os sinais de retraimento, como irritabilidade, choro, testa franzida ou flexão dos membros superiores e inferiores.

RECOMENDAÇÕES

O objetivo geral da estimulação sensoriomotora é promover adaptação à vida extrauterina. Até o momento não há consenso sobre quando iniciar a estimulação sensoriomotora, sendo que o RNPT deve estar estável e os objetivos terapêuticos devem ser claros. O fisioterapeuta deve atentar para as seguintes contraindicações: instabilidade hemodinâmica, alteração clínica, comprometimento neurológico (principalmente convulsões) e sinais de desconforto respiratório.

Os estímulos propostos devem sempre ser realizados exclusivamente de acordo com o planejamento fisioterapêutico, não excedendo o tempo mínimo de manipulação e evitando aplicar mais do que dois estímulos por sessão.

Estimulação tátil

Do ponto de vista neurofisiológico, a estimulação tátil promove conforto ao RN e redução de dor, o que ocorre em razão da liberação de endorfinas e da atuação no nível do corno posterior da medula, estimulando os aferentes que transmitem mensagens menos nocivas. Além disso, ela também está relacionada ao ganho de peso, por causa do aumento da atividade vagal, resultando em maior eficácia metabólica. Assim, estimula o trato gastrointestinal, promovendo mobilidade gástrica e facilitando a absorção alimentar.

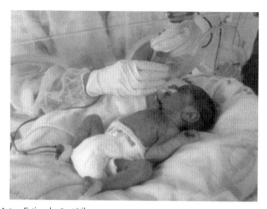

FIGURA 1 Estimulação tátil.
Fonte: Profa. Dra. Cristiane A. Moran.

TABELA 1 Estimulação tátil

Objetivos específicos	Procedimento	Precauções
Promover ganho de peso
Melhorar o padrão respiratório
Aumentar o tempo de sono	Toque preciso
Sentido cefalocaudal e próximo distal
Duração aproximada: 5 min	Evitar: regiões com edemas, hematomas e com dispositivos como dreno de tórax

Estimulação auditiva

A música afeta o lado direito do cérebro e pode causar a liberação de endorfina pela glândula pituitária, levando ao alívio da dor. Além disso, parece também haver uma diminuição da liberação de catecolaminas, o que pode explicar a redução da frequência cardíaca e da pressão arterial. No período gestacional, o feto inicia a habilidade auditiva em razão da sonoridade do ambiente e principalmente da voz materna. Todos os estímulos auditivos vivenciados influenciarão no desenvolvimento motor do recém-nascido após o nascimento.

TABELA 2   Estimulação auditiva

Objetivos específicos	Procedimento	Precauções
Estabilizar sinais vitais Reduzir quadro álgico	Música clássica ou voz materna, com 45 dB	Controlar o ruído interno na incubadora e higienizar o equipamento

Estimulação vestibular

O desenvolvimento do sistema vestibular ocorre concomitantemente ao do sistema auditivo e apresenta resposta aos estímulos por volta da 25ª semana de idade gestacional. A movimentação durante a gestação inicia-se na 16ª semana, com redução gradual até o momento do nascimento. O princípio básico da estimulação vestibular é oferecer a possibilidade da movimentação corporal do recém-nascido em razão do parto precoce.

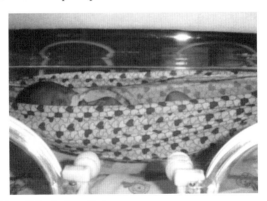

FIGURA 2   Estimulação vestibular.
Fonte: Profa. Dra. Cristiane A. Moran.

TABELA 3 Estimulação vestibular

Objetivos específicos	Procedimento	Precauções
Promover organização Facilitar o padrão flexor Estimular a linha média Adequar o tônus muscular	Confeccionar rede de tecido Duração aproximada: 2 h	Manter o ambiente seguro Respeitar o tempo de permanência na incubadora e o contato com a mãe

Estimulação visual

A visão influencia o desenvolvimento motor da criança, e a experiência visual, nas primeiras semanas de vida, contribuirá com o processo de formação e maturação dos circuitos corticais e sua plena funcionalidade. O planejamento fisioterapêutico com a estimulação deve ser direcionado exclusivamente à reabilitação sensoriomotora, respeitando o padrão fisiológico normal para a idade.

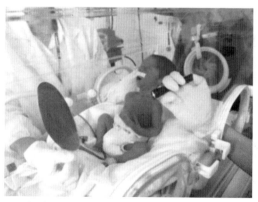

FIGURA 3 Estimulação visual.
Fonte: Profa. Dra. Cristiane A. Moran.

TABELA 4 Estimulação visual

Objetivos específicos	Procedimento	Precauções
Promover maior interação com o meio Estimular a acuidade visual Facilitar o DNPMN	Cartões: contrastantes e coloridos Manter o RN semissentado dentro da incubadora com apoio do fisioterapeuta Duração: fixação 1,5-2,5 s Distância das figuras: 18-21 cm	Interromper o estímulo caso o RN apresente sinais de irritabilidade

DNPMN: desenvolvimento neuropsicomotor normal, RN: recém-nascido.

ABORDAGEM MOTORA NA CRIANÇA HOSPITALIZADA

A interrupção da vivência intraútero em decorrência do parto precoce no RNPT também tem impacto sobre o crescimento e o desenvolvimento neuropsicomotor. Nessa perspectiva, o acompanhamento do desenvolvimento desse recém-nascido é fundamental para a proteção e a detecção precoce de alterações passíveis de modificação que possam repercutir em sua vida futura.

A abordagem motora é caracterizada pela promoção de estímulos sensoriais com o objetivo de manter e facilitar o desenvolvimento de habilidades rudimentares existentes, para prevenir ou minimizar os efeitos deletérios do ambiente.

Recomendações

O objetivo geral da abordagem motora é gerar experiências lúdicas com base no desenvolvimento motor por meio de estímulos específicos e estratégias no contexto do ambiente em que a criança está inserida, pois atualmente as intervenções modernas estão baseadas na mudança do ambiente, e não mais nas sequelas imutáveis.

Avaliação

Para a avaliação da aquisição do desenvolvimento motor no âmbito hospitalar, pode ser empregada a *Alberta infant neuromotor scale* (AIMS), composta por 58 itens agrupados em quatro subescalas que descrevem o desenvolvimento da movimentação espontânea e de habilidades neuromotoras, as quais são determinadas pelas quatro posições básicas: prono, supino, sentado e em pé.

Em cada item das subescalas estão incluídas as descrições detalhadas do suporte de peso, postura e movimentos antigravitacionais observados em cada posição. Ao término da avaliação deve ser creditado um percentil, variando de 5 a 90%. O percentil apresentado com o somatório das quatro subescalas classifica o desempenho neuromotor em: normal/esperado, percentil superior a 25%; suspeito, entre 5 e 25%; anormal, percentil abaixo de 5%.

Logaritmo de apresentação da AIMS (Figura 4)

A avaliação do desempenho motor deve ocorrer tão logo o recém-nascido estabilize seu quadro hemodinâmico, e a manutenção ou o ganho de peso deve ser a referência para tal aplicação prática. O procedimento deve durar, em média, 10 a 15 minutos. Caso o RN faça uso de oxigenoterapia, o auxílio deve ser mantido durante toda a avaliação.

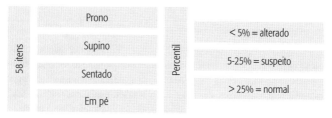

FIGURA 4 Avaliação da aquisição do desenvolvimento motor pela *Alberta infant neuromotor scale* (AIMS).

TABELA 5 Quadro para tomada de decisão com base na avaliação do desenvolvimento

Dados da avaliação	Impressão diagnóstica	Conduta
Perímetro cefálico < −2 escores Z ou > +2 escores Z Presença de três ou mais alterações fenotípicas ou ausência de um ou mais marcos para a faixa etária anterior	Provável atraso no desenvolvimento	Encaminhar para avaliação neuropsicomotora
Ausência de um ou mais marcos do desenvolvimento para a sua faixa etária	Alerta para o desenvolvimento	Orientar a mãe/cuidador sobre a estimulação da criança. Marcar consulta de retorno em 30 dias
Todos os marcos para o desenvolvimento estão presentes, mas há um ou mais fatores de risco	Desenvolvimento normal com fatores de risco	Informar a mãe/cuidador sobre os sinais de alerta
Todos os marcos para a faixa etária estão presentes	Desenvolvimento normal	Elogiar a mãe/cuidador Orientar a mãe/cuidador para que continue estimulando a criança Retornar para acompanhamento conforme a rotina do serviço de saúde Informar a mãe/cuidador sobre os sinais de alerta

Fonte: Caderneta de Saúde da Criança, 2011.

A introdução de brinquedos no ambiente hospitalar visando à estimulação do desenvolvimento motor é uma prática frequente do fisioterapeuta infantil. No entanto, recentemente, a mobilização precoce tem se destacado, principalmente nas unidades de terapia intensiva, com crianças na faixa etária pediátrica.

A mobilização precoce é um recurso que promove benefícios físicos e psicológicos, evitando os riscos da hospitalização prolongada, diminuindo a incidência de complicações e acelerando a recuperação. As técnicas mais utilizadas são a mobilização de articulações, os exercícios para a manutenção da força muscular e os respiratórios. O objetivo principal é o de promover a melhora na qualidade de vida após a alta hospitalar.

Essa proposta de mobilização precoce em crianças hospitalizadas vem sendo bem estabelecida, com crescente aceitação, como meio de aliviar os sintomas e melhorar a função, independentemente do estágio da doença. Entretanto, atualmente não existem protocolos padronizados que orientem o treinamento físico dessas crianças.

BIBLIOGRAFIA

1. Pepino VC, Mezzacappa MA. Application of tactile/kinesthetic stimulation in preterm infants: a systematic review. J Pediatr (Rio J). 2015;91(3):213-33.
2. Talbott MAM, Harrison LL, Groer MW. The biobehavioral effects of gentle human touch on preterm infants. Nurs Sci Q. 2003;16(1):60-7.
3. Bond C. Positive touch and massage in the neonatal unit: a british approch. Semin Fetal Neonatal Med. 2002;7:477-86.
4. Figueiredo B. Massagem ao bebê. Acta Pediatr Port. 2007;38(1):29-38.
5. Gama D, Ferracioli F, Correa SMP. Estimulação sensoriomotora nos bebês de risco em hospitais. Reabilitar. 2004;23(6):45-50.
6. Peng N et al. To explore relationship between physiological stress signals and stress behaviors in preterm infants during periods of exposure to environmental stress in the Hospital Biological Research for Nursing. 13(4):357-63.
7. Peters KL. Autonomic, motor, systems in preterm infant. Clin Nur Res. 2001;1(1):82-90.

8. Pereira SA, Torres VB, Bezerra IFD, Baroni MP, Lopes JM, Moran CA. Motor and oculomotor performance assessment in infants in primary health care level: A cross-sectional study. Global J Med Res. 2014.
9. Saccani R. Validação da Alberta Infant Motor Scale para aplicação no Brasil: análise do desenvolvimento motor e fatores de risco para atraso em crianças de 0 a 18 meses. Dissertação. Porto Alegre: Universidade Federal do Rio Grande do Sul; 2009.
10. Saccani R, Valentini NC. Reference curves for the Brazilian Alberta Infant Neuromotor Scale: percentiles for clinical description and follow-up over time. J Pediatr. 2012;88(1):40-7.
11. Souza ES, Magalhães LC. Desenvolvimento motor e funcional em crianças nascidas pré-termo e a termo: influência de fatores de risco biológico e ambiental. Rev Paul Pediatr. 2012;30(4):462-70.
12. Willrich A, Azevedo CCF, Fernandes JO. Desenvolvimento motor na infância: influência dos fatores de risco e programas de intervenção. Rev Neurocienc. 2009;17(1):51-6.
13. Formiga CKMR, Linhares MBM. Motor development curve from 0 to 12 months in infants born preterm. Acta Paediatr. 2011;100(3):379-84.
14. Willrich A, Azevedo CCF, Fernandes JO. Desenvolvimento motor na infância: influência dos fatores de risco e programas de intervenção. Rev Neurocienc. 2009;17(1):51-56.
15. Bourdin G, Barbier J, Burle JF, Durante G, Passant S, Vincent B et al. The feasibility of early physical activity in intensive care unit patients: a prospective observational one-center study. Respir Care. 2010;55(4):400-7.

9 | Fibrose cística em pediatria

Etiene Farah Teixeira de Carvalho

INTRODUÇÃO

A fibrose cística (FC) é uma doença genética autossômica recessiva causada pela mutação do gene regulador da condutância transmembrana da fibrose cística (CFTR), que regula o transporte do cloro na membrana apical das células epiteliais, localizadas no lúmen de glândulas exócrinas.

Essa mutação genética provoca alterações no funcionamento e transporte eletrolítico intracelular, ocorrendo a desidratação das secreções mucosas e aumento da viscosidade, resultando em obstrução dos ductos, processo inflamatório e fibrose (Figura 1).

Embora predomine na população caucasiana, pode estar presente em todos os grupos étnicos. No Brasil, sua incidência é pouco estudada, mas alguns estudos mostram dados variados que sugerem uma incidência de 1:7.000 nascimentos.

Conforme registros da Cystic Fibrosis Foundation, em 2012 a expectativa média dos pacientes com FC aumentou para 37,8 anos, resultado atribuído ao diagnóstico precoce e ao tratamento especializado direcionado às fases iniciais da doença.

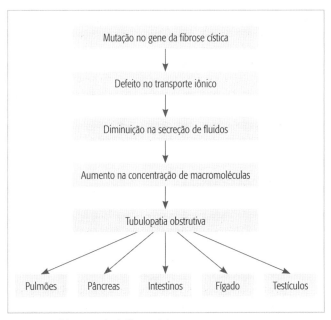

FIGURA 1 Fisiopatogenia da fibrose cística.

DIAGNÓSTICO

- Teste do pezinho: em 2001, o Ministério da Saúde assinou uma portaria que passou a detectar a fibrose cística por meio do teste do pezinho.
- Teste do suor: é considerado o padrão-ouro para o diagnóstico da fibrose cística, que baseia-se nos níveis de cloro no suor. Qual-

quer um dos critérios clínicos, se acompanhado por níveis de cloro no suor acima de 60 mEq/L, é suficiente para confirmar o diagnóstico de fibrose cística.
- Teste de análise de mutações: baseado no teste genético de DNA, é extremamente específico para a análise de mutação do gene.
- Manifestações clínicas: pela presença de pelo menos uma das seguintes manifestações clínicas epidemiológicas:
  - Doença pulmonar obstrutiva/supurativa ou sinusal crônica.
  - Insuficiência pancreática exócrina crônica.
  - Histórico familiar de FC.

MANIFESTAÇÕES CLÍNICAS

- A FC é caracterizada por disfunções das glândulas exógenas, causando acometimento em diferentes sistemas e manifestações clínicas distintas (Figura 2), porém a mais comum é o comprometimento pulmonar, que se torna o principal responsável por maior morbimortalidade nessa população.
- O acometimento respiratório é progressivo, variando sua intensidade (Figura 3), determinada pela presença de muco viscoso e diminuição do *clearence* mucociliar.
- Presença de muco excessivo nas vias aéreas inferiores, reação inflamatória neutrofílica e infecções recorrentes bacterianas – sendo a infecção por *Pseudomonas aeruginosa* a mais comum – são características da fisiopatogenia dessa doença.

Os sintomas são caracterizados por:

- Tosse persistente.
- Excesso de produção de escarro mucoso e purulento.
- Roncos e sibilância na ausculta pulmonar.

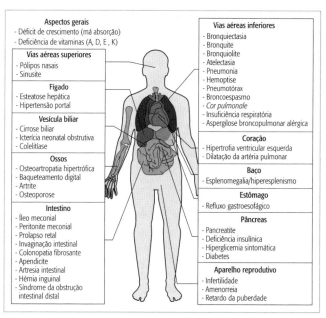

FIGURA 2 Principais manifestações clínicas da fibrose cística nos sistemas e órgãos.

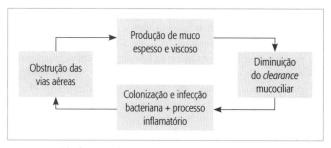

FIGURA 3 Ciclo do acometimento do sistema respiratório na fibrose cística.

TRATAMENTO DA FIBROSE CÍSTICA

- Por enquanto, não há nenhum tratamento definitivo para a FC.
- Por causa do caráter multissistêmico e crônico da doença, o acompanhamento deve ser realizado em centros de referência com equipe multidisciplinar.
- O tratamento deve ser iniciado precocemente, evitando-se a progressão de lesões aos órgãos acometidos.
- O tratamento consiste em programas educacionais ao paciente e à família sobre a doença, reposição enzimática, suporte nutricional, tratamento medicamentoso, suporte psicológico e fisioterapia cardiorrespiratória.

TRATAMENTO DA DOENÇA PULMONAR

- O tratamento das infecções é considerado fator importante no manejo dos pacientes com FC.
- O uso de antibióticos é indicado para o tratamento de organismos específicos e no controle das exacerbações pulmonares.
- Corticoesteroides orais sistêmicos são indicados no tratamento do broncoespasmo grave, na doença grave das vias aéreas de menor calibre e em casos terminais.
- Os corticoides inalatórios são indicados em caso de FC com asma associada ou na sibilância recorrente.
- A terapêutica inalatória utilizada com Dornase-alfa (enzima que reduz a viscosidade da secreção brônquica) vem demonstrando em estudos que seu uso a longo prazo melhora a função pulmonar e diminui o risco de exacerbações em crianças com mais de 6 anos.
- A terapêutica com solução salina hipertônica (SSH) pode ser utilizada na eliminação a curto prazo das secreções brônquicas nos pacientes com FC. Muito utilizada momentos antes da fi-

sioterapia respiratória, ela vem demonstrando em estudos redução nas exacerbações pulmonares, mas deve ser utilizada com cautela, tendo em vista que em alguns casos pode ocasionar broncoespasmo.

FISIOTERAPIA RESPIRATÓRIA

A fisioterapia respiratória ainda é recomendada universalmente para esse público, porém há poucos estudos que mostram qual a melhor técnica para a remoção de secreções e melhora da função pulmonar.

As técnicas convencionais ainda são as mais utilizadas no manejo de lactentes, crianças e adolescentes, entretanto técnicas atuais vêm demonstrando melhores resultados na mobilização de secreções.

TABELA 1 Técnicas fisioterapêuticas, descrição, indicações e contraindicações

Técnica	Descrição	Indicação	Contraindicação
Drenagem postural	Posicionamento da unidade pulmonar acometida a favor da gravidade, a fim de permitir que o muco flua em direção às vias aéreas centrais. Para cada segmento pulmonar, é necessário que a criança permaneça por aproximadamente 15 min. A postura de Trendelemburg deve ser evitada em recém-nascido prematuro (RNPT) e na doença do refluxo gastroesofágico (DRGE)	Presença de secreção em vias aéreas proximais	RNPT, RGE, hipertensão intracraniana, cirurgias abdominais, intracraniana ou oftálmica, cardiopatias, arritmias, traumatismo torácico, hemoptise, insuficiência respiratória, edema pulmonar e embolia

(continua)

TABELA 1 Técnicas fisioterapêuticas, descrição, indicações e contraindicações *(continuação)*

Técnica	Descrição	Indicação	Contraindicação
Percussão	Provoca deslocamento das secreções nos brônquios de maior calibre e na traqueia por meio de ondas de choque de energia aplicada sobre a parede brônquica. É feita com as mãos em cúpula. A frequência manual gerada é de apenas 1-8 Hz, o que está fora da frequência ideal para o transporte do muco, que é de 25-35 Hz. Na criança, em razão da alta complacência da caixa torácica, o feito mecânico é consideravelmente nulo	Presença de secreção em vias aéreas proximais	Fragilidade óssea, hemoptise, dor, hipertensão intracraniana, pós--operatório imediato, plaquetopenia, osteopenia, apneia e bradicardia
Vibração	Consiste em movimento oscilatório provocado por meio da tetanização dos músculos agonistas e antagonistas do antebraço do terapeuta, que devem trabalhar em sinergia com a palma da mão aplicada perpendicularmente sobre o tórax	Presença de secreção que já esteja descolada nas vias aéreas de grande calibre	Fratura de costela, pneumotórax não drenado, enfisema subcutâneo e lesão de pele. Hemoptise, broncoespasmo e hemorragia intracraniana são contraindicações relativas
Vibrocompressão	Deve ser realizada da mesma maneira que a vibração, associando-se uma compressão torácica tolerável pelo paciente no sentido craniocaudal e lateromedial, preferencialmente no final da expiração	Presença de secreção que já esteja descolada nas vias aéreas de grande calibre	Fratura de costela, pneumotórax não drenado, enfisema subcutâneo e lesão de pele. Hemoptise, broncoespasmo e hemorragia intracraniana são contraindicações relativas

(continua)

TABELA 1 Técnicas fisioterapêuticas, descrição, indicações e contraindicações *(continuação)*

Técnica	Descrição	Indicação	Contraindicação
Oscilação de alta frequência	Colete inflável e gerador de ar de pulso mecânico que cria uma oscilação externa na parede torácica da criança. O custo individual desse dispositivo é significativo	Presença de secreção em vias aéreas proximais	Fratura de costela, pneumotórax não drenado, enfisema subcutâneo e lesão de pele. Hemoptise, broncoespasmo e hemorragia intracraniana são contraindicações relativas
Técnica de expiração forçada (TEF)	Consiste em expiração forçada realizada em alto, médio ou baixo volume pulmonar, obtida graças a uma contração enérgica dos músculos expiratórios. No lactente, é realizada de forma passiva por meio de pressão toracoabdominal exercida pelo fisioterapeuta	Remoção de secreção em vias aéreas proximais em crianças com mais de 2 anos, no adolescente e no adulto; lactente com ausência de tosse reflexa	Lactentes
Tosse provocada/ estímulo de fúrcula (TP)	Consiste na realização de tosse reflexa aplicada no lactente ou criança incapaz de cooperar e de realizar tosse ativa voluntária. Praticada ao final da inspiração ou início da expiração por meio de breve pressão do polegar sobre a fúrcula esternal. Também pode ser desencadeada pela introdução de um abaixador de língua na cavidade bucal baixa, próximo à epiglote, porém pode provocar reflexo de vômito e DRGE	Presença de obstruções proximais no lactente que não responde à solicitação da tosse voluntária	Recém-nascido (risco de colabamento da traqueia e sufocação), crianças com reflexo de vômito frequente, afecções laríngeas, presença de estridor laríngeo

(continua)

TABELA 1 Técnicas fisioterapêuticas, descrição, indicações e contraindicações *(continuação)*

Técnica	Descrição	Indicação	Contraindicação
Aceleração do fluxo expiratório rápido (AFEr)	Paciente posicionado em decúbito dorsal elevado a 30°. As mãos do terapeuta devem estar posicionadas uma na região torácica e a outra na região abdominal, sustentando o abdome. As mãos devem se movimentar de forma a se encontrarem de maneira sincronizada e ativa no final do platô inspiratório, e a técnica deve ser realizada até o final da expiração. Promove o aumento do fluxo expiratório rápido que causa a progressão das secreções dos brônquios de grande calibre	Crianças com mais de 2 anos	RN, lactente, traqueomalacia, discinesia traqueobrônquica, desconforto respiratório agudo, insuficiência respiratória grave, coqueluche, cardiopatia congênita grave, osteogênese imperfeita, displasia broncopulmonar, asma e enfisema
Aceleração do fluxo expiratório lento (AFEl)	O posicionamento do paciente e das mãos do terapeuta deve ser o mesmo que na AFEr, porém a manobra deve ser iniciada no platô inspiratório, terminando ao final da expiração. Promove o aumento do fluxo expiratório e prolongado para promover eliminação das secreções mais distais	RN, lactente e crianças com mais de 2 anos	Traqueomalacia, discinesia traqueobrônquica, desconforto respiratório agudo, insuficiência respiratória grave, coqueluche, cardiopatia congênita grave, osteogênese imperfeita, displasia broncopulmonar, asma e enfisema

(continua)

TABELA 1 Técnicas fisioterapêuticas, descrição, indicações e contraindicações *(continuação)*

Técnica	Descrição	Indicação	Contraindicação
Expiração lenta prolongada (ELPr)	Paciente posicionado em decúbito dorsal elevado a 30°. As mãos do terapeuta devem estar posicionadas uma na região torácica e a outra na região abdominal, sustentando o abdome. As mãos se movimentam de forma a se encontrarem ao final de uma expiração espontânea e prosseguem até o volume residual, opondo-se a duas ou três tentativas expiratórias, com o objetivo de obter maior volume de ar expirado	Lactentes e crianças maiores	Relativas: cirurgias ou síndromes abdominais, cardiopatias, doenças neurológicas agudas e DRGE
Drenagem autógena (DA)	Na posição sentada ou deitada, o paciente realiza uma inspiração lenta usando o diafragma, seguida de uma pausa inspiratória de 3-4 s, seguida de fluxo expiratório não forçado, na maior velocidade possível e com a glote aberta. Utiliza três fases: a primeira envolve volumes pulmonares baixos para mobilizar secreções de vias aéreas distais. A segunda, volumes pulmonares médios para vias aéreas de médio calibre. A terceira utiliza volumes pulmonares altos para expectoração.	Crianças cooperativas com mais de 5 anos de idade	Sua limitação é a falta de cooperação do paciente

(continua)

TABELA 1 Técnicas fisioterapêuticas, descrição, indicações e contraindicações *(continuação)*

Técnica	Descrição	Indicação	Contraindicação
Expiração lenta total, glote aberta em infralateral (ELTGOL)	Consiste na realização de uma expiração com a glote aberta iniciada na capacidade residual funcional e continuada até o volume residual, com o lado do pulmão a ser tratado em posição infralateral O fisioterapeuta se posiciona atrás do paciente, exerce pressão abdominal infralateral com uma mão e uma pressão de contra-apoio no gradil costal supralateral com a outra mão	Crianças a partir dos 8-12 anos de idade	Abscesso pulmonar, obstrução cavitária e bronquiectasia com grande destruição da árvore brônquica
Espirometria de incentivo (EI)	Consiste em inspiração máxima sustentada da capacidade residual funcional até a capacidade pulmonar total, seguida de pausa inspiratória de 5-10 s. É realizada com dispositivos a volume ou a fluxo com o objetivo de recrutar unidades alveolares	Atelectasia, cirurgias torácica e abdominal superior, distúrbios pulmonares restritivos	Paciente que não coopera com a realização da técnica

(continua)

TABELA 1 Técnicas fisioterapêuticas, descrição, indicações e contraindicações *(continuação)*

Técnica	Descrição	Indicação	Contraindicação
Exercício de fluxo inspiratório controlado (EDIC)	Deve ser realizada inspiração lenta e profunda em decúbito lateral, com a região a ser tratada em posição supralateral. Para o tratamento de uma região anterobasal, o corpo deve estar ligeiramente girado para trás e a pelve, perpendicular em relação ao plano de apoio. A flexão de membro superior durante a realização do EDIC favorece o alongamento, a abertura dos espaços intercostais e o aumento da ventilação regional. Para a região posterobasal, o tronco deve estar perpendicular ao plano de apoio. Pode ser associado à espirometria de incentivo	Crianças com mais de 3 anos, pneumonia, atelectasia, pós-operatório torácico ou abdominal	Falta de cooperação e entendimento da técnica, dor de origem pleural, hiper-reatividade brônquica e pneumectomia
Técnica de insuflação para reversão de atelectasia (TILA)	Consiste em realizar e manter por alguns ciclos respiratórios uma compressão torácica em toda a área não colapsada do pulmão associada a uma pressão positiva, invasiva ou não invasiva. A pressão positiva promove a reexpansão de áreas colapsadas, diminui a pressão intrapulmonar, aumenta as superfícies de troca gasosa, promove a melhora da relação V/Q e diminui o trabalho respiratório	Atelectasia	Enterocolite necrosante, RN de muito baixo peso, hipertensão pulmonar, hipertensão intracraniana

REABILITAÇÃO PULMONAR EM CRIANÇAS COM FIBROSE CÍSTICA

Um programa de exercício físico na função pulmonar associado a reposição nutricional e acompanhamento médico promove melhora do desempenho respiratório, melhora da dispneia aos esforços, melhora do apetite e da qualidade de vida.

Atividades físicas como jogos lúdicos, caminhadas, exercícios com peso e alongamentos devem estar incluídas nos programas de reabilitação.

TRANSPLANTE PULMONAR

Indicado para pacientes com doença pulmonar avançada:

- Redução significante da função pulmonar (FEV1 < 30%).
- Grave impacto na qualidade de vida.
- Oxigênio dependente (em repouso SpO_2 < 90%).
- Exacerbações exigindo estadias em unidade de terapia intensiva.
- Pneumotórax recorrentes em doença avançada.
- Hemoptise grave não controlada por embolização.

O prognóstico atual está em torno de 60% de sobrevida em 1-5 anos. Os problemas associados com o transplante incluem rejeição, sepse grave relacionada com imunossupressão e posterior desenvolvimento de bronquiolite obliterante, que pode levar a insuficiência respiratória grave, sendo difícil o sucesso no tratamento.

BIBLIOGRAFIA

1. Patrick A. Treatment of pulmonary exacerbation. Cystic Fribrosis Pulmonar Guidelines; 2009.

2. Clinical Guidelines: Care of children with cystic fibrosys. Royal Brompton Hospital; 2014.
3. Ribeiro JD, Ribeiro MAGO, Ribeiro AF. Controvérsias na fibrose cística. J Pediatr. 2002;78(2):171-86.
4. Raskin S, Pereira-Ferrari L, Reis FC, Abreu F et al. Incidence of cystic fibrosis in five different states of Brazil as determined by screening of p.F508del, mutation at the CFTR gene in newborns and patients. J Cyst Fibros. 2008;7(1):15-22.
5. Cystic Fibrosis Foundation. Cystic Fibrosis Foundation Patient Registry; 2012. Annual Data Report. Bethesda: Cystic Fibrosis Foundation; 2013.
6. Flume PA, Robinson KA, O'Sullivan BP, Finder JD et al. Clinical Practice Guidelines for Pulmonary Therapies Committe. Cystic Fibrosis Pulmonary Guidelines: Airway clearance therapies. Respir Care. 2009;54:522-37.
7. Consenso de Lyon. I Conferência de Consenso em Fisioterapia Respiratória; 1994-2000.
8. Gomes ELFD, Medeiros DRL, Lanza FC, Postiaux G. Técnicas inspiratórias forçadas e de depuração das vias aéreas superiores. In: Sarmento GJV, Shiguemoto TS, Angheben JMM (orgs.). Recursos em fisioterapia cardiorrespiratória. Barueri: Manole; 2012. p. 159-64.
9. Gomes ELFD, Medeiros DRL, Lanza FC, Postiaux G. Técnicas expiratórias forçadas. In: Sarmento GJV, Shiguemoto TS, Angheben JMM (orgs.). Recursos em fisioterapia cardiorrespiratória. Barueri: Manole; 2012. p. 16:154-8.
10. Postiaux, G. Fisioterapia respiratória pediátrica. 2. ed. Porto Alegre: Artmed; 2004.
11. Warnock L, Gates A, Schans CP. Chest physiotherapy compared to no chest physiotherapy for cystic fibrosis. The Cochrane Library; 2013, Issue 9.
12. Gomes ELFD, Moran CA, Mendes NFC, Dias FD et al. Reabilitação pulmonar em crianças. Pediatria Moderna. 2013;9(8):309-316.
13. Samano MN, Pêgo-Fernandes PM, Fonseca Ribeiro AK, Turaça K, Abdalla LG, Fernandes LM, et al. Lung transplantation in patients with cystic fibrosis. Transplant Proc. 2013;45:1137-1141.

10 | Trauma cranioencefálico em pediatria

Aline Marsico

INTRODUÇÃO

Traumatismo cranioencefálico (TCE) é definido como qualquer agressão originada de força externa que acarrete alteração anatômica ou comprometimento funcional do crânio, meninges e/ou encéfalo, com possível alteração do nível de consciência e déficits das funções cognitivas, motoras e/ou sensitivas, permanentes ou temporários.

O TCE é responsável por mais de 75% das mortes e déficit neurológico adquirido na infância. No Brasil, é a causa de 18% das mortes de crianças de 1-4 anos e 40% na faixa etária entre 5-9 anos.

O suporte de terapia intensiva é necessário nos casos mais graves, por vezes por tempo prolongado, com alta taxa de mortalidade e morbidade.

Pior prognóstico está relacionado aos casos em que há presença de hiperglicemia, distúrbios de coagulação e hemorragias, hematomas, edema, HIC e possíveis lesões parenquimatosas e herniações.

Lesão primária
- Consequência da ação agressora
- Diretamente ligada ao mecanisno do trauma
- Exemplos: fraturas, contusões e lacerações da substância cinzenta, lesão axonal difusa (nos casos mais graves)

Lesão secundária
- Consequência da resposta inflamatória da agressão primária: déficit da autorregulação do fluxo sanguíneo cerebral; quebra da barreira hematoencefálica
- Progressão com o passar do tempo, pico em torno de 3-5 dias
- Exemplos: edema cerebral, lesão isquêmica, hematomas intracranianos (extradurais/subdurais, intraparenquimatosos) e consequente hipertensão intracraniana (HIC)

- A gravidade de cada fase da lesão (primária e secundária) será o grande preditor do prognóstico do paciente

FIGURA 1 Classificação do dano encefálico de acordo com a ordem de ocorrência.

QUADRO 1 Mensurações e conceitos importantes

Pressão intracraniana (PIC)
Valores normais:
- Recém-nascidos: 2 mmHg
- Lactentes: até 5 mmHg
- Crianças de 2-7 anos: 6-13 mmHg
- Crianças maiores: < 15 mmHg

(continua)

QUADRO 1 Mensurações e conceitos importantes *(continuação)*

PPC (pressão de perfusão cerebral) = PAM (pressão arterial média) – PIC
Valores normais:
▪ Recém-nascidos: 20 mmHg ▪ Crianças de 1-3 anos: 40 mmHg ▪ Crianças > 3 anos: acima de 50 mmHg
FSC (fluxo sanguíneo cerebral) = PPC/RVC (resistência vascular cerebral)
Valores normais:
▪ Lactentes: 40 mL/100 g de tecido cerebral ▪ Crianças maiores: 75-110 mL/100 g de tecido cerebral
A mensuração do FSC é difícil na prática clínica; portanto, como alternativa, utiliza-se a monitoração da saturação venosa jugular de oxigênio (SjO$_2$: valores normais: 55-70%), por meio de um cateter locado no bulbo jugular, que apresenta boa aproximação clínica para traçar a melhor terapia para o tratamento da HIC SjO$_2$ < 55% na presença de HIC sugere aumento da extração de oxigênio secundária a baixo FSC, ou seja, indicativo de isquemia cerebral
A capacidade de manter o FSC independente da PAM, dentro de certo limite, é conhecida por autorregulação cerebral
A RVC e o FSC sofrem influências da PAM, pressão parcial de gás carbônico (PaCO$_2$) e da pressão parcial de oxigênio (PaO$_2$)
Ocorre:
▪ Vasodilatação com a queda da PaO$_2$ e aumento da PaCO$_2$ ▪ Vasoconstrição com o aumento da PaO$_2$ e queda da PaCO$_2$
Importante: aumento da PIC e queda da PPC = dano cerebral por hipóxia

HIC: hipertensão intracraniana.

HIPERTENSÃO INTRACRANIANA (HIC)

- Complicação frequente da lesão encefálica aguda.
- Consequência do aumento da massa cerebral por edema cerebral, exsudato inflamatório, aumento do volume e da pressão do líquido cefalorraquidiano (LCR), por aumento do volume de san-

gue intracraniano, em decorrência de hiperemia ou congestão da microcirculação e por lesão cerebral isquêmica.
- Acarreta distensão e compressão dos vasos, meninges e parênquima encefálico, com consequentes fenômenos compressivos e isquêmicos.
- O método para diagnóstico, controle e monitoração da PIC é um procedimento invasivo; pode ser realizado por três técnicas: cateter ventricular, parafuso subaracnóideo e sistema de fibra óptica.
- A monitoração da PIC é mais usualmente recomendada no paciente neonatal e pediátrico, pela dificuldade de diagnóstico de HIC.

AVALIAÇÃO E SINAIS DE HIC

- Sintomas: vômitos, cefaleia, diplopia, episódios de cegueira.
- Observar: dilatação pupilar unilateral ou pupilas fixas e dilatadas bilateralmente, plegia ou postura motora de decorticação ou descerebração, reflexos tendinosos.
- Padrão respiratório: Cheyne-Stokes, hiperventilação neurogênica central, respiração apnêustica, respiração atáxica, parada cardiorrespiratória súbita.
- Rebaixamento do nível de consciência com escala de coma de Glasgow (ECG) < 8 ou queda de três ou mais pontos.
- Tríade de Cushing: bradicardia, bradipneia e hipertensão arterial (pode estar ausente em crianças).
- O exame clínico nem sempre é suficiente para dimensionar o grau de HIC.
- Lactentes: o único achado pode ser o aumento progressivo do perímetro cefálico.
- ECG ≤ 8: indicação de intubação orotraqueal (IOT). Evitar hipóxia, hipercapnia e broncoaspiração.

O pH do líquido cefalorraquidiano (LCR) exerce grande controle sobre a rede vascular encefálica, que varia conforme as alterações na $PaCO_2$ de forma aguda. A redução da $PaCO_2$ induzirá a elevação do pH do LCR, o que acarreta vasoconstrição da rede vascular encefálica e diminuição do fluxo sanguíneo cerebral (FSC).

Nesse contexto, entende-se o importante papel do controle ventilatório durante o processo de recuperação do dano encefálico. Contudo, nesses pacientes, a ventilação mecânica é responsável não somente por manter o suporte ventilatório necessário à vida, como também por evitar o agravamento da lesão cerebral. Novas lesões podem ser decorrentes de hipóxia e/ou hipercapnia, ou seja, a assistência ventilatória, quando inadequada, pode ocasionar tanto picos de elevação de PIC (quando há aumento da $PaCO_2$) ou, contraditoriamente, queda do FSC (redução demasiada da $PaCO_2$) e consequente hipóxia, os dois mecanismos aumentam a chance de sequelas posteriores.

HIPERVENTILAÇÃO

- Induz a redução aguda da $PaCO_2$, o que repercute em vasoconstrição cerebral, ou seja, eleva a resistência vascular cerebral e reduz o fluxo e o volume de sangue cerebral, e consequentemente há redução da PIC.
- Tais medidas para redução da PIC à custa da redução de FSC devem ser realizadas *somente* se o paciente apresentar sinais de HIC, ou seja, não utilizar hiperventilação de forma profilática ou prolongada: risco de isquemia por hipofluxo.
- Logo após a IOT, recomenda-se manter normoventilação.
- Certos pacientes com HIC, principalmente os que apresentam hiperemia, podem se beneficiar da hiperventilação, mas diante do risco de se agravar a isquemia cerebral é necessário controlar o efeito da ventilação sobre o FSC e o consumo de oxigênio cerebral.

- A hiperventilação eleva a pressão média de vias aéreas e a pressão intratorácica, o que pode diminuir o débito cardíaco e a PPC.
- O uso do capnômetro durante a ventilação mecânica agrega importante informação da $PaCO_2$. Os valores de CO_2 expirado ($PetCO_2$) são muito similares aos da $PaCO_2$ da gasometria arterial ($PetCO_2 = PaCO_2 \pm 5$ mmHg).
- Na ausência de capnometria, checar $PaCO_2$ em gasometria com maior frequência na fase aguda.
- O ideal é o emprego de medida direta da PIC e/ou de tomografias seriadas.

OUTRAS RECOMENDAÇÕES DE VENTILAÇÃO MECÂNICA

- Sedativos, analgésicos e bloqueadores neuromusculares podem ser úteis para evitar agitação psicomotora, que agrava o quadro. A sedação auxilia na redução do consumo de oxigênio cerebral e na minimização do edema cerebral.
- A PaO_2 deve ser mantida entre 80 e 120 mmHg, e a saturação periférica de oxigênio, acima de 95% pelo ajuste da FiO_2.
- Recomenda-se o modo volume controlado, com o objetivo de evitar picos de pressão intratorácica; o ideal é o uso de volume corrente (VC) de aproximadamente 6 ml/kg para gerar PCO_2 de aproximadamente 35 a 45 mmHg.
- Na presença de condutas conflitantes, como comprometimento pulmonar associado, prevalece a conduta protetora do sistema nervoso central.
- O uso da PEEP (pressão positiva expiratória final) é recomendado, objetivando a melhora da troca gasosa, além do papel protetor do parênquima pulmonar, por reduzir o fechamento e a abertura cíclica dos alvéolos. Porém, o uso de PEEP tem como consequências a elevação da pressão intratorácica, a redução do retorno venoso cerebral, o risco de pico da PIC e a redução da

PPC. Por esse motivo, torna-se uma situação controversa, mas o uso da PEEP não é contraindicado. Recomenda-se cautela e a monitoração da PIC quando for necessário o uso de níveis de PEEP muito além do considerado fisiológico (5 cmH$_2$O).

TABELA 1 Recomendações da ventilação mecânica

	Recomendação	Justificativa
Glasgow < 8 e/ou suspeita de hipertensão intracraniana	Intubação orotraqueal	Minimizar o risco de lesão secundária cerebral pelo aumento da pressão intracraniana
Modo e modalidade ventilatória	Volume-controlado/evitar modalidade espontânea	Evitar oscilações de volume corrente
PaO$_2$/SpO$_2$	80 e 120 mmHg/ > 95%	Evitar hipoxemia
PaCO$_2$	35-40 mmHg	Risco de hiperfluxo ou hipofluxo cerebral
PEEP	Cautela, < 10 cmH$_2$O	Risco de elevação da PIC e redução da PPC

FISIOTERAPIA

- Manipulação minimamente necessária durante a fase aguda e até estabilização da PIC.
- Minimizar manobras fisioterápicas, evitar as que aumentam demasiadamente a pressão intratorácica e o consequente aumento da PIC.
- Atentar para possíveis fraturas de arcos costais ou outros ossos.
- Avaliar rotineiramente respostas motoras/musculares: trofismo, tônus e força muscular, reflexos tendinosos.
- Dose adicional de sedativo e/ou analgésicos previamente pode ser de grande valia.

- Monitorar cuidadosamente a PIC durante o tratamento é essencial. Níveis de pressão de perfusão capilar abaixo de 50 mmHg alertam para a interrupção do procedimento.
- A manobra de *bag-squeezing*, segundo a literatura, pode ser realizada desde que a criança esteja monitorada.
- A aspiração das secreções brônquicas e de vias aéreas superiores deve ser realizada com extrema cautela, pois pode ser um agravante no aumento da PIC.
- Atentar para os episódios de hipóxia, os quais são frequentes durante a aspiração.
- Admite-se realizar hiperoxigenação prévia, por cerca de 1 a 2 minutos, com a elevação da fração inspirada de oxigênio (FiO_2) a 100% no momento da terapia.
- Além disso, deve-se evitar a indução do reflexo de tosse repetidamente, provocar aumento da pressão intratorácica e consequente redução do retorno sanguíneo cerebral.

POSICIONAMENTO DO PACIENTE NO LEITO

- Manter a cabeceira do leito entre 30-45°, uma vez que melhora o retorno venoso encefálico e diminui a influência da PEEP sobre a PIC.
- Cabeça em posição neutra, ou seja, na linha média em relação ao corpo (coluna vertebral), para evitar elevação da PIC por redução do retorno venoso cerebral por compressão da jugular do mesmo lado para o qual a cabeça está rodada ou lateralizada.
- Posição prona é contraindicada, de modo geral, em razão da compressão abdominal que provoca uma elevação da pressão intra-abdominal, fazendo com que ela seja refletida sobre a pressão intratorácica.

DESMAME DA VENTILAÇÃO PULMONAR MECÂNICA

- Após estarem satisfatórios o nível de consciência do paciente e os exames físico, laboratorial e radiológico.
- Força muscular respiratória adequada e reflexo de tosse presente.
- Atentar para o risco de laringoespasmo.
- São comuns padrões respiratórios alterados (taquipneias, apneias periódicas, ventilação unilateral, hemissudorese ou sudorese) após a extubação decorrente de disautonomia. Cuidado em discriminar de insuficiência respiratória.
- Manter controle radiológico e gasométrico diário durante a semana após extubação.
- Recomenda-se traqueostomia precoce se for esperado coma ou comprometimento neurológico prolongado para evitar complicações decorrentes da IOT prolongada e facilitar os cuidados.

TABELA 2 Exames complementares

Exame	Achados
Radiografia	Fraturas, presença de corpo estranho
Tomografia computadorizada	Primeiro exame de urgência: anormalidades intracranianas
Ressonância magnética	Complementa o diagnóstico pela qualidade da imagem
Doppler transcraniano	Velocidade da circulação sanguínea
Potencial evocado	Alterações eletrofisiológicas cerebrais após estímulos visuais, auditivos e sensitivos
Bioquímica liquórica	Níveis de lactato no liquor: quando elevados, indicam isquemia cerebral secundária

BIBLIOGRAFIA

1. Kunrath CLB, Giugno K, Maia T, Bizzi J. Hipertensão intracraniana em pediatria: revisão sobre fisiopatologia, monitorização e tratamento. RBTI. 2002;14(2):65-72.
2. Tilford JM, Aitken ME, Anand KJS, et al. Hospitalizations for critically ill children with traumatic brain injuries: a longitudinal analysis. Crit Care Med. 2005;33(9):2074-81.
3. Greenberg MS. Intracranial pressure. In: Greenberg MS (ed.). Handbook of neurosurgery. Nova York: Thieme; 2001. p. 640-53.
4. Yundt KD, Diringer MN. The use of hyperventilation and its impact on cerebral ischemia in the treatment of traumatic brain injury. Crit C Clin. 1997;13:163-83.
5. Enrione MA. Current concepts in the acute management of severe pediatric head trauma. Clin Ped Emerg Med. 2001;2:28-40.
6. Noppens R, Brambrink AM. Traumatic brain injury in children-clinical implications. Exp Toxicol Pathol. 2004;56:113-125.
7. Mazzola CA, Adelson PD. Critical care management of head trauma in children. Crit Care Med. 2002;30(11):393-401.
8. Keenan HT, Nocera M, Bratton SL. Frequency of intracranial pressure monitoring in infants and young toddlers with traumatic brain injury. Pediatr Crit Care Med. 2005;6(5):537-41.
9. Giugno KM, Maia TR, Kunrath CL et al. Tratamento da hipertensão intracraniana. J Pediatr. 2003;79(4):287-96.

11 | Fisioterapia no contexto da dor na unidade de cuidados intensivos neonatais

Tatiany Marcondes Heiderich
Ruth Guinsburg

INTRODUÇÃO

Até meados da década de 1980, aceitava-se que os recém-nascidos fossem incapazes de processar a percepção da dor por conta da imaturidade do sistema nervoso central (SNC).

Atualmente, estudos em fetos humanos e animais indicam que o sistema nervoso humano está suficientemente maduro para a nocicepção em torno da 24ª semana de gestação.

Todos os pré-requisitos anatômicos, fisiológicos e bioquímicos para que ocorra o fenômeno doloroso estão presentes no recém-nascido (RN).

PROCEDIMENTOS DOLOROSOS

- A dor é presença constante na vida dos prematuros e neonatos muito doentes.
- Muitos recém-nascidos necessitam de ventilação mecânica, cateteres e acessos venosos periféricos, e ficam com monitores acoplados à pele, entre outros aparelhos.

- Esses pacientes realizam inúmeros exames laboratoriais, são submetidos a aspiração traqueal e a outros procedimentos invasivos, em ambiente onde a luz e o ruído são constantes.
- Apesar de ser o alívio da dor um dos princípios básicos da medicina, além de envolver questões éticas e humanitárias, ainda não é uma prática rotineira na unidade de cuidados intensivos neonatais (UCIN). Os profissionais de saúde sabem que os neonatos sentem dor e que é necessário tratá-la, mas existe um lapso entre a percepção a respeito da necessidade de analgesia em procedimentos dolorosos e o uso real de analgésicos na prática clínica. Tal lapso se deve à falta de uma opção simultaneamente segura e efetiva para o alívio da dor do recém-nascido criticamente doente.

CONSEQUÊNCIAS DA DOR

- A dor sentida pelos neonatos criticamente doentes pode alterar a sua estabilidade respiratória, cardiovascular e metabólica, aumentando a morbidade e a mortalidade neonatal.
- Em curto prazo, a dor pode trazer consequências, como irritabilidade, diminuição da atenção e da orientação, alteração no padrão do sono, recusa alimentar, além de interferência na relação entre mãe e filho.
- Em médio e longo prazo, pode ocorrer aumento da sensibilidade à dor, com hipersensibilidade a estímulos dolorosos e não dolorosos, em razão do aumento das ramificações nervosas no local agredido de forma repetida e à diminuição do limiar de dor. Além disso, a dor repetida pode favorecer o aparecimento de problemas de cognição, déficit de atenção e concentração na vida escolar.

DIAGNÓSTICO DA DOR

O desafio para o diagnóstico da dor no RN se deve ao problema fundamental de avaliar um fenômeno cuja maior tradução é verbal em paciente ainda pré-verbal. O diagnóstico da presença de dor é realizado por meio da avaliação das mudanças fisiológicas, hormonais e comportamentais que ocorrem em resposta à dor. Para avaliar a dor nessas três dimensões, os parâmetros mais usados são:

- Parâmetros fisiológicos: aumento da frequência cardíaca, frequência respiratória e pressão arterial; flutuação dos níveis de PaO_2 e $PaCO_2$; aumento da pressão intracraniana.
- Parâmetros hormonais: alterações metabólicas, com liberação de hormônios de estresse e consequente catabolismo; mudanças no fluxo sanguíneo da pele.
- Manifestações comportamentais: choro, agitação, irritabilidade, alterações de sono, movimentação corporal e mímica facial de dor. Ou seja, existe uma linguagem corporal em resposta ao estímulo doloroso no neonato, e essa linguagem não é expressa quando ele é submetido apenas a um estímulo desagradável, mas não doloroso.

As expressões faciais constituem o modo mais específico para avaliar a dor do recém-nascido. A movimentação facial relacionada à dor é caracterizada por:

- Fronte saliente.
- Fenda palpebral estreitada.
- Sulco nasolabial aprofundado.
- Lábios entreabertos, olhos espremidos.
- Boca estirada no sentido horizontal ou vertical.
- Tremor de queixo e língua tensa.

As alterações da mímica facial não trazem informações a respeito da qualidade ou da intensidade do fenômeno doloroso, e não se sabe o que acontece diante de um estímulo prolongado ou de estímulos repetitivos. Apesar dessas dúvidas, as alterações da mímica facial vêm sendo das ferramentas mais empregadas no estudo da dor do recém-nascido, em conjunto com os outros parâmetros já destacados.

O conjunto de modificações desencadeadas pela dor, agrupado na forma de escalas validadas, pode tornar a sua avaliação mais segura e permitir a discriminação entre a dor e outros estímulos não dolorosos.

ESCALAS DE DOR

Foram elaboradas, nos últimos anos, escalas multidimensionais que utilizam parâmetros fisiológicos (medidas objetivas) e comportamentais (medidas subjetivas), a fim de se obter maior informação a respeito das respostas individuais à dor e de suas possíveis interações com o ambiente. Entre as inúmeras escalas existentes para a avaliação de dor no recém-nascido, destacam-se:

- CRIES (*Crying, requires O_2 for saturation above 90%, increased vital signs, expression, and sleeplessness*): escore específico para a avaliação da dor pós-operatória (Tabela 1).
- HANNALLAH: *Objective pain scale* (OPS) – Tabela 2.
- NIPS: *Neonatal infant pain scale* (Tabela 3).
- PIPP: *Premature infant pain profile* – escore específico para a avaliação de RN prematuro e de termo (Tabela 4).
- BIIP: *Behavioral indicators of infant pain* (Tabela 5).
- NFCS: *Neonatal facial coding system* (Tabela 6).

Com o avanço da tecnologia, Heiderich et al. (2015) desenvolveram um *software* com abordagem objetiva de avaliação contínua e

TABELA 1 Escore para avaliação pós-operatória (CRIES)

CRIES	0	1	2
Choro	Ausente	Alta tonalidade	Inconsolável
FiO$_2$ para SatO$_2$ > 95%	0,21	0,21-0,30	> 0,30
FC e/ou PA (comparar ao pré-operatório)	Sem ↑ FC e PA	↑ até 20% FC e PA	↑ > 20% FC e PA
Expressão facial	Relaxada	Careta esporádica	Contraída
Sono	Normal	Intervalos curtos	Ausente

Quando a pontuação é ≥ 5, sugere-se a administração de medicação para alívio da dor. FiO$_2$: fração inspirada de oxigênio; SatO$_2$: saturação de oxigênio; FC: frequência cardíaca; PA: pressão arterial.

TABELA 2 Escala HANNALLAH de avaliação de dor

HANNALLAH	0	1	2
PA sistólica	↑ até 10% da basal	↑ de 11-20% da basal	↑ > 20% da basal
Movimentação	Quieto	Sem repouso	Esperneando
Verbalização (postura em neonatos)	Sem relatar dor, adormecido/ semiadormecido	Dor leve Sem flexão de membros	Dor moderada e localizada
Choro	Ausente	Presente, mas consolável	Presente e inconsolável
Agitação	Calmo	Leve	Agitado

Pontuação ≥ 6 representa dor significativa. PA: pressão arterial.

TABELA 3 Escala NIPS de avaliação de dor

NIPS	0	1	2
Expressão facial	Relaxada	Contraída	-
Choro	Ausente	"Resmungos"	Vigoroso
Respiração	Relaxada	Diferente da basal	-
Braços	Relaxados	Fletidos/estendidos	-
Pernas	Relaxadas	Fletidas/estendidas	-
Estado de consciência	Dormindo/calmo	Desconfortável	-

Pontuação ≥ 4 representa dor.

TABELA 4 Perfil de dor do recém-nascido (RN) prematuro (PIPP)

PIPP	Indicadores	0	1	2	3
Observar RN 15 s Anotar FC/SatO$_2$ basais	IG (semanas)	≥ 36	32-35 6/7	28-31 6/7	< 28
	Estado de alerta	Ativo, acordado, olho aberto, movimentos faciais presentes	Quieto, acordado, olho aberto, sem mímica facial	Ativo, dormindo, olho fechado, movimentos faciais presentes	Quieto, dormindo, olho fechado, sem mímica facial
Observar RN 30 s	FC máxima	↑ 0-4 bpm	↑ 5-14 bpm	↑ 15-24 bpm	≥ 25 bpm
	SO$_2$ mínima	↓ 0-2,4%	↓ 2,5-4,9%	↓ 5,0-7,4%	↓ ≥ 7,5%
	Testa franzida	Ausente	Mínima	Moderada	Máxima
	Olhos espremidos	Ausente	Mínimo	Moderado	Máximo
	Sulco nasolabial	Ausente	Mínimo	Moderado	Máximo

Pontuação > 12 representa dor moderada a intensa dor. FC: frequência cardíaca; SatO$_2$: saturação de oxigênio; IG: idade gestacional.

TABELA 5   Escala BIIP de avaliação de dor

Estado de sono alerta	Pontos	Movimentos das mãos e da face	Pontos
Sono profundo ou sono ativo	0	Fronte saliente	1
Sonecas ou alerta quieto	1	Olhos espremidos	1
Alerta ativo	1	Sulco nasolabial aprofundado	1
Agitado/chorando	2	Boca esticada	1
		Língua tensa	1
		Mão aberta e dedos esticados/separados	1
		Fechamento duro e tenso dos dedos	1

Pontuação > 5 representa dor.

TABELA 6   Sistema de codificação da atividade facial neonatal (NFCS)

NFCS	0	1
Fronte saliente	Ausente	Presente
Fenda palpebral estreitada	Ausente	Presente
Sulco nasolabial aprofundado	Ausente	Presente
Boca aberta	Ausente	Presente
Boca estirada (horizontal ou vertical)	Ausente	Presente
Língua tensa	Ausente	Presente
Protrusão da língua	Ausente	Presente
Tremor de queixo	Ausente	Presente

Pontuação ≥ 3 representa dor.

em tempo real da dor, por meio da detecção informatizada das expressões faciais de dor no RN, por meio de filmagem por câmera que avalia a movimentação de 16 pontos faciais com base na escala de dor NFCS (Figura 1). A partir desses pontos, o *software* realiza alguns cálculos de distância e identifica a presença ou não da expressão facial de dor do RN.

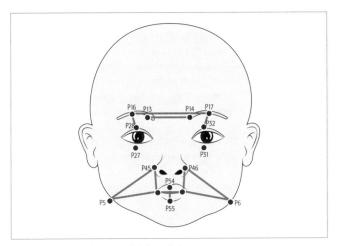

FIGURA 1   Dezesseis pontos faciais avaliados.

Essas são algumas ferramentas comumente utilizadas para avaliação de dor no recém-nascido. Para cada instrumento, os indicadores fisiológicos e comportamentais de dor são descritos, a população é delimitada e os aspectos exclusivos são listados.

PROCEDIMENTOS DE FISIOTERAPIA

As abordagens para o controle da dor no RN podem ser farmacológicas e não farmacológicas. Na atuação da fisioterapia, é importante otimizar o uso de procedimentos não farmacológicos. Nessa categoria, destacam-se:

- Ambiente físico: diminuição da intensidade de ruídos e luminosidade, prevenindo dor e estresse.

- Respeito quanto ao período de sono de cada recém-nascido.
- Sucção não nutritiva, para diminuir choro, movimentação e permitir atenuação das respostas cardíacas e respiratórias (sendo que a analgesia só ocorre durante os movimentos ritmados de sucção).
- Uso de soluções adocicadas (glicose a 25% – 2,0 mL no neonato a termo e 0,5 mL no pré-termo), 2 minutos antes do procedimento.
- Contenção postural em flexão, para estimulação tátil e auto-organização do RN.
- Contenção do RN e auxílio de outro profissional durante os procedimentos de aspiração traqueal, com o objetivo de minimizar o desconforto do paciente.
- Estimulação sensoriomotora, para melhora do estado comportamental.
- Fisioterapia aquática (banho de balde ou ofurô) para redução da dor e melhora da qualidade do sono do RN.

O uso das escalas de dor para identificar os parâmetros fisiológicos e comportamentais, durante todo procedimento fisioterapêutico, mostrará as respostas individuais à manobra não farmacológica realizada.

CONSIDERAÇÕES FINAIS

- A dificuldade para reconhecer e avaliar a dor é um dos maiores obstáculos ao seu tratamento adequado em neonatos criticamente doentes.
- As escalas para avaliação de dor, com parâmetros comportamentais e fisiológicos, são instrumentos válidos, sendo necessária a avaliação de todos os indicadores possíveis para cada população.
- É necessário o treinamento formal dos profissionais de saúde, em todos os níveis de formação, para que as rotinas diagnósticas e terapêuticas sejam adotadas nas UCINs.

BIBLIOGRAFIA

1. Anand KJS, Aranda JV, Berde CB, Buckman S, Capparelli EV, Carlo W, et al. The newborn drug development initiative (NDDI) workshop: Summary proceedings from the neonatal pain-control group. Pediatrics. 2006;117:9-22.
2. Anand KJS, Carr DB. The neuroanatomy, neurophysiology, and neurochemistry of pain, stress, and analgesia in newborns and children. Ped Clin North Am. 1989;36:795-822.
3. Aymar CLG, Coutinho SB. Fatores relacionados ao uso de analgesia sistêmica em neonatologia. Rev Bras Ter Int. 2008;20:405-10.
4. Balda RCX, Guinsburg R. Dor no período neonatal. In: Segre CAM, Costa HPF, Lippi UG. Perinatologia: fundamentos e prática. 3. ed. São Paulo: Sarvier; 2015. p. 815-29.
5. Chermont AG, Guinsburg R, Balda RCX, Kopelman BI. O que os pediatras conhecem sobre avaliação e tratamento da dor no recém-nascido? J Pediatr (Rio J). 2003;79:265-72.
6. Finley GA, McGrath PJ. Introduction: the roles of measurements in pain management and research. In: Measurements of pain infants and children. Seattle: IASP; 1998. p. 83-102.
7. Golianu B, Krane EJ, Golloway KS, Yaster M. Pediatric acute pain management. Pediatr Clin North Am. 2000; 47:559-97. Disponível em: <http://www.periodicos.capes.gov.br/pesquisa.do?palavra=pediatric&letra=&editor=&assunto=&tipo=All&nac=0&gratis=undefined&tipoAssinatura=undefined>.
8. Grunau RVE, Craig KD. Pain expression in neonates: facial action and cry. Pain. 1897;28:395-410.
9. Guinsburg R. Avaliação e tratamento da dor no recém-nascido. J Pediatr (Rio J). 1999;75:149-60.
10. Heiderich TM, Leslie AT, Guinsburg R. Neonatal procedural pain can be assessed by computer software that has good sensitivity and specificity to detect facial movements. Acta Paediatr. 2015;104(2):e63-9.
11. Nicolau CM, Pigo JDC, Bueno M, Falcão MC. Avaliação da dor em recém-nascidos prematuros durante a fisioterapia respiratória. Rev Bras Saúde Mat Infant. 2008;8:285-290.
12. Prestes ACY. Percepção da dor do recém-nascido pelo neonatologista e uso de analgesia farmacológica em unidades neonatais universitárias: o que mudou nos últimos dez anos? Tese de doutorado. São Paulo: Universidade Federal de São Paulo (Unifesp); 2013.
13. Souto SP. A dor no recém-nascido: o desafio da avaliação. Rev Nurs. 2008;10:6-12.

14. Sparshott M. Pain, distress and the newborn baby [e-book]. Blackwell Science; 1997. Disponível em: <http://www.google.com.br/books?id=Era4lqz5czc-C&printsec=frontcover>. Acesso em: 9 jul 2009.

Hemorragia peri-intraventricular | 12

Thais Aparecida da Silva Marques

INTRODUÇÃO

A hemorragia peri-intraventricular (HPIV) – também denominada hemorragia subependimária, hemorragia da matriz germinativa, hemorragia intraperiventricular ou hemorragia intraventricular – é a maior complicação da prematuridade. Ocorre em cerca de 45% dos neonatos de extremo baixo peso (500-750 g); aproximadamente 45 a 85% dos neonatos prematuros com hemorragia peri-intraventricular moderada a severa desenvolverão déficits cognitivos.

A incidência da HPIV em neonatos de muito baixo peso (< 1,5 kg) caiu de 40 a 50% no início da década de 1980 para 20% no final da mesma década. Entretanto, nos últimos anos a ocorrência mantém-se estacionada, mas ainda um dos maiores problemas das unidades intensivas neonatais pelo mundo.

DEFINIÇÃO

Hemorragia que se inicia na matriz germinativa periventricular, ao redor dos ventrículos laterais. A matriz germinativa – tecido altamente vascularizado e repleto de células precursoras neuronais e gliais do cérebro em desenvolvimento – se localiza abaixo do revestimento ependimário e passa por uma involução progressiva até a idade de 36 semanas. Essa região é vulnerável a hemorragias em neonatos prematuros, predominantemente nas primeiras 48 horas de vida.

PATOGÊNESE

A patogênese da HPIV é multifatorial e ainda não totalmente conhecida, mas baseia-se na fragilidade da vasculatura da matriz germinativa, combinada com alterações de fluxo sanguíneo cerebral, associada ou não a alterações da hemostasia.

As pesquisas mais recentes estabeleceram que:

- A fragilidade da vasculatura da matriz germinativa pode ser explicada pela fraqueza ou imaturidade da barreira hematoencefálica, cujos componentes são junções endoteliais, membrana basal, pericitos e astrócitos.
- A densidade e a área de seção transversal dos vasos sanguíneos da matriz germinativa são os maiores no encéfalo. Tais características aumentam significativamente com o avançar da gestação – surgem aproximadamente na 24ª semana da gestação, mantendo baixos níveis de fluxo sanguíneo com mínima colateralização, permanecendo até entre a 30ª e a 32ª semana de desenvolvimento.
- A rica vasculatura da matriz germinativa se deve à alta demanda metabólica desse "berçário" de células precursoras neuronais e gliais, em diferentes estágios de proliferação, migração e maturação. Portanto, muito dependente dos mecanismos de angiogênese.
- A cobertura dos astrócitos por proteína fibrilar glial ácida (GFAP) é menor na matriz germinativa quando comparada com o córtex cerebral e a substância branca. Como essa proteína fornece a forma e a força mecânica aos astrócitos, sua expressão reduzida pode contribuir para a fragilidade da matriz germinativa. O GFAP encontra-se positivo na nona semana de gestação na medula es-

pinal, em 14 semanas na cápsula interna, e em 14-19 semanas no córtex frontal.
- Pericitos são células da microvasculatura (capilares, vênulas e arteríolas), que envolvem as células endoteliais. Promovem estabilidade e integridade estrutural e estão envolvidos em vários estágios da angiogênese. Degradam a lâmina basal para migração dos vasos sanguíneos e regulam a proliferação endotelial. Amostras de autópsia de cérebros de feto e RN pré-termos, que quantificaram por técnicas de imuno-histoquímica e eletromicrografias, mostraram baixa cobertura e densidade de pericitos na matriz germinativa, concluindo-se que isso pode contribuir para maior propensão à hemorragia dessa região.
- No mecanismo de lesão da substância branca, a vulnerabilidade do tecido entre a 23ª e a 32ª semana de desenvolvimento relaciona-se a fatores intrínsecos (causada por excessiva depleção de glutationa proveniente do estresse oxidativo) ou extrínsecos (provocada pela toxicidade dos receptores de glutamato, liberado de células mortas adjacentes). Tais fatores desencadeiam uma cascata de eventos que levam e uma perda de células progenitoras de oligodendrócitos pré-mielínicos (pré-OLs) e danos à substância branca a seu redor.

Além das alterações estruturais, as peculiaridades do fluxo sanguíneo cerebral no RN prematuro contribuem para a ocorrência de hemorragias.

A autorregulação cerebral é a habilidade dos vasos sanguíneos cerebrais de manter o fluxo sanguíneo cerebral (FSC) constante, a despeito de alterações da pressão sanguínea arterial, por meio do ajuste no diâmetro e resistência das artérias e arteríolas cerebrais. Portanto, a autorregulação é considerada imatura quando qualquer alteração da pressão arterial (PA) sujeita o sistema nervoso central a isquemia ou hiperperfusão (também chamada de circulação pressão passiva). Tal mecanismo está ausente nos RN pré-termo < 1,5 kg ou com menos de 30 semanas de gestação, provavelmente pelo fato de os sistemas simpático e parassimpático ainda não estarem totalmente desenvolvidos.

A vasorregulação cerebral depende de outro fatores, como pressão parcial de CO_2 ($PaCO_2$) e O_2 (PaO_2), sendo que as variações de fluxo sanguíneo são obtidas pela resposta miogênica, ou seja, da habilidade intrínseca das células musculares e pericitos de contraírem ou relaxarem, modificando o diâmetro dos vasos.

A pressão de perfusão cerebral (PPC) é definida pela diferença entre a pressão arterial média (PAM) e a pressão intracraniana (PIC), sendo o FSC diretamente proporcional à PPC.

Elevações na pressão venosa cerebral vêm sendo implicadas na ocorrência de hemorragia periventricular, pois tem sido demonstrado que a hemorragia da matriz germinativa é primariamente venosa em sua origem.

O sistema nervoso autônomo desempenha importante papel contrabalanceando óxido nítrico e catecolaminas na resposta aos estímulos simpáticos e parassimpáticos.

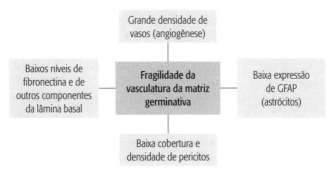

FIGURA 1 Patogênese da hemorragia peri-intraventricular. GFAP: proteína fibrilar glial ácida.

Os RN pré-termo são submetidos a vários eventos que interferem na flutuação da pressão sanguínea e, consequentemente, alteram a hemodinâmica cerebral, sendo difícil definir o efeito de cada um desses eventos no FSC, e a relação causal dessas condições clínicas com o desenvolvimento de hemorragia periventricular é um desafio.

Alguns estudos mostraram que a trombocitopenia é um fator de risco para hemorragia periventricular. O papel da coagulação na patogênese da HPIV ainda não está bem estabelecido. Alguns mediadores inflamatórios e fatores de coagulação podem contribuir para o desenvolvimento da hemorragia.

FATORES DE RISCO (TABELA 1)

TABELA 1   Fatores de risco da hemorragia peri-intraventricular

Flutuação do fluxo sanguíneo cerebral
Hipoxemia
Hipercapnia
Infusão rápida de bicarbonato ou soluções hiperosmolares
Acidose grave
Ducto arterial patente
Assincronia ventilatória
Síndrome do desconforto respiratório
Distúrbio de coagulação
Trombocitopenia
Coagulação intravascular disseminada
Pressão venosa alta
Pneumotórax
Trabalho de parto prolongado
Pressão arterial anormal
Hipotensão
Sepse
Desidratação

CLASSIFICAÇÃO

Tradicionalmente usa-se a classificação de Papile (1978), apresentada na Tabela 2.

No entanto, tal sistema baseou-se em exames de tomografia computorizada e não considera a evolução das hemorragias. Dessa maneira, a classificação mais aceita atualmente é a de Volpe (2001), apresentada resumidamente na Tabela 3.

TABELA 2   Classificação de Papile

Grau	Descrição
I	Restrita à matriz germinativa
II	Hemorragia intraventricular sem dilatação ventricular
III	Hemorragia intraventricular com dilatação ventricular
IV	Hemorragia intraparenquimatosa

TABELA 3   Classificação de Volpe

Grau	Descrição
I	Hemorragia subependimária/matriz germinal com ou sem hemorragia intraventricular mínima (10% da área ventricular no plano parassagital)
II	Hemorragia intraventricular (10-50% da área ventricular no plano parassagital)
III	Hemorragia intraventricular (> 50% da área ventricular no plano parassagital)

APRESENTAÇÃO CLÍNICA

A hemorragia periventricular ocorre mais comumente nas primeiras 24 horas após o nascimento e pode progredir depois de 48 horas ou mais. Ao final da primeira semana pós-natal, 90% das hemorragias podem ser detectadas.

A gravidade dos sinais e sintomas correlaciona-se com a graduação da hemorragia. Neonatos prematuros com hemorragia moderada ou severa (graus 3 e 4) são de alto risco para hidrocefalia, epilepsia, paralisia cerebral e atraso do desenvolvimento cognitivo em comparação àqueles com hemorragia graus 1 e 2.

O quadro clínico pode ser resumido pelos itens a seguir:

- Alterações de consciência, tônus ou movimentação muscular.
- Alterações da movimentação ocular.
- Crises convulsivas.
- Fontanela tensa.
- Hipotensão.
- Irregularidades respiratórias (apneia/bradicardia).
- Queda do hematócrito > 10%.
- Letargia.
- Aumento do perímetro cefálico.

DIAGNÓSTICO

A Academia Americana de Neurologia sugere que uma primeira ultrassonografia seja realizada em todos os prematuros com idade gestacional menor que 30 semanas em duas ocasiões: 7-14 dias de idade, para detecção de sinais de hemorragia periventricular; e um segundo exame com a idade gestacional corrigida de 36-40 semanas, para verificar lesões do sistema nervoso central, como leucomalácia periventricular e ventriculomegalia.

Essa recomendação é dada para detecção de hemorragia periventricular assintomática ou insuspeita e que pode requerer monitoração clínica e/ou radiológica, e mudanças no plano terapêutico.

Para neonatos de muito baixo peso, a ultrassonografia deve ser usada para predizer prognóstico neurológico a longo prazo. Hemorragias graus 3 e 4, lesões císticas periventriculares e ventriculomegalia moderada a severa são associadas a evolução adversa.

A hidrocefalia pós-hemorrágica e a leucomalacia periventricular são as duas sequelas mais significativas da HPIV. Portanto, sua ocorrência deve ser monitorada através do exame clínico (aumento do perímetro cefálico, abaulamento da fontanela, disjunção de suturas cranianas) e ultrassonografia seriada, a qual permite a medição do tamanho dos ventrículos e o diagnóstico de ventriculomegalia (aumento das dimensões do ventrículos, que, quando de apresentação progressiva, pode significar a presença de hidrocefalia).

PAPEL DA FISIOTERAPIA

A prematuridade combinada com algumas condições clínicas e fatores iatrogênicos pode predispor o neonato a apresentar HPIV. O papel dos fisioterapeutas é muito importante nas unidades de terapia intensiva neonatais na prevenção, reconhecimento dos fatores de risco e manejo pós-evento hemorrágico.

A intervenção fisioterápica baseia-se na prevenção e tratamento de fisioterapia respiratória. Consiste nas técnicas de posicionamento no leito, desobstrução das vias aéreas, reexpansão pulmonar e aspiração das vias aéreas.

A labilidade do sistema nervoso central, o peso e a idade gestacional dos RN devem ser respeitados para a indicação e a realização dessas técnicas, assim como a sua mecânica respiratória (Tabela 4).

No entanto, sem a adequada remoção das secreções das vias aéreas, a hipercapnia e a hipoxemia podem resultar em alterações do FSC, o que constitui fator de risco para HPIV.

- Orientações quanto à técnica de hiperinsuflação manual (HM): o pico de fluxo expiratório (PFE) deve ser maior que o pico de fluxo inspiratório (PFI), para que haja deslocamento das secre-

TABELA 4   Técnicas de desobstrução de vias aéreas

Técnica	Características
Aumento do fluxo expiratório	Recomenda-se de forma lenta para recém-nascido com diagnóstico de bronquiolite aguda grave
	Frequência sugerida: uma vez ao dia
Hiperinsuflação manual	Insuflação lenta do balão autoinflável; o platô inspiratório permite recrutar áreas pulmonares colapsadas
	A liberação rápida da bolsa promove expiração rápida e aumenta a taxa de fluxo expiratório, o que mobiliza secreções
Percussão torácica	Não é recomendada por mais de 1-2 minutos imediatamente após a extubação em recém-nascidos, pois pode ocasionar colapso de pequenas vias aéreas
	Aumenta a pressão intratorácica; hipoxemia não é relevante quando realizada em períodos < 30 s

ções para as vias aéreas proximais, e a relação adequada para que isso ocorra é de PFI/PFE ≤ 0,9.

- Utilizar um manômetro de pressão para monitorar o pico de pressão inspiratório (PPI) fornecido (em RN, não ultrapassar 20 cmH$_2$O), devido a influências que o PPI e o volume corrente podem sofrer e que interferem nas pressões e volumes ofertados.

Uma das principais contraindicações dessas técnicas: RN de extremo baixo peso.

Entre as técnicas de reexpansão pulmonar, listadas na Tabela 5, temos:

- Objetivo: evitar ou tratar atelectasias, aumentar o volume pulmonar por meio do aumento do gradiente de pressão transpulmonar por redução da pressão pleural ou por aumento na pressão intra-alveolar.

TABELA 5   Técnicas de reexpansão pulmonar

Técnica	Características
Hiperinsuflação pulmonar	A remoção de secreção e o recrutamento alveolar aumentam a oxigenação
	Associada à vibração torácica aumenta a PFE e o volume de ar inspirado
Ventilação percussiva intrapulmonar	Melhora o escore de atelectasia e diminui seu tempo de resolução em comparação com tapotagem e vibração
	Recomendada na posição supina; pode haver hipotensão
Compressões torácicas (*lung squeezing*)	Recomendada em RN pré-termo, exceto pós-extubação, pelo risco de colapso de vias aéreas de pequeno calibre
	Diminui o tempo de VPM, de suplementação de oxigênio e de internação hospitalar

PFE: pico de fluxo expiratório; RN: recém-nascido; VPM: ventilação pulmonar mecânica.

- Recomendadas em situação de doença ou condições clínicas que predispõem a atelectasias pulmonares ou em situações clínicas com redução nos volumes pulmonares, necessidade de aumento dos parâmetros ventilatórios e/ou deterioração dos gases sanguíneos.
- É necessário estipular um protocolo de aplicação da HM de acordo com cada situação clínica, determinando o volume de ar, a pressão de pico a ser obtida, os PFI e PFE, o tempo e sua frequência de aplicação, e a necessidade da utilização de válvula de PEEP. Sugere-se não aplicar a HM em pacientes com PEEP ≥ 10 cmH$_2$O.
- Contraindicadas em RN de extremo baixo peso e em crianças plaquetopênicas, com osteopenia ou osteoporose e instabilidade clínica, crianças com risco de hemorragia intraperiventricular e/ou aumento da pressão intracraniana, doença óssea metabólica, escape de ar pela cânula intratraqueal > 20%.
- Possíveis efeitos adversos quando a HM é aplicada isoladamente, em pediatria: aumento da frequência respiratória, diminui-

ção da pressão de recuo elástico pulmonar e redução do tempo expiratório a curto prazo.

O posicionamento no leito é um adjuvante da fisioterapia respiratória para a desobstrução das vias aéreas e reexpansão pulmonar, e durante o processo de retirada da ventilação pulmonar mecânica (VPM). Orientações:

- Posição prona elevada com coxins de gel nos ombros e nos quadris.
- Benefícios: aumento da PaO_2 e do índice de oxigenação, com aumento da relação PAO_2/FiO_2.
- Não utilizar a posição prona como procedimento de rotina durante o processo de desmame da VPM em RN, pois não foi demonstrada diferença entre as posições supina e prona, sendo que nesta última há risco de extubação não planejada ou o deslocamento da cânula intratraqueal.

RECOMENDAÇÕES FINAIS

- Deve-se usar o sistema de aspiração intratraqueal fechado para evitar a queda de SpO_2 e bradicardia em RN sob VPM convencional, e para RN pré-termo extremo, pois permite maior estabilidade da SpO_2 e da frequência cardíaca.
- Crianças sob VPM com esquema de sedação adequado não necessitam de sedação prévia à aspiração.
- Devem ser realizadas intervenções para evitar efeitos adversos da aspiração intratraqueal em RN. Indica-se a hiperóxia (aumento de 10% dos valores basais da fração inspirada de oxigênio) em RN pré-termo para evitar a hipoxemia durante e após a aspiração intratraqueal, a fim de manter SpO_2 entre 88 e 92%. Recomenda-se utilizar manobras de contenção postural durante

procedimentos de aspiração em RN pré-termo (por meio da colocação das mãos sobre a cabeça e os pés do RN em postura fletida), sendo capaz de reduzir os escores de dor.
- Sugere-se que a aspiração das vias aéreas seja executada no tempo máximo de 10 segundos (para evitar alterações ventilatórias e hemodinâmicas inerentes à desconexão do paciente do aparelho de VPM) e que a pressão de sucção do vácuo não seja > 360 mmHg.

BIBLIOGRAFIA

1. Greenberg MS. Manual de neurocirurgia. 7. ed. Artmed: Porto Alegre; 2013. 1260-1267.
2. Johnston C, Zanetti NM, Comaru T, Ribeiro SNS, Andrade LB, Santos SLL. Recomendação brasileira de fisioterapia respiratória em unidade de terapia intensiva pediátrica e neonatal. Rev Bras Ter Intensiva. 2012;24(2):119-29.
3. McCrea HJ, Ment LR. The diagnosis, management and postnatal prevention of intraventricular hemorrhage in the preterm neonate. Clin Perinatol. 2008;35(4):777-92.
4. Ballabh P. Intraventricular hemorrhage in premature infants: mechanism of disease. Pediatric Res. 2010;67(1):1-8.
5. Ment LR, Bada HS, Barnes P, Grant PE, Hirtz D, Papile LA, et al. Practice parameter: neuroimaging of the neonate. Report of the Quality Standards Subcommittee of the American Academy of Neurology and the Practice Committee of the Child Neurology Society. Neurology. 2002;58:1726-38.
6. Paratz J, Burns Y. Intracranial dynamics in pre-term infants and neonates: implications for physiotherapists. Australian J Physiother. 1993;39(3):171-8.
7. Goldstein RF, Cotten CM, Shankaran S, Gantz MG, Poole WK, Shriver EK. Influence of gestational age on death and neurodevelopmental outcome in premature infants with severe intracranial hemorrhage. Clinical Perinatol. 2013;33(1):25-32.
8. Bolisetty S, Dhawan A, Abdel-Latif M, Bajuk B, Stack J, Lui K; New South Wales and Australian Capital Territory Neonatal Intensive Care Units' Data Collection. Intraventricular hemorrhage and neurodevelopmental outcomes in extreme preterm infants. Pediatrics. 2014;133(3):55-62.
9. Vesoulis ZA, Mathur AM. Cerebral autoregulation, brain injury, and the transitioning premature infant. Frontier Pediatrics. 2017;5:64.

Hérnia diafragmática congênita | 13

Maria Esther Jurfest Rivero Ceccon
Uenis Tannuri
Werther Brunow de Carvalho

INTRODUÇÃO

A hérnia diafragmática congênita (HDC) é a anormalidade do desenvolvimento mais comum do diafragma e ocorre em 1:2.000-5.000 nascidos vivos. A mortalidade é elevada na maioria dos centros médicos; em países desenvolvidos, são citados valores entre 10 e 30%, porém, em países em desenvolvimento, os valores atingem até 80%.

As HDC são mais frequentes do lado esquerdo (90%) e as vísceras encontradas no tórax são intestino delgado, estômago, cólon e baço. A hipertensão pulmonar que se desenvolve em decorrência da hipoplasia de um dos pulmões (raramente de ambos, nesse caso fatal) causa um impacto funcional grave ao recém-nascido (RN) portador dessa anomalia. Em RN com HDC, é frequente a presença de outras malformações em 10 a 40%. Entre elas estão cardiopatias, malformações geniturinárias e síndromes genéticas com cariótipo alterado.

A hipoplasia pulmonar pode ser quantificada pela relação diâmetro pulmonar/circunferência torácica, medida ao nível das quatro câmaras, tendo valor prognóstico associado a 100% de morte fetal quando a relação é inferior a 0,09. Outra forma de avaliação ainda intraútero é a relação pulmão/perímetro cefálico: quando < 1, o prognóstico do RN não é bom; por outro lado, quanto maior que 1 ela for, melhor será o prognóstico.

A colocação de balão para oclusão traqueal é controversa na literatura, com pesquisas a favor e outras que não mostram resultados favoráveis em relação à hipoplasia pulmonar e à morbimortalidade. No caso de ser colocado, deve ser ao redor de 26-28 semanas e retirado com 34 semanas.

Recomenda-se que as gestantes com diagnóstico pré-natal de feto portador de HDC sejam atendidas em centro terciário com experiência no tratamento das HDC. A literatura considera o centro experiente quando ele recebe pelo menos dez RN por ano com HDC. Grushka et al. referem que a partir de seis casos por ano esse centro pode ser considerado adequado para o tratamento desses RNs.

Pesquisa realizada no Canadá, em 15 centros médicos, mostrou que aqueles que cuidavam de mais RNs por ano apresentavam mortalidade menor quando comparados a outros, porém não se observou diminuição dos dias de ventilação pulmonar mecânica (VPM) e de internação. O prognóstico foi mais grave quando o RN era pré-termo; a administração de corticoide pré-natal para a gestante com idade gestacional inferior a 34 semanas melhorava o prognóstico desses RNs.

O tratamento inicial dos RNs com HDC, previamente à cirurgia reparadora, é clínico e consiste em reverter o círculo vicioso (hipoxemia-hipercapnia-acidose) que o RN apresenta em razão da hipertensão pulmonar, e algumas vezes está associado à hipoplasia do ventrículo esquerdo e/ou a uma deficiência funcional do ventrículo direito ou de ambos.

São considerados fatores de bom prognóstico para a evolução do RN:

- Hérnia do lado esquerdo.
- Diagnóstico após 25 semanas.

- Relação pulmão/cabeça (LHR: *lung heart ratio*) > 1.
- Relação pulmão/circunferência torácica > 0,09.
- Cariótipo normal.
- Ausência de outras malformações, principalmente cardiopatias.

Os tratamentos existentes para os RNs com HDC apresentam nível de evidência III D, o que significa que são baseados em relatos de caso ou série de casos, pois não existem ainda pesquisas controladas, randomizadas ou estudos de metanálises.

Pesquisas observacionais também mostram que a existência e o acompanhamento de protocolos nos centros hospitalares que atendem RNs com HDC diminuem a mortalidade.

Apresentamos a seguir o protocolo utilizado no Centro de Cuidados Intensivos Neonatais do Instituto da Criança, implantado em janeiro de 2011, baseado nas pesquisas da literatura e adaptado à nossa realidade. No final, apresentaremos uma análise comparativa em relação à mortalidade dos RNs com HDC antes e depois da implantação do protocolo.

PROTOCOLO DE ACOMPANHAMENTO

O Instituto da Criança do Hospital das Clínicas da Faculdade de Medicina da Universidade de São Paulo (ICr-HCFMUSP) possui um protocolo de acompanhamento dos RN com HDC, descrito a seguir.

Etapa prévia ao nascimento

A assistência à gestante e ao feto durante o pré-natal é realizada pela equipe de medicina fetal da disciplina de obstetrícia, e nesse atendimento são realizadas observações relevantes que auxiliarão o atendimento pós-natal, entre elas os fatores prognósticos citados anteriormente. Nesse protocolo, abordaremos apenas a parte neonatal.

Existe comunicação prévia dessa equipe com a equipe neonatal, que fica no ICr, e, sempre que possível, o dia do parto é previamente marcado e realizado no centro cirúrgico do próprio instituto.

Primeira etapa: reanimação cardiorrespiratória adequada na sala de parto

- Preparação prévia do material e fármacos.
- Neonatologista e enfermeira treinados em reanimação neonatal, segundo o comitê de reanimação.
- Balão intratraqueal presente até o parto: endoscopista para retirada.
- Intubação traqueal precoce (não realizar ventilação com pressão positiva).
- Sonda orogástrica para descompressão do estômago.
- Cateterização dos vasos umbilicais: veia umbilical para infusão de fluidos e fármacos, e artéria exclusivamente para coleta de gasometria pós-ductal.

Segunda etapa: transporte do RN até a unidade

- Altamente organizado.
- Incubadora de transporte: manter a ventilação com ventilador manual que tenha manômetro de pressão inspiratória (Pinsp) e pressão expiratória final positiva (PEEP).
- Continuidade do tratamento no centro neonatal.

Terceira etapa: assistência ao RN na unidade

Observar manifestações clínicas:

- Insuficiência respiratória e cianose progressiva.
- Abdome escavado.
- Ausculta pulmonar (diminuição do lado da hérnia).
- Ausculta cardíaca (B2 hiperfonética, SS de insuficiência tricúspide).
- Labilidade de oxigenação à manipulação.

Prescrever:

- Manipulação mínima.
- Jejum.
- Sonda orogástrica aberta.
- Suporte hídrico e de glicose.
- 60 mL/kg/dia (RNT) e 90 mL/kg/dia (RNPT) nas primeiras 48 horas e, após dois dias de vida, nutrição parenteral prolongada.
- Controles de frequência cardíaca (FC), frequência respiratória (FR), pressão arterial média (PAM), diurese (se necessário, sondagem vesical para controle de fluxo urinário e densidade).
- Nos primeiros dois dias de vida, os fluidos são administrados pela veia umbilical; após, pelo PPIC (cateter central de inserção percutânea).

Observação: O RN com HDC costuma apresentar hipovolemia; constatando-se essa alteração, deve ser realizada expansão com solução salina 0,9%, 10 mL/kg em 20 minutos. A volemia deve estar normal antes do início da administração de medicações vasoativas e, portanto, a expansão pode ser repetida, se necessário.

Exames laboratoriais complementares iniciais

- Hemograma completo com contagem do número de plaquetas.
- Coagulograma: é comum observar alteração de coagulograma e sangramento, sem quadro infeccioso.
- Hemocultura.
- Proteína C-reativa (PCR).
- Eletrólitos.
- Provas de função renal.
- Utilização de antibióticos: ampicilina e gentamicina, necessários quando o paciente apresenta quadro infeccioso associado ou fatores de risco para infecção. Em caso de função renal alterada,

substituir o aminoglicosídeo por cefotaxima. Aguardar resultados de hemograma, PCR e hemocultura para suspensão.

Observação: concentração dos cuidados profissionais, para evitar manipulação e diminuir a infecção e os episódios de hipóxia do RN.

Monitoração do RN

- Instalar dois oxímetros de pulso, colocando um sensor na extremidade pré-ductal e o outro na pós-ductal.
- Se a $SatO_2$ pré-ductal for maior que a pós-ductal em 10-15%: suspeitar de desvio de sangue da direita para a esquerda (*shunt*) pelo canal arterial (CA).
- Para ajuste ventilatório, valorizar a oximetria pré-ductal: manter entre 88-94%, e a saturação pós-ductal superior a 70%.
- Gasometria arterial pré/pós-ductal: se a PaO_2 pré-ductal for ≥ 20 mmHg que a pós-ductal: existência de *shunt* pelo CA.
- Calcular índice de oxigenação com o valor da gasometria (IO = MAP × FiO_2/PaO_2 × 100). Quanto maior for o IO, pior será a oxigenação.

Exames de imagem

- Radiografia simples de tórax e abdome: confirmar o diagnóstico e o lado da HDC, além do posicionamento da cânula intratraqueal (Figura 1).
- Ecocardiograma com Doppler: padrão-ouro para diagnóstico. Mede a pressão da artéria pulmonar (valor normal entre 18-20 mmHg com 24 horas de vida), direção do fluxo sanguíneo, presença de forame oval, ducto arterioso e dilatação de ventrículo direito (VD). Avalia, também, a função ventricular e a presença de malformações cardíacas, que estão associadas em 25-30%.

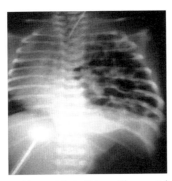

FIGURA 1   Recém-nascido com hérnia diafragmática congênita do lado esquerdo, onde se observam alças nesse hemitórax e desvio do mediastino e do coração para o lado direito. Existe hipoplasia pulmonar do lado da hérnia.

- Ultrassonografia de crânio: verificar presença de hemorragia cerebral. Em caso de hemorragia presente, mesmo de grau I, não utilizar óxido nítrico inalatório (NOi).

Suporte respiratório

Ventilação convencional:

- Iniciar ventilação mecânica convencional (VMC) no modo assistido/controlado e/ou ventilação mandatória intermitente sincronizada (SIMV) associada à pressão de suporte.
- Ajustar os parâmetros do aparelho de VPM para atingir:
  - PaO_2 entre 50 e 70 mmHg.
  - $PaCO_2$: 55 e 60 mmHg (hipercapnia permissiva), desde que pH > 7,20.
- Parâmetros iniciais da ventilação convencional:

- FiO_2 = 60 a 80%, podendo chegar a 100% se houver necessidade. Pinsp = 20 cmH_2O (evitar Pinsp > 25 cmH_2O, pois pode lesar o pulmão).
- PEEP = 5 cmH_2O, FR = entre 40 e 60 irpm, Tinsp = 0,5 s.

No momento da aspiração traqueal pode ocorrer diminuição importante da saturação e, por esse motivo, sugerimos circuito fechado de aspiração (Track-Care®).

Ventilação de alta frequência oscilatória (VOAF):

- Indicada na falta de resposta à ventilação convencional, manutenção do índice de oxigenação (IO) > 20, apesar do uso de 20 ppm de NOi e/ou $PaCO_2$ > 60 mmHg.
- Utilizamos o aparelho de VPM Babylog 8000® plus (Dräger).

Oxigenação:

- FiO_2 semelhante à da VMC.
- MAP 1 a 2 cm acima da VMC e aumentar em 1 a 2 cm de cada vez, se necessário, até no máximo 17, para manter PaO_2 > 50 mmHg. No desmame, diminuir inicialmente a FiO_2 antes da MAP.
- Amplitude: 100%.
- FR: 10 a 15 Hz. Iniciar com 10 Hz (1 Hertz = 60 rpm).
- Volume corrente: 1,5 a 2,5 mL/kg.

Ventilação:

- $PaCO_2$: ajustada inicialmente pela amplitude (aumento da amplitude: redução da $PaCO_2$); se a amplitude estiver no máximo (100), diminuir a FR.[1]

Controles durante a ventilação de alta frequência oscilatória:

- Radiografia de tórax: manter a insuflação pulmonar no VIII e IX espaço intercostal.
- Vibração até cicatriz umbilical.

Outros controles:

- Débito urinário.
- PAM: se hipotensão mantida, pensar em retirar a VAFO.
- Oximetria de pulso: 88 a 94%.
- PaO_2: 50 a 70 mmHg.
- PCO_2: manter entre 55 e 60, com pH ≥ 7,20.

Desmame da alta frequência:

- Diminuir FiO_2 lentamente: 0,3 a 0,5%.
- Diminuir a MAP 1 a 2 cm até MAP 9.

Após o desmame, o RN é colocado de novo na VMC-SIMV com pressão de suporte e novamente é submetido ao desmame desse aparelho de VPM até sua extubação traqueal.

Abordagem para diminuir a resistência vascular pulmonar
Óxido nítrico inalatório (NOi)

Efeitos benéficos:

- Vasodilator pulmonar seletivo.
- Melhora V/Q: melhora a oxigenação.
- Diminuição da resposta inflamatória e do edema pulmonar.
- Influência na angiogênese e melhora do crescimento pulmonar.

Efeitos adversos:

- Antiagregante e antiadesivo plaquetário.
- NO_2: metabólito do NOi lesivo aos pulmões.

Indicação de NOi:

- Liberado para RN > 34 semanas de idade gestacional.
- Indicado se IO > 20 (IO = MAP × FiO_2/PaO_2) na HPP causada pela HDC.
- O fluxômetro do NOi deve ser ajustado manualmente, para liberação do gás no circuito do aparelho de VPM e monitoração dos níveis de NOi e NO_2.
- Iniciar o tratamento com NOi com 20 ppm.

Tipos de resposta do RN com HDC ao NOi:

- Responsivos: quando houver aumento da PaO_2 ≥ 20 mmHg em relação à PaO_2 prévia dentro de 30 a 60 minutos após o início da ventilação com NOi.
- Parcialmente responsivos: aumento da PaO_2 entre 10 e 15 mmHg em relação à PaO_2 prévia dentro de 30 a 60 minutos após o início da ventilação com NOi.
- Não responsivos: aumento da PaO_2 inferior a 10 mmHg em relação à PaO_2 prévia dentro de 30 a 60 minutos após o início da ventilação com NO. Nesse caso, o NOi é suspenso, pois não se observaram melhoras com o aumento da ppm.

Observação: no caso de não responsivos, suspender NOi, não adiantando aumentar os valores de PPM. As falhas mais frequentes são decorrentes de recrutamento pulmonar inadequado, disfunção ventricular esquerda, displasia alveolocapilar, estenose da veia pulmonar e hipoplasia pulmonar grave.

Monitoração do RN durante o uso de NOi:

- Dosagem da meta-hemoglobina: a cada 24 h e até 24 h após a suspensão do NOi. Se os níveis subirem 5 a 7%, reduzir a concentração de NO à metade até que o nível caia para abaixo de 5%. Suspender o NOi caso suba acima de 7%. Valor normal = 1 a 2%.
- Manter os níveis de NO_2 em 2 ppm, suspender com nível $\geq$ 5 ppm; entre 2 e 5 ppm, diminuir o NOi pela metade.
- Ultrassonografia de crânio: verificar hemorragia durante o tratamento.
- Ecocardiograma com Doppler: verificar melhora de parâmetros anteriores.
- Verificar sangramentos.
- Medida contínua da oximetria de pulso, verificar saturação pré/pós-ductal.

Desmame do NOi:

- Iniciar quando a FiO_2 < 70% e a PaO_2 > 60 mmHg, sem evidência de efeito rebote.
- Rebote: aumento dos níveis da pressão da artéria pulmonar em relação aos anteriores ou necessidade de aumentar a FiO_2 acima de 15%.
- Se RN responsivo ao NO, diminuir a FiO_2 de 5/5 ppm até chegar a 5 ppm, e a partir daí de 2/2 ou até de 1/1, se observar rebote.

Observação: a duração do tratamento tem sido, em média, de cinco dias; quando a necessidade é superior a esse tempo, devem ser pesquisadas as causas pelas quais ocorre falha de resposta.

Existem alguns estudos realizados em RN pré-termo (RNPT) com doses iniciais inferiores às do NOi. Provavelmente, a dose eficaz para esses RNs é de 5 ppm, uma vez que pesquisas que utilizaram 2 ppm não mostraram melhora da oxigenação. Ainda permanece pouco conhecida a segurança do uso de NOi no RN pré-termo com pulmões imaturos.

Suspensão obrigatória do NOi:

- Hipotensão arterial grave.
- Aumento da meta-hemoglobina > 7%.
- Sangramentos de grande porte ou do sistema nervoso central.

Surfactante: sua deficiência contribui para a diminuição da complacência pulmonar e atelectasia em pacientes com hipertensão pulmonar. No entanto, em RN com HDC não mostrou eficácia e, por essa razão, não deve ser utilizado.

Tratamento da insuficiência cardíaca direita e estabilização dos níveis de pressão arterial

Milrinona

É inibidora da fosfodiesterase 3, tem ação inotrópica positiva e vasodilatadora. Ou seja, aumenta a contratilidade do miocárdio e o débito cardíaco, promovendo vasodilatação pulmonar.

Indicada ao RN com HDC que apresente disfunção ventricular e hipóxia grave (PaO_2 < 50 mmHg com FiO_2 ≥ 60%).

Dose: iniciamos com 0,25 e aumentamos se não houver resposta adequada para 0,5, 0,75 e, no máximo, 1 mcg/kg/min. É necessário manter a pressão arterial média (PAM) em 40 mmHg nos RNT e em 30 mmHg nos RNPT.

Observação: se o RN apresenta hipotensão, é necessário usar dopamina na dose de 5-10 mcg/kg/m. Se não melhorar a PAM, utiliza-

-se noradrenalina, 0,1-1 mcg/kg/min. A melhor associação tem sido milrinona e noradrenalina.

Sildenafil

É um inibidor da FDE-5 e potencializa os efeitos do NOi. Apresenta redução seletiva da pressão da artéria pulmonar sem efeitos sistêmicos hemodinâmicos adversos. A sua indicação na HDC é tardia, uma vez que é administrado após a correção cirúrgica da hérnia com a via enteral prévia. Indicamos quando o RN está com NOi, alterando frequentemente a saturação de O_2 e quando existe dificuldade de desmame do NOi.

Dose: 0,25-0,5 mg/kg VO a cada 4 a 8 horas. Dose acima de 2 mg/kg/dose de 4/4 horas parece não prover benefícios adicionais.

Esse fármaco pode aumentar a ação antiagregante plaquetária do NOi e inibir a formação de trombos.

É importante destacar que as fosfodiesterases são enzimas que catalisam a divisão hidrolítica do AMPc e do GMPc, controlando seus níveis intracelulares. A inibição dessas substâncias resulta em níveis intracelulares aumentados de APMc e GMPc, o que leva à vasodilatação. A fosfodiesterase 5 encontra-se, principalmente, nos pulmões. Entre os inibidores da fosfodiesterase 5, o sildenafil tem efeito vasodilatador pulmonar, com menos efeito sistêmico que outros vasodilatadores.

Estudos da literatura evidenciaram um efeito sinérgico quando se associou o sildenafil ao NOi para conseguir diminuição da pressão arterial pulmonar. Esse medicamento, em alguns trabalhos, também tem sido utilizado quando o RN fica dependente de NOi.

Inibidor da endotelina A-1

Ainda sem evidências que justifiquem seu uso no RN com HPPN, seu efeito é de inibir a endotelina, que é uma substância vasoconstritora.

Dor e agitação
Analgesia e sedação leves:

- Fentanil: 0,5 a 4 mcg/kg/horas, IV (VOAF).
- Midazolam: 0,01 a 0,06 mg/kg/h.

Oxigenação extracorpórea através de membrana (ECMO)
Indicação:

- IO ≥ 40% (mortalidade > 80%).
- Inabilidade para manter saturação pré-ductal > 88% ou pós-ductal > 70%.
- Aumento da $PaCO_2$ e acidose respiratória com níveis de pH < 7,15.
- Pico de pressão > 25 cmH_2O ou MAP > 17 cmH_2O para manter saturação > 88%.
- Acidose metabólica: lactato elevado ≥ 5 mmol/L e pH < 7,15.
- Hipotensão sistêmica: resistência a fluido e medicações inotrópicas, com fluxo urinário inferior a 0,5/mL/kg/h nas últimas 12 a 24 horas.

Observação: a oxigenação extracorpórea através de membrana permite aos pulmões repouso funcional e posterior recuperação. As pesquisas mostram resultados controversos: em algumas, diminuição da mortalidade e, em outras, sem diferença significativa em relação à mortalidade.

Prognóstico
O grau de comprometimento neurológico causado pela asfixia perinatal ou episódios de hipóxia ocorridos durante a evolução do paciente com HDC pode causar anormalidades motoras, convulsões e alterações de eletroencefalograma, ocasionando alterações do de-

senvolvimento neuropsicomotor. No ambulatório do serviço apresentado, é realizado acompanhamento de todas as crianças com alta do centro neonatal, sendo quantificadas as alterações citadas.

Fórmulas utilizadas para indicação de NOi e ECMO

O índice de oxigenação (IO) pode ser calculado pela fórmula a seguir:

$$IO = \frac{MAP \times FIO_2 \times 100}{PO_2 \text{ pós-ductal}}$$

$$MAP = \frac{(PIP \times Tinsp) + (PEEP \times Texp)}{(Tinsp + Texp)}$$

Sendo: MAP: pressão média na via aérea; FiO_2: fluxo de oxigênio inspirado; PaO_2: pressão arterial de O_2; $PaCO_2$: pressão arterial de CO_2; PIP: pressão inspiratória; Tinsp: tempo inspiratório; Texp: tempo expiratório; PEEP: pressão expiratória final positiva.

O gradiente alveoloarterial de O_2 ($AaDO_2$) é outro índice utilizado, e mede a difusão de oxigênio por meio da barreira alveolocapilar. Está relacionado com a gravidade da doença:

$$AaDO_2 = PAO_2 - PaO_2$$

$$PAO_2 = PiO_2 - \frac{PACO_2}{R} + PACO_2 \times \frac{FiO_2 (1 - R)}{R}$$

PiO_2 = pressão parcial de O_2 inspirado = $FiO_2 \times (Patm - PH_2O)$.

Sendo: Patm: pressão atmosférica; PH_2O: pressão parcial de vapor de água; R: quociente respiratório.

Considerando $FiO_2 = 1$ (ventilação máxima), $PACO_2 = PaCO_2$ e $R = 1$, a equação pode ser simplificada:

$$PAO_2 = (Patm - PH_2O) - PaCO_2$$

Um gradiente alveoloarterial de O_2 superior a 610 mmHg durante 8 horas consecutivas está associado a mortalidade de 78% e é outro parâmetro para indicação de ECMO.

BIBLIOGRAFIA

1. Migliazza L, Bellan C, Alberti D. Retrospective study of 111 cases of congenital diaphragmatic hernia treated with early high frequency oscillatory ventilation and presurgical stabilization. J Pediatr Surg. 2007;42:1526-32.
2. Lally KP. Congenital diaphragmatic hernia. Curr Opinin Pediatr. 2002;14:486-90.
3. Van den Hout L, Reiss I, Felix J et al. Risk factors for chronic lung disease and mortality in newborns with congenital diaphragmatic hernia. Neonatology. 2010;98:370-80.
4. Ruano R, Bunduki V, Silva MM, Yoshizaki CT, Tanuri U, Macksoud JG, et al. Prenatal diagnosis and perinatal outcome of 38 cases with congenital diaphragmatic hernia: a 8 year experience of a terciary. Brazilian Center Clinics. 2006;61:197-202.
5. Gersony WM. Neonatal pulmonary hypertension: phathophysiology, classification and etiology. Clin Perinatol. 1984;11:517-24.
6. Walsh MC, Stork EK. Persistent pulmonary hypertension of the newborn. Clin Perinatol. 2001;28:609-28.
7. Buys Roessingh AS, Dinh-Xuan AT. Congenital diaphragmatic hernia: current status and review of the literature. Eur J Pediatr. 2009;168:393-406.
8. Datin-Dorriere V, Rouzies S, Taupin P, Walter-Nicolet E, Benachi A, Sonigo P, et al. Prenatal diagnosis in isolated congenital diaphragmatic hernia. Am J Obstet Gynecol. 2008;198:80.e 1-5.
9. Deprest J, Jani J, Van Schoubroeck D, Cannie M, Gallot D, Dymarkowski S, et al. Current consequences of prenatal diagnosis of congenital diaphragmatic hernia. J Pediatr Surg. 2006;41:423-30.
10. Harrison MR, Keller RL, Hawgood SB, Kitterman JA, Sandberg PL, Farmer DL, et al. A randomized trial of fetal endoscopic tracheal occlusion for severe fetal congenital diaphragmatic hernia. N Engl J Med. 2003;349:1916-24.

11. Logan JW, Rice HE, Goldberg RN, Cohen CM. Congenital diaphragmatic hernia: a systematic review and summary of best evidence practice strategies. J Perinatol. 2007;27:535-49.
12. Grushka JR, Laberge JM, Puligandla P Skarsgard ED; Canadian Pediatric Surgery Network. Effect of hospital case volume on outcome in congenital diaphragmatic hernia: The experience of the Canadian Pediatric Surgery Network. J Pediatr Surg. 2009;44:873-6.
13. Deprest JA, Gratacos E, Nicolaides K, Done E, Van Mieghem T, Gucciardo L et al. Changing perspectives on the perinatal management of isolated congenital diaphragmatic hernia. Europe. Clin Perinatol. 2009;36:329-47.
14. Wilson JM, Lund DP, Lillehei CW, Vacanti JP. Congenital diaphragmatic hernia: a tale of two cities: the Boston experience. J Ped Surg. 1997;32:401-5.
15. Azarow K, Messineo A, Pearl R et al. Congenital diaphragmatic hernia: a tale of two cities: the Toronto experience. J Ped Surg. 1997;32:395-400.
16. Wung J, James LS, Kilchevsky E, James E. Management of infants with severe respiratory failure and persistence of the fetal circulation without hyperventilation. Pediatrics. 1985;76:488-94.
17. Wung JT, Sahni R, Moffitt ST, Lipsitz E, Stolar CJ. Congenital diaphragmatic hernia: survival treated with very delayed surgery, spontaneous respiration, and no chest tube. J Ped Surg. 1995;30:406-9.
18. Rossi F, Warth AN,, Deutsch A et al. Abordagem ventilatória protetora no tratamento da hérnia diafragmática congênita. Rev Paul Pediatr. 2008;26:378-82.
19. Boloker J, Bateman DA, Wung JT, Stolar CJ. Congenital diaphragmatic hernia in 120 infants treated consecutively with permissive hypercapnea/spontaneous respiration/elective repair. J Ped Surg. 2002;37:357-66.
20. Clark RH. High-frequency ventilation. J Pediatr. 1994;124:661-70.
21. Reiss I, Schaible T, Van den Hout L, Capolupo I, Allegaert K, Van Heijst A, et al. Standardized postnatal management of infants with congenital diaphragmatic hernia in Europe: The CDH Euro Consortium Consensus. Neonatology. 2010;98(4):354-64.
22. Lally KP, Lally PA, Langham MR, et al. Congenital Diaphragmatic Hernia Study Group. Surfactant does not improve survival rate in preterm infants with congenital diaphragmatic hernia. J Pediatr Surg. 2004;39:829-33.
23. Roberts JD, Polaner DM, Lang P, Zapol WM. Inhaled nitric oxide in persistent pulmonary hypertension of the newborn. Lancet. 1992;340:818-9.
24. Goldman AP, Tasker RC, Haworth SG. Four patterns of response to inhaled nitric oxide for persistent pulmonary hypertension of the newborn. Pediatrics. 1996;98:706-13.

25. Skimming VN, Bender KA, Hutchison AA, Drummond WH. Nitric oxide inhalation in infants with respiratory distress syndrome. J. Pediatr. 1997; 130:225-30.
26. The Neonatal Inhaled Nitric Oxide Study Group. Inhaled nitric oxide in full term and nearly full-term infants with hypoxic respiratory failure. N Engl J Med. 1997;336:597-604.
27. Davidson D, Berefield E. Safety of with drawing inhaled nitric oxide therapy in persistent pulmonary hypertension of the newborn. Pediatrics. 1999;104:231-6.
28. Cristou H, Van Marter LJ, Wessell DL. Inhaled nitric oxide reduces the need for extracorporeal membrane oxygenation in infants with persistent pulmonary hypertension of the newborn. Crit Care Med. 2000;28:3722-7.
29. Gupta A, Rastogi S. Inhaled nitric oxide and gentle ventilation in the treatment of pulmonary hypertension of the newborn – a single-center, 5 year experience. J Perinatol. 2002;22:435.
30. Kinsella JP, Abman SH. Inhaled nitric oxide therapy in children. Paed Respir Reviews. 2005;6:190-8.
31. Cornfield DN, Maynard RC, Regnier RA, Guiang SF, Barbato JE, Milla CE. Randomized, controlled trial of low-dose inhaled nitric oxide in the treatment of term and near-term infants with respiratory failure and pulmonary hypertension. Pediatrics. 1999;104:1089-94.
32. Hon KL, Cheung KL, Siu KL, Leung TF, Yam MC, Fok TF, et al. Oral Sildenafil for treatment of severe pulmonary hypertension in an infant. Biol Neonate. 2005;88:109-12.
33. Keller RL, Hamrick SE, Kitterman JA. Treatment of rebound and chronic pulmonary hypertension with oral sildenafil in an infant with congenital diaphragmatic hernia. Pediatr Crit Care Med. 2004;5:184-187.
34. Drik B, Chong K, McNamara P et al. Neonatal persistent pulmonary hypertension treated with milrinona. Biol Neonate. 2000;89:1-5.
35. Baquero H, Soliz A, Neira F, Venegas ME, Sola A. Oral silenafil in infants with persistent pulmonary hypertension of the newborn: a pilot randomized blinded study. Pediatrics. 2006;117:1077-83.
36. Van Dijk M, Boer JB, Koot HM. The reliability and validity of the Comfort scale as a postoperative pain instrument in 0 to 3 years old infants. Pain. 2000;84:367-77.
37. Fakioglu H, Totapally BR, Torbati D, Raszynski A, Sussmane JB, Wolfsdorf J. Hypoxic respiratory failure in term newborns: clinical indicators for inhaled nitric oxide and extracorporeal membrane oxygenation therapy. J Crit Care. 2005;20:288-95.

38. Extracorporeal Life Support Organization. ECMO. Registry of the extracorporeal Life Support Organization (ELSO). Ann Arbor, MI: Extracorporeal Life Support Organization; 2002.
39. Mug Ford M, Elbourne D, Field D. Extracorporeal membrane oxygenation for severe respiratory failure in newborn infants. Cochrane Database Syst Rev. 2008;CD001340.
40. Brian JF, Marilyn WN, Charlotte HM et al. Factors associated with sensorioneural hearing loss among survivors of extracorporeal membrane oxygenation therapy. Disponível em: <www.pediatrics.org>. Acesso em: 11 jan 2016.
41. Hardart GE, Hardart MK, Arnold JH. Intracranial hemorrhage in premature neonates treated with extracorporeal membrane oxygenation correlates with conceptional age. J Pediatr. 2004;145:184-9.

14 | Hipertensão pulmonar persistente no recém-nascido e uso de óxido nítrico

Werther Brunow de Carvalho
Maria Esther Jurfest Rivero Ceccon

INTRODUÇÃO

A hipertensão pulmonar persistente neonatal (HPPN) é uma síndrome associada a várias doenças cardiopulmonares, caracterizada por hipertensão vascular pulmonar e alteração da vasorreatividade que ocasiona *shunt* direita-esquerda do fluxo sanguíneo pelo canal arterial (CA) e/ou pelo forame oval (FO).

A gravidade da HPPN varia segundo a etiologia e o grau de aumento da resistência vascular pulmonar. Situações clínicas que apresentam vasoconstrição funcional possuem melhor evolução do que aquelas com vasoconstrição anatômica.

EPIDEMIOLOGIA

A incidência da HPPN na literatura é de 1-2:1.000 nascidos vivos, e ocorre em 1 a 4% dos recém-nascidos (RN) internados nas unidades de terapia intensiva neonatais (UTIN). Acomete particularmente o RN de termo (RNT) ou pós-termo, podendo também estar presente no RNPT com insuficiência respiratória grave. A letalidade está ao redor de 40%; quando o índice de oxigenação (IO) é de 40, a mortalidade aumenta para 80%.

ETIOLOGIA

Várias doenças pulmonares e/ou cardíacas, além de alguns fármacos, podem causar aumento da resistência vascular pulmonar na vida intrauterina, no período perinatal ou pós-natal, ocasionando a HPPN, e elas são classificadas em quatro grupos, como mostrado a seguir.

Doenças que cursam com hipoxemia aguda e que podem ocasionar a HPPN por vasoconstrição pulmonar funcional, sem alteração anatômica da musculatura dos vasos:

- Asfixia perinatal grave.
- Síndrome de aspiração de mecônio.
- Sepse, pneumonia por estreptococo do grupo B.
- Doença das membranas hialinas.
- Depressão do sistema nervoso central.
- Hipotermia.
- Hipoglicemia.

Doenças que cursam com hipóxia crônica e ocasionam a HPPN por hipertrofia da camada muscular das arteríolas pulmonares, com vasoconstrição anatômica dos vasos:

- Sofrimento fetal crônico.
- Fechamento precoce do canal arterial por anti-inflamatórios administrados para a gestante (ácido acetilsalicílico, indometacina).
- Cardiopatias congênitas: ventrículo único, fístula arteriovenosa.

Malformações congênitas que cursam com diminuição do leito vascular pulmonar e hipoplasia pulmonar (alteração anatômica):

- Hérnia diafragmática.
- Derrame pulmonar.

- Síndrome de Potter.
- Displasia alveolocapilar (DAC).

A DAC é uma doença arterial restritiva que pode ser observada em RN sem história de doenças que ocasionam a HPPN. Essa doença é de difícil tratamento e, na maior parte das vezes, determina o óbito do paciente. Ao exame anatomopatológico observam-se, nos pulmões dos pacientes acometidos por essa malformação, leito arterial e capilar diminuído e alvéolos com septos e interstício alargado.

Doenças que ocasionam a obstrução funcional do fluxo sanguíneo (sem alteração anatômica):

- Policitemia.
- Hipertensão venosa pulmonar.
- Coarctação da aorta.

As doenças associadas à HPPN são, em ordem de frequência: síndrome de aspiração de mecônio em 41%, pneumonia em 14%, SDR em 13%, hérnia diafragmática em 10%, hipoplasia pulmonar em 3% e idiopática em 17%.

FISIOPATOLOGIA

Durante a vida fetal, a maior parte do sangue que chega à artéria pulmonar oriundo do ventrículo direito desvia-se para a aorta através do canal arterial. Apenas 5-10% do débito cardíaco atinge a circulação pulmonar, por conta da intensa vasoconstrição pulmonar na vida fetal. O sangue que flui pela aorta e o proveniente do ventrículo esquerdo suprem o feto, direcionando-se para a placenta a fim de ser oxigenado e depurado.

Ao nascimento, após o clampeamento do cordão umbilical, o fluxo placentário cessa, e com isso aumenta a resistência vascular sistêmica (RVS); ao mesmo tempo, com a primeira respiração do RN, os alvéolos que se encontravam preenchidos por líquido ficam preenchidos com ar, diminuindo a tensão superficial e ocasionando a diminuição da RVP. Dessa maneira, as trocas gasosas ficam sob total responsabilidade do pulmão.

Dessa maneira, a vasodilatação pulmonar associada ao aumento da pressão sistêmica e à melhora na oxigenação no sangue causa diminuição do fluxo através do CA e seu fechamento ao redor de 24 horas de vida. O aumento do retorno sanguíneo dos pulmões para o átrio esquerdo ocasiona o aumento de sua pressão em relação ao átrio direito e isso faz com que ocorra fechamento do FO.

Substâncias vasoativas, como adenosina, bradicinina, catecolaminas, acetilcolina, histamina, angiotensina, serotonina, prostaglandinas e óxido nítrico (NO) endógeno, também contribuem com a diminuição da RVP na transição da circulação fetal para a neonatal. No final da gestação ocorre predomínio da síntese de prostaglandinas vasodilatadoras (PGI2), aumento da enzima óxido nítrico sintetase, liberação de NO e surfactante. Nos RN que apresentam hipoplasia pulmonar, as substâncias vasodilatadoras estão diminuídas ao nascimento, predominando as vasoconstritoras: presença de endotelina-1 ligada ao receptor A enzima roquinase. Qualquer condição que impeça a transição da circulação fetal para a neonatal pode ocasionar a HPPN, fazendo com que a pressão na artéria pulmonar – que com 24 horas de vida deveria estar em valores considerados normais para o RN (18-20 mmHg) – se mantenha elevada como na vida fetal (60-80 mmHg) – Figura 1.

QUADRO CLÍNICO

O RN portador de HPPN apresenta quadro de desconforto respiratório com taquipneia e cianose progressiva, na maior parte das vezes desproporcional ao comprometimento pulmonar (exceto nos

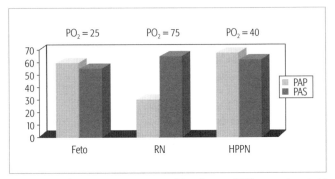

FIGURA 1 Relação entre pressão na artéria pulmonar (PAP) e pressão arterial sistêmica (PAS) no feto, no recém-nascido (RN) normal e no RN com hipertensão pulmonar persistente neonatal (HPPN). RN com HPPN: a RVP permanece acima dos níveis sistêmicos e *shunt* D-E com hipoxemia grave.
Adaptada de Drummond et al., 1977.[1]

casos de aspiração meconial e/ou hérnia diafragmática). A característica principal, e que deve ser sempre considerada para o diagnóstico de HPPN, é a acentuada labilidade de oxigenação que esses pacientes mostram, principalmente à manipulação ou choro.

A ausculta pulmonar pode ser normal ou apresentar ruídos típicos de cada doença associada. Na ausculta cardíaca, é frequente a presença de segunda bulha hiperfonética e sopro sistólico causado por insuficiência tricúspide.

O RN com HPPN, em geral, é de termo ou próximo do termo, e um dos sinais principais é a sua labilidade de oxigenação. Alguns RN apresentam coloração mais rósea no lado pré-ductal do corpo (melhor oxigenação) e cianose no lado pós-ductal.

EXAMES COMPLEMENTARES

Nos pacientes com suspeita de HPPN pode-se confirmar a existência de *shunt* direita-esquerda através da diferença da PaO$_2$ entre o sangue colhido simultaneamente da artéria radial direita ou temporal (pré-ductal) e de alguma artéria dos membros inferiores ou umbilical (pós-ductal). Uma diferença de PaO$_2$ pré-ductal superior a 15-20 mmHg comparada com a pós-ductal é considerada significativa para a presença de *shunt* através do CA. Quando o *shunt* é através do FO, essa diferença não é observada e, portanto, esse exame não afasta a existência de HPPN. Assim, a presença da diferença de oxigenação pré/pós-ductal é mais útil para analisar a resposta à intervenção terapêutica que para o diagnóstico.

Outra maneira menos invasiva de observar a presença se *shunt* direita-esquerda é instalar dois oxímetros de pulso, colocando um sensor na extremidade pré-ductal e o outro na pós-ductal. Se a saturação de O$_2$ pré-ductal for maior que a pós-ductal em 5% podemos suspeitar de *shunt* direita-esquerda pelo CA. Para ajuste do suporte ventilatório devemos valorizar o valor indicado na oximetria pré--ductal e, para avaliar a terapêutica com vasodilatadores, monitorar a oximetria pós-ductal. A saturação de oxigênio pré-ductal deve ficar entre 90-94%.

Na presença de *shunt* direita-esquerda pelo CA existe diferença de oxigenação entre o sangue pré/pós-ductal. No entanto, se o *shunt* for pelo FO, essa diferença de oxigenação não está presente.

Radiografias de tórax (Figura 2)

Radiografias de tórax do parênquima pulmonar podem apresentar imagens compatíveis com a doença de base, como síndrome de aspiração meconial ou broncopneumonia e, no RN que sofreram asfixia aguda sem outra patologia, podem apenas evidenciar hipofluxo pulmonar secundário à vasoconstrição arterial pulmonar.

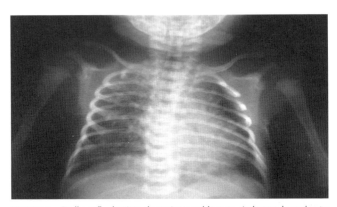

FIGURA 2 Radiografia de tórax de recém-nascido com síndrome de aspiração meconial: infiltrados não uniformes, irradiando-se do hilo para os campos pulmonares periféricos.

Para confirmar a HPPN, o ecocardiograma bidimensional com Doppler colorido é o exame padrão-ouro, pelo qual são analisados os seguintes parâmetros: pressão média da artéria pulmonar, pressão sistólica do ventrículo direito, presença de *shunt* direita-esquerda ou bidirecional através do FO e/ou CA.

Além dos exames citados, alguns índices têm sido utilizados no sentido de observar a gravidade e direcionar o tratamento do RN com HPPN. O índice de oxigenação (IO) pode ser calculado pela fórmula a seguir:

$$IO = MAP \times FiO_2/PaO_2 \times 100$$

$$MAP = \frac{(PIP \times Tinsp) + (PEEP \times Texp)}{(Tinsp + Texp)}$$

Sendo, MAP: pressão média na via aérea; FiO$_2$: fração de oxigênio inspirado; PaO$_2$: pressão parcial arterial de O$_2$; PaCO$_2$: pressão parcial arterial de CO$_2$; PIP: pico de pressão inspiratória; Tinsp: tempo inspiratório; Texp: tempo expiratório; PEEP: pressão expiratória final positiva.

Quando o IO for ≥ 20, a oxigenação está deficiente e é um dos parâmetros utilizados para indicação de óxido nítrico inalatório. Valores ≥ 40 indicam índice de mortalidade de 80%, sendo utilizado como um dos parâmetros para indicação do uso de oxigenação extracorpórea através de membrana (OMEC).

O gradiente alveoloarterial de O$_2$ (AaDO$_2$) é outro índice utilizado, e mede a difusão de O$_2$ através da barreira alveolocapilar, estando relacionado com a gravidade da doença. Gradiente alveoloarterial de O$_2$ > 610 mmHg durante 8 horas consecutivas está associado a mortalidade de 78% e é outro parâmetro para indicação de OMEC.

DIAGNÓSTICO DIFERENCIAL

Quando diante de um paciente com quadro clínico suspeito de HPPN devem ser afastados outros diagnósticos, como doença parenquimatosa pulmonar grave ou cardiopatia congênita.

TRATAMENTO

O tratamento da HPPN deve incluir cuidados gerais que minimizem o consumo de oxigênio, como manipulação mínima do RN, cateterização da artéria umbilical para coleta de exames, correção de policitemia, hipoglicemia, hipotermia, acidose metabólica, hipotensão arterial, se existentes. A utilização de antibióticos se faz necessária quando o paciente apresenta quadro infeccioso associado.

É muito importante minimizar o consumo de oxigênio no RN com HPPN; desse modo, é ideal que a manipulação seja mínima, pois o RN é muito lábil quando estimulado.

Tratamento ventilatório
Ventilação convencional

Recomenda-se iniciar a ventilação no modo convencional. Ajustar os parâmetros do aparelho de VPM para manter PaO_2 entre 50 e 70 mmHg, permitindo hipercapnia e deixando a $PaCO_2$ entre 45 e 60 mmHg, desde que o pH esteja ≥ 7,20.

Recomendam-se, dependendo do estado do paciente, os seguintes parâmetros iniciais do aparelho de VPM: FiO_2 entre 60 e 80%, Pinsp entre 20 e 25 cmH_2O, PEEP de 5 cmH_2O, FR entre 40 e 60 irpm e Tinsp de 0,5 s. Esses parâmetros podem ser alterados de acordo com os resultados gasométricos e da saturometria do RN.

Ventilação com oscilação de alta frequência

A VOAF está indicada quando:

- O RN está na ventilação convencional e mantém ainda PaO_2 < 50 mmHg e/ou $PaCO_2$ > 60 mmHg, com frequência respiratória > 60 rpm, FiO_2 > 0,8, Pinsp > 25 cmH_2O. Lembrar sempre que o valor citado da $PaCO_2$ pode ser tolerado desde que pH > 7,20.
- Falha da ventilação convencional e do tratamento com óxido nítrico, com o paciente mantendo índice de oxigenação: IO ≥ 25.

Parâmetros iniciais da VOAF:

- FiO_2: iniciar com a FiO_2, que estava sendo utilizada na ventilação convencional, ou seja, anteriormente à VOAF, e reduzi-la assim que possível, gradualmente.
- Iniciar com MAP de 1 a 2 cm H_2O acima da que estava durante a ventilação convencional (em média, MAP entre 14 e 16).
- Amplitude do aparelho de 100%.
- Volume corrente: deve-se utilizar 1,5 a 2,5 mL/kg.
- FR: 10 Hz (1 Hz = 60 rpm).

Parâmetros do aparelho de VPM na VOAF de acordo com a gasometria do paciente:

- Oxigenação: inicia-se com MAP 1 a 2 cm acima da que o paciente estava na ventilação convencional, conforme já citado, devendo ser aumentada também de 1 a 2 cm de cada vez até o máximo de 17 cm, para conseguir $PaO_2 \geq 50$ mmHg. No desmame, diminuir inicialmente a FiO_2 e depois a MAP.
- Ventilação: a $PaCO_2$ deve ser ajustada inicialmente pela amplitude (↑ amplitude, ↓ $PaCO_2$). Se, com amplitude máxima (100), não ocorrer redução da $PaCO_2$, então há diminuição da FR.
- No momento da aspiração pode ocorrer diminuição importante da saturação e, portanto, para realizar esse procedimento, recomenda-se o uso de circuito fechado de aspiração (Track-Care®).

Controles que devem ser tomados durante a ventilação mecânica oscilatória de alta frequência:

- Radiografias de tórax: manter insuflação próxima à 8ª ou à 9ª costela.
- Vibrações até a cicatriz umbilical.

Monitoração:

- Pressão arterial sistêmica: em caso de hipotensão mantida apesar das medicações vasoativas, pensar em retirar desse tipo de ventilação.
- Débito urinário.
- Oximetria de pulso: 90 a 94%.
- PaO_2: 50 a 70 mmHg.
- $PaCO_2$: manter entre 45 e 60 mmHg, desde que pH ≥ 7,2.

Desmame da VOAF:

- Diminuir FiO$_2$ lentamente: 0,3 a 0,5%.
- Diminuir MAP de 1 a 2 cm até chegar a 9.
- Ventilação com IMV-SIMV e desmame do aparelho de VPM.
- Extubação traqueal.

Fármacos vasodilatadores

A tolazolina é um fármaco vasodilatador sistêmico, que foi usado inicialmente na década de 1970 em estudos experimentais e posteriormente em seres humanos, tendo sido um dos fármacos mais utilizados no tratamento do RN com HPPN. No entanto, por conta de seus efeitos colaterais – como hipotensão arterial, sangramento gástrico, alcalose metabólica hipoclorêmica e insuficiência renal aguda –, seu uso ficou muito restrito.

A dose de ataque recomendada é de 1-2 mg/kg, IV, infundida durante 10 minutos, seguida de infusão contínua na dose de 0,25 mg/kg/hora, IV, infusão contínua. Os critérios de exclusão incluem RN com hipotensão arterial, insuficiência renal aguda, com débito urinário < 1 mL/kg/h ou distúrbios hemorrágicos.

Por conta do efeito sistêmico da tolazolina em relação à pressão arterial, recomenda-se a utilização de medicações vasoativas associadas, como a dopamina na dose de 3-8 mcg/kg/min, e a dobutamina na dose de 5-15 mcg/kg/min. Sempre se deve monitorar o hemograma, as plaquetas, a função renal e os sangramentos.

Inibidores da fosfodiesterase

As fosfodiesterases são enzimas que catalisam a divisão hidrolítica do AMPc e do GMPc, controlando seus níveis intracelulares. A inibição dessas substâncias resulta em níveis intracelulares aumentados de APMc e GMPc, o que ocasiona a vasodilatação. Existem onze tipos de fosfodiesterases distribuídas por diferentes tecidos no organismo. A fosfodiesterase 5 encontra-se, principalmente, nos pulmões.

Entre os inibidores da fosfodiesterase 5, o sildenafil (Viagra®) tem efeito vasodilatador pulmonar com menos efeito sistêmico que outros vasodilatadores. Estudos da literatura evidenciaram efeito sinérgico quando se associa o sildenafil com o NOi, para conseguir diminuição da pressão arterial pulmonar. Esse medicamento, em alguns trabalhos, também tem sido utilizado quando o RN fica dependente de NO. Seu uso ainda não é rotineiro no RN, aguardando-se mais pesquisas para utilizá-lo com segurança nessa faixa etária.

Milrinona

Considerar o uso de milrinona (0,25-1 mcg/kg/min) na disfunção de VD ou hipóxia grave (PaO_2 < 50 mmHg em FiO_2 ≥ 60%). Associar dopamina na dose de 5-10 mcg/kg/min; manter PAM em 30 mmHg nos RN pré-termo e em 40 mmHg nos RN a termo.

Em RN com hipotensão arterial, em uso de dopamina na dose de 10 mcg/kg/min, iniciar adrenalina ou noradrenalina na dose de 0,1-1 mcg/kg/min.

Em RN com hipotensão arterial, na vigência de dopamina na dose de 10 mcg/kg/min e adrenalina ou noradrenalina 0,6 mcg/kg/min, iniciar hidrocortisona na dose de 1 mg/kg, IV, a cada 12 horas.

Em relação aos tratamentos abordados até o momento, é citado na literatura que 40% dos RN com HPP respondem bem ao NO e à ventilação convencional, 65% dos RN com HPP respondem bem ao NO e à ventilação de alta frequência, 1/3 dos RN tem resposta parcial e ficam dependentes de NOi (5 ppm), por vezes mais de uma semana, 40% dos RN com HPP respondem bem ao NO e à ventilação convencional, 65% dos RN com HPP respondem bem ao NO e à VAF, 1/3 dos RN tem resposta parcial e ficam dependentes de NO (5 ppm), por vezes mais de uma semana.

Surfactante exógeno

O surfactante exógeno pode ser usado em RN com síndrome de aspiração meconial associada à HPPN, constatando-se aumento da PaO_2 nas primeiras 12 horas após a administração do mesmo. A dose recomendada é de 100 mg/kg, podendo ser repetida após 8 a 12 horas da dose inicial.

O surfactante exógeno mostrou-se eficaz nas doenças nas quais ele é inativado, como na SAM e/ou pneumonia pelo estreptococo do grupo B. No entanto, sua indicação não é benéfica nos casos de hérnia diafragmática.

Ventilação com óxido nítrico inalatório (NOi)

O NO é um gás que se difunde pela musculatura lisa do endotélio vascular, ativa a guanilciclase, elevando o nível intracelular de GMP cíclico, causando o relaxamento da musculatura dos vasos pulmonares. É um vasodilatador seletivo da circulação pulmonar, com praticamente nenhum efeito sobre a circulação sistêmica, por sua rápida ligação à hemoglobina reduzida e consequente desativação. Possui ação como antiadesivo e antiagregante plaquetário.

Parâmetros de indicação:

- RN com idade gestacional > 34 semanas.
- Índice de oxigenação (IO) ≥ 25 e/ou de acordo com o grau de hipertensão pulmonar (pressão da artéria pulmonar > 30 mmHg) avaliando caso a caso. Nos casos de HDC, inicia-se o NOi com IO ≥ 20.
- Ultrassonografia de crânio: até hemorragia grau II sem progressão é possível utilizar o NOi.

Constituem parâmetros de exclusão: RN com idade gestacional inferior a 34 semanas, evidência clínica de sangramento ativo, plaquetas em número menor que 70.000 mm³, ultrassonografia de crânio mostrando hemorragia superior a grau II.

Modo de administrar

Iniciar o tratamento com 20 ppm de NOi e colher gasometria arterial 30 minutos após:

- Aumento da PaO$_2$ > 20 mmHg em relação à PaO$_2$ anterior ao tratamento mostra que o RN é responsivo ao NOi.
- Aumento da PaO$_2$ entre 10 e 15 mmHg em relação à PaO$_2$ anterior ao tratamento mostra que o RN é parcialmente responsivo.
- Se não houver aumento da PaO$_2$ ou este for < 10 mmHg em relação à gasometria anterior, o RN não é responsivo. A falha em responder ao tratamento com NOi tem como causas: recrutamento pulmonar inadequado, disfunção ventricular esquerda, displasia alveolocapilar, estenose discreta da veia pulmonar e hipoplasia pulmonar grave, como é o caso do paciente com hérnia diafragmática.

O desmame do uso de NOi deve ser iniciado quando a FiO$_2$ < 0,60 e a PaO$_2$ > 60 mmHg, sem evidência de aumento dos níveis da pressão da artéria pulmonar ou necessidade de aumentar a FiO$_2$ mais que 15%, quando se inicia o desmame.

A duração do tratamento com NOi é de aproximadamente cinco dias; quando a necessidade é superior a esse tempo, devem ser pesquisadas as causas nos pacientes não responsivos ao NOi.

Existem alguns estudos realizados em RNPT com doses iniciais inferiores; provavelmente, a dose eficaz para esses RN é de 5 ppm, uma vez que no estudo de Cornfield et al. (1999), realizado com RNPT com 2 ppm de NOi, não se observou melhora da oxigenação. Ainda permanece pouco conhecida a segurança do uso de NOi no RN pré-termo com pulmões imaturos.

Monitoração do recém-nascido durante a utilização de óxido nítrico inalatório

- Dosagem da meta-hemoglobina: deve ser feita a cada 24 horas e até 24 horas após suspensão do NOi. Se os níveis subirem 5-7%, reduzir a concentração de NOi à metade até que o nível caia abaixo de 5%. Suspender o NOi caso a meta-hemoglobina esteja acima de 7%. Valor normal: 1 a 2%.
- Manter o NO_2 abaixo de 2 ppm, suspender com nível > 5 ppm; quando os valores estiverem entre 2-5 ppm, diminuir o NOi pela metade.
- Ultrassonografia de crânio antes e 24 horas após o término do tratamento.
- Radiografias de tórax antes e após o NOi.
- Ecocardiograma com Doppler: com estimativa da pressão arterial pulmonar, do *shunt* intrapulmonar e intracardíaco (antes de iniciar o NOi, 24 horas após e sempre que necessário).
- Monitorar a presença de sangramento e plaquetopenia (manter número de plaquetas > 70.000 mm^3).
- Saturação: pré e pós-ductal.

Outros tratamentos
Oxigenação extracorpórea através de membrana (OMEC)

Esse tipo de tratamento está indicado em casos graves de HPPN, quando o IO é de 40 e/ou quando ocorrer resposta inadequada aos tratamentos anteriormente oferecidos. A OMEC permite aos pulmões repouso funcional e posterior recuperação.

PROGNÓSTICO

Está relacionado com os antecedentes que causaram a HPPN, o grau de comprometimento neurológico causado por asfixia perinatal ou a hipóxia ocorrida durante a evolução do paciente. É citado também que pacientes submetidos à OMEC podem evoluir com anormalidades motoras, convulsões e alterações de eletroencefalograma. Os pacientes portadores de hipoplasia pulmonar grave são os que apresentam mais episódios de hipóxia e podem evoluir com alterações do DNPM.

BIBLIOGRAFIA

1. Drummond WH, Peckham GJ, Fox WW. The clinical profile of the newborn with persistent pulmonary hypertension. Observations in 19 affected neonates. Clin Pediatr (Phil). 1977;16(4):335-41.
2. Cornfield DN, Martin EB, Hampl V, Archer SL. Aerosol delivery of diethylenetriamine/nitric oxide, a nitric oxide adduct, causes selective pulmonary vasodilation in perinatal lambs. J Lab Clin Med. 1999;134(4):419-25.
3. Jackson JC. Respiratory distress in the preterm infant. In: Gleason CA, Devaskar SU (eds.). Avery's diseases of the newborn. 9. ed. Philadelphia: Elsevier, Saunders; 2012. p. 633-46.
4. Sweet DG, Carnielli V, Greisen G, Hallman M, Ozek E, Plavka R, et al. European Consensus Guidelines on the management of neonatal respiratory distress syndrome in preterm infants – 2013 Update Neonatology. 2013;103:353-68.
5. Dunn MS, Kaempf J, de Klerk A, de Klerk R, Reilly M, Howard D, et al. Randomized trial comparing 3 approaches to the initial respiratory management of preterm neonates. Pediatrics. 2011;128(5):e1069-76.
6. Rautava L, Eskelinen J, Häkkinen U, Lehtonen L; PERFECT Preterm Infant Study Group. 5-year morbidity among very preterm infants in relation to level of hospital care. Arch Pediatr Adolesc Med. 2013;167:40-6.
7. Gersony WM. Neonatal pulmonary hypertension: phathophysiology, classification and etiology. Clin Perinatol. 1984;11:517-24.
8. Morin FC, Davis JM. Persistent pulmonary hypertension. In: Spitzer AR (ed.). Intensive care of the fetus and neonate. Philadelphia: Mosby; 1996. p. 506-15.
9. Kinsella JP, Abaman SH. Recent developments in the pathophisiology and treatment of persistent pulmonary hypertension of the newborns. J Pediatr. 1995;126:853-64.
10. Abman SH. New developments in the pathogenesis and treatment of neonatal pulmonary hypertension. Ped Pulmonol. 1999;18:201-4.

11. Walsh MC, Stork EK. Persistent pulmonary hypertension of the newborn. Clin Perinatol. 2001;28:609-28.
12. Dakshinamurti S. Pathophysiologic mechanisms of persistent pulmonary hypertension of the newborn. Ped Pulmonol. 2005;39:492-503.
13. Sukys, MCW. Persistent pulmonary hypertension of the newborn – the black box revisited. Clin Perinatol. 1993;20:127-43.
14. Weigel TJ, Hageman JR. National survey of diagnosis and management of persistent pulmonary hypertension of the newborn. J Perinatol. 1990;10:369-75.
15. Oliveira CA, Troster EJ, Pereira CR. Inhaled nitric oxide in the management of persistent pulmonary hypertension of the newborn: a meta-analysis. Rev Hosp Clin Fac Med São Paulo. 2000;55:145-54.
16. Clark RH. High-frequency ventilation. J Pediatr. 1994;124:661-70.
17. Hon KL, Cheung KL, Siu KL, Leung TF, Yam MC, Fok TF, et al. Oral sildenafil for treatment of severe pulmonary hypertension in an infant. Biol Neonate. 2005;88:109-12.
18. Keller RL, Hamrick SE, Kitterman JA. Treatment of rebound and chronic pulmonary hypertension with oral sildenafil in an infant with congenital diaphragmatic hernia. Pediatr Crit Care Med. 2004;5:184-7.
19. Goldman AP, Tasker RC, Haworth SG. Four patterns of response to inhaled nitric oxide for persistent pulmonary hypertension of the newborn. Pediatrics. 1996;98:706-13.
20. Skimming VN, Bender KA, Hutchison AA, Drummond WH. Nitric oxide inhalation in infants with respiratory distress syndrome. J. Pediatr. 1997;130:225-30.
21. The Neonatal Inhaled Nitric Oxide Study Group. Inhaled nitric oxide in full term and nearly full-term infants with hypoxic respiratory failure. N Engl J Med. 1997;336:597-604.
22. Davidson D, Berefield E. Safety of withdrawing inhaled nitric oxide therapy in persistent pulmonary hypertension of the newborn. Pediatrics. 1999;104:231-6.
23. Cristou H, Van Marter LJ, Wessell DL. Inhaled nitric oxide reduces the need for extracorporeal membrane oxygenation in infants with persistent pulmonary hypertension of the newborn. Crit Care Med. 2000;28:3722-7.
24. Gupta A, Rastogi S. Inhaled nitric oxide and gentle ventilation in the treatment of pulmonary hypertension of the newborn – a single-center, 5 year experience. J Perinatol. 2002;22:435.
25. Kinsella JP, Abman SH. Inhaled nitric oxide therapy in children. Paed Respir Rev. 2005;6:190-8.

26. Konduri GG, Solimano A, Sokol GM, Singer J, Ehrenkranz RA, Singhal N, et al. A randomized trial of early versus standard inhaled nitric oxide therapy in term and near-term newborn infants with hypoxic respiratory failure. Pediatrics. 2004;113(3 Pt 1):559-64.
27. Fakioglu H, Totapally BR, Torbat D, Raszynski A, Sussmane JB, Wolfsdorf J. Hypoxic respiratory failure in term newborns: clinical indicators for inhaled nitric oxide and extracorporeal membrane oxygenation therapy. J Crit Care. 2005;20:288-95.
28. Extracorporeal Life Support Organization. ECMO. Registry of the extracorporeal Life Support Organization (ELSO). Ann Arbor, MI: Extracorporeal Life Support Organization; 2002.
29. Brian JF, Marilyn WN, Charlotte HM et al. Factors associated with sensorineural hearing loss among survivivors of extracorporeal membrane oxygenation therapy. Disponível em: <www.pediatrics.org>. Acesso em: 11 jan 2016.
30. Hardart GE, Hardart MK, Arnold JH. Intracranial hemorrhage in premature neonates treated with extracorporeal membrane oxygenation correlates with concept ional age. J Pediatr. 2004;145:184-9.

15 | Insuficiência respiratória

Evelim Leal de Freitas Dantas Gomes
Lívia Maria de Andrade Martins

INTRODUÇÃO

A insuficiência respiratória (IR) é uma síndrome causada por grande variedade de doenças, conceituada como a incapacidade do sistema respiratório em obter oxigênio (O_2) para suprir as necessidades teciduais e/ou eliminar o dióxido de carbono (CO_2) proveniente do metabolismo celular.

A criança é especialmente suscetível a desenvolver insuficiência respiratória, fato justificado por suas características anatômicas, fisiológicas e imunológicas, como descrito na Tabela 1.

TABELA 1 Diferenças anatômicas, fisiológicas e imunológicas das crianças em relação aos adultos e suas implicações clínicas

Particularidades anatômicas, fisiológicas e imunológicas	Consequências
Respiração predominantemente nasal até o 4º ao 6º mês de idade	Desconforto respiratório e apneia
Língua maior e mandíbula menor em relação à orofaringe	Obstrução de vias aéreas superiores

(continua)

TABELA 1 Diferenças anatômicas, fisiológicas e imunológicas das crianças em relação aos adultos e suas implicações clínicas *(continuação)*

Particularidades anatômicas, fisiológicas e imunológicas	Consequências
Epiglote longa e flácida, estreitamento da retrofaringe	Maior resistência ao fluxo aéreo
Menor suporte cartilaginoso da árvore traqueobrônquica	Colapso dinâmico durante a inspiração na presença de obstrução das vias aéreas
Pequeno diâmetro das vias aéreas	Maior tendência à obstrução
Vias aéreas em menor número, mais curtas e de diâmetro menor	Aumento da resistência ao fluxo aéreo e do trabalho respiratório
Ventilação colateral alveolar menos desenvolvida	Formação de atelectasias e hiperinsuflação pulmonar
Caixa torácica mais complacente e menor desenvolvimento da musculatura respiratória	Maior esforço inspiratório para gerar volume corrente adequado
Caixa torácica arredondada e posição horizontal das costelas	Menor elevação das costelas durante a contração da musculatura intercostal
Inserção do diafragma mais horizontalizada e elevada	Menor movimentação diafragmática na inspiração
Musculatura respiratória menos desenvolvida e frequência respiratória mais elevada	Fadiga respiratória
Pulmões com menos elastina e diminuição de recolhimento elástico	Diminuição na complacência pulmonar
Taxa metabólica maior, menor capacidade residual funcional e menor reserva de oxigênio	Hipoxemia e hipóxia tissular
Sistema imunológico em desenvolvimento	Infecções

DIAGNÓSTICO, CLASSIFICAÇÃO E FISIOPATOLOGIA DA INSUFICIÊNCIA RESPIRATÓRIA

- Para o diagnóstico e a avaliação adequada da insuficiência respiratória, é importante a avaliação dos gases sanguíneos arteriais.
- Nos pacientes em IR podemos encontrar hipoxemia, hipo/normo/hipercapnia e distúrbios do equilíbrio acidobásico.
- Existe hipoxemia quando a pressão parcial de O_2 no sangue arterial (PaO_2) é menor que 50 mmHg em recém-nascidos e menor que 60 mmHg em crianças maiores; existe hipercapnia quando a $PaCO_2$ é maior que 45 mmHg, em qualquer idade.
- Diante da associação das alterações gasométricas e dos parâmetros clínicos, é possível classificar a IR em hipoxêmica (tipo I) ou hipercápnica (tipo II), além de classificar em aguda ou crônica, de acordo com sua evolução.
- Na IR hipoxêmica, há diminuição da PaO_2, e esta pode estar normal ou diminuída, pois existe hiperventilação compensatória frente à hipoxemia. Nesse tipo de IR, o gradiente alveolocapilar de oxigênio [$D(A-a)O_2$] está aumentado, sendo que a pressão parcial de oxigênio no alvéolo (PAO_2) é de 5 a 20 mmHg superior à PaO_2 em condições normais.
- Evoluem para IR de tipo I as crianças com doenças que causam alterações da permeabilidade da membrana alveolocapilar com diminuição da capacidade de difusão, alterações na relação ventilação/perfusão, com aumento do espaço morto ou do efeito *shunt*, e hipoventilação.
- Na IR hipercápnica há presença de hipoxemia e hipercapnia. Esse tipo de IR, também chamado de IR ventilatória, é definido pela retenção de CO_2 que ocorre por causa da diminuição do volume-minuto (VM). A IR hipercápnica pode ser subdividida em dois outros grupos:

- Central: ocorre hipoxemia e hipercapnia sem haver aumento significativo do $D(A-a)O_2$. Exemplo: rebaixamento do nível de consciência.
- Periférica: ocorre hipoxemia e hipercapnia, mas nesse tipo a hipoxemia é mais acentuada em decorrência de um $D(A-a)O_2$ elevado. Exemplos: doenças pulmonares obstrutivas que evoluem com hiperinsuflação, que impedem adequadas entrada e saída de ar a cada ciclo ventilatório, e condições em que ocorre um desequilíbrio entre a ventilação e a perfusão pulmonar, dificultando a passagem do oxigênio do alvéolo para o capilar.

TABELA 2   Classificação da insuficiência respiratória e alterações dos gases arteriais presentes em cada tipo

Tipo	PaO_2	PCO_2	Mecanismo
I	Muito diminuída	Normal ou diminuída	Déficit de oxigenação
II	Diminuída	Aumentada	Déficit de ventilação

- Em algumas situações, a IR evolui do tipo I para o tipo II ou pode permanecer como tipo I até a resolução do quadro.
- De acordo com os valores do pH, da $PaCO_2$ e de bicarbonato, a IR pode ser dividida em aguda ou crônica. Existe IR crônica sempre que houver alcalose metabólica, para compensar a retenção de CO_2.
- A IR também pode se estabelecer em decorrência de condições que alteram o transporte de oxigênio para os tecidos, como na anemia, na intoxicação pelo monóxido de carbono e em situações de baixo débito cardíaco.

Tão importante quanto classificar a IR é reconhecer o local do comprometimento que causa o desenvolvimento dela.

TABELA 3   Exemplos de situações que evoluem para insuficiência respiratória

Local de comprometimento	Exemplos
Sistema nervoso (central ou periférico) ou sistema muscular	Trauma cranioencefálico ou trauma cervical, distrofias musculares
Vias aéreas superiores	Aspiração de corpo, obstrução por tumor
Vias aéreas inferiores	Asma, bronquiectasia
Parênquima pulmonar	Pneumonia, atelectasia
Pleura	Derrame pleural, pneumotórax
Parede torácica	Cifoescoliose, trauma torácico

O reconhecimento da causa de base por meio do diagnóstico rápido e preciso torna possível a utilização de medidas terapêuticas imediatas a fim de normalizar a ventilação e a oxigenação teciduais.

QUADRO CLÍNICO

- Geralmente, há aumento da frequência respiratória e presença de esforço respiratório. Podemos observar sinais como batimento de asa do nariz, tiragem intercostal, retração de fúrcula e subdiafragmática, expiração forçada, movimento paradoxal do abdome e gemido expiratório.
- A diminuição da frequência respiratória e o aparecimento de ritmo respiratório irregular são sinais de alerta para a deterioração das condições clínicas da criança.
- Estridor inspiratório e alterações da voz sugerem obstrução das vias aéreas superiores.
- Palidez cutânea e cianose central sinalizam hipoxemia.
- Diminuição do nível de consciência e do tônus muscular é sinal tardio associado à fadiga e ocorre em fases mais avançadas da insuficiência respiratória aguda.

TRATAMENTO

- O maior objetivo do tratamento é restaurar a oxigenação e a ventilação adequadas.
- Reconhecer de forma precoce os sinais de insuficiência respiratória e iniciar o tratamento rapidamente proporciona melhor evolução do paciente.
- Na avaliação inicial deve-se classificar o tipo da IR, observar a gravidade do problema respiratório e, a cada intervenção realizada, é necessário reavaliar o paciente.
- A principal medida a ser instituída frente a um quadro de IR é a oxigenoterapia. Também devem ser iniciados os tratamentos farmacológico e fisioterapêutico; quando necessário, realiza-se a toracocentese. Todos esses procedimentos objetivam restaurar as trocas gasosas.
- Nos casos de aspiração de corpo estranho, a desobstrução da via aérea pode significar a resolução do quadro.
- Se houver demora na instalação da oxigenoterapia, podem ocorrer sequelas importantes e até morte, decorrente de hipoxemia grave.
- A oxigenoterapia visa manter a PaO_2 acima de 60 mmHg ou a SaO_2 próxima de 90 a 95%, e a avaliação contínua da oxigenação por meio da oximetria de pulso é de grande utilidade.
- Quando não ocorre melhora da oxigenação com as medidas instituídas e o paciente apresenta IR de tipo I, pode-se utilizar a pressão positiva contínua nas vias aéreas (CPAP), que permitirá a manutenção dos alvéolos abertos durante todo o ciclo respiratório, corrigindo a hipoxemia e diminuindo o desconforto respiratório.
- Na presença de IR tipo II, a modalidade ventilatória mais adequada é a ventilação com dois níveis de pressão, pois a pressão inspiratória auxiliará na expansibilidade torácica, com melhora

do volume corrente (VC), além de diminuir o esforço muscular necessário para manter adequada ventilação.
- A evolução clínica do paciente deve ser acompanhada de forma rigorosa. Se não houver melhora dos sinais clínicos e de acordo com os valores de pH, $PaCO_2$ e PaO_2, pode haver indicação de ventilação mecânica invasiva.

BIBLIOGRAFIA

1. Piva JP, Garcia PCR, Santana JCB, Barreto SSM. Insuficiência respiratória na criança. J Pediatr. 1998;74(1):99-112.
2. Silva DCB, Foronda FAK, Troster EJ. Ventilação não invasiva em pediatria. J Pediatr. 2003;79(2):161-8.
3. Prado F, Godoy MA, Godoy M, Boza ML. Pediatric non-invasive ventilation for acute respiratory failure in an Intermediate Care Unit Rev Med Chil. 2005;133(5):525-33.
4. Loh LE, Chan YH, Chan I. Ventilação não invasiva em crianças: uma revisão. J Pediatr. 2007;83(2):91-9.
5. Lum LC, Abdel-Latif ME, Bruyne JA, Nathan AM, Gan CS. Noninvasive ventilation in a tertiary pediatric intensive care unit in a middle-income country. Pediatr Crit Care Med. 2011;12(1):7-13.
6. Matsuno AK. Insuficiência respiratória aguda na criança. Medicina. 2012;45(2):168-84.

Interação cardiopulmonar | 16

Evelim Leal de Freitas Dantas Gomes
Lívia Maria de Andrade Martins

INTRODUÇÃO

Interação cardiopulmonar é a interdependência coração-pulmão que ocorre pelo equilíbrio entre a função cardiocirculatória e a função pulmonar. Tanto situações de instabilidade hemodinâmica podem afetar as trocas gasosas quanto disfunções na ventilação e trocas gasosas podem alterar a condição hemodinâmica.

Como exemplos de alterações hemodinâmicas que afetam as trocas gasosas, há:

- Queda do débito cardíaco (DC), já que quedas consideráveis do DC costumam piorar a oxigenação arterial, pela lentificação do fluxo sanguíneo tecidual.
- Presença de congestão pulmonar, que pode diminuir a complacência pulmonar e aumentar o trabalho respiratório.

Para exemplificar situações em que ventilação e trocas gasosas alteradas interferem na hemodinâmica, podemos citar hipoxemia e acidose, que são causas frequentes de hipertensão pulmonar.

Portanto, a interação cardiopulmonar pode ser alterada por quaisquer condições que afetem o sistema respiratório e/ou cardiovascular.

Pode ser alterada, também, durante a utilização da ventilação mecânica, pelo aumento da pressão intratorácica, ocasionada principalmente pela pressão positiva expiratória final (PEEP).

INTERAÇÃO CARDIOPULMONAR DURANTE A VENTILAÇÃO MECÂNICA

A aplicação da PEEP promove uma série de benefícios, como: estabilização das vias aéreas; aumento da capacidade residual funcional, do volume pulmonar e da superfície de troca gasosa; diminuição da resistência das vias aéreas e do *shunt* intrapulmonar; insuflação de alvéolos previamente colapsados e normalização ou minimização do trabalho respiratório. Consequentemente, a PEEP está associada à melhora das trocas gasosas, com aumento da pressão parcial de oxigênio (PaO_2) e diminuição da pressão parcial de gás carbônico no sangue arterial ($PaCO_2$).

Entretanto, valores excessivos de PEEP podem acarretar queda do retorno venoso (RV), queda de perfusão pulmonar e do débito cardíaco, o que ocasiona efeito espaço morto e diminuição da oferta de oxigênio aos tecidos.

Durante a ventilação espontânea, existe queda da pressão pleural, e valores negativos de pressão pleural diminuem a pressão interna no átrio direito (AD), aumentando o gradiente de pressão entre o AD e a pressão venosa sistêmica, promovendo aumento do retorno venoso ao AD.

Perante a utilização de PEEP, existe aumento da pressão intratorácica e da pressão pleural, diminuindo o retorno venoso. Se o RV diminuir, o enchimento do ventrículo direito será menor, causando queda do débito cardíaco e da pressão arterial sistêmica (PA) (Figura 1).

A ventilação mecânica interfere também na resistência vascular pulmonar. A hipóxia promove vasoconstrição da circulação pulmo-

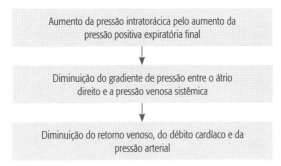

FIGURA 1   Efeitos da pressão positiva no retorno venoso, débito cardíaco e pressão arterial.

nar e redução da pressão intersticial, contribuindo para o aparecimento ou agravamento da hipertensão pulmonar (HP). Diante de uma situação de hipoxemia, quando ajustamos a PEEP para corrigi-la, a resistência vascular pulmonar (RVP) diminui, com queda da pós-carga ventricular direita. Contudo, em situações cujo valor ajustado da PEEP causa hiperdistensão alveolar, pode ocorrer compressão dos vasos da circulação pulmonar, aumentando a pressão dessa circulação e, consequentemente, a pós-carga do VD.

A pós-carga do ventrículo esquerdo (VE) é dada pela pressão transmural (diferença de pressão entre os lados interno e externo do coração), que é dependente do gradiente pressórico entre a aorta e a pressão intratorácica. Durante a respiração espontânea, com a queda da pressão pleural na inspiração, há aumento do gradiente pressórico entre a aorta e a cavidade torácica, o que resulta em aumento da pós-carga e queda do débito cardíaco. O aumento da pressão intratorácica ocasionado pela PEEP provoca diminuição da pressão transmural, com consequente queda da pós-carga ventricular esquerda, o que favorece a contratilidade do miocárdio (Figura 2).

202 Fisioterapia hospitalar em pediatria

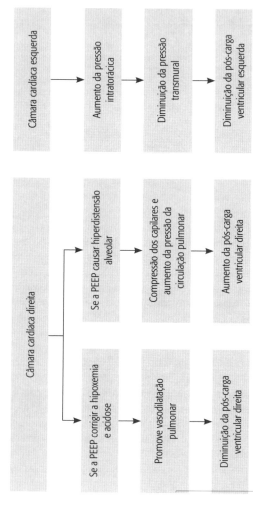

FIGURA 2 Consequências da pressão positiva na pós-carga cardíaca.
PEEP: pressão positiva expiratória final.

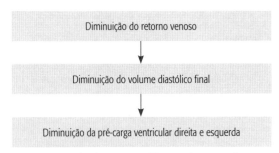

FIGURA 3   Consequências da pressão positiva na pré-carga cardíaca.

Em condições normais, a pré-carga do ventrículo esquerdo (VE) é a mesma do ventrículo direito, podendo ser afetada pelos mesmos mecanismos que alteram o enchimento ventricular direito. Como o retorno venoso diminui com a utilização de pressão positiva, o volume diastólico final (VDF) também é menor, causando queda da pré-carga de ventrículo direito (VD). Portanto, na VM, observamos redução da pré-carga de ambos os ventrículos.

BIBLIOGRAFIA

1. Barbas CS, Bueno MA, Amato MB, Hoelz C, Rodrigues Júnior M. Interação cardiopulmonar durante a ventilação mecânica. Rev Soc Cardiol. 1998;8(3):406-19.
2. Michelin AS, Proto MC, Brito GDMG, Andrade FMD, Lemos Bezerra A. Efeitos hemodinâmicos da ventilação não invasiva com máscara facial em prematuros. Fisioterapia e Pesquisa. 2013;20(4):367-372,
3. Pantoni CBF, Mendes RG, Thommazo LD, Catai AM, Sampaio LMM, Borghi-Silva A. Acute application of bilevel positive airway pressure influences the cardiac autonomic nervous system. Clinics. 2009;64(11):1085-92.
4. Pinsky MR. Cardiovascular issues in respiratory care. Chest. 2005;128(5 Suppl 2):592S-7S.

5. Smeding L, Lust E, Plötz FB, Groeneveld AB. Clinical implications of heartlung interactions. Neth J Med. 2010;68(2):56-61.
6. Soni N, Williams P. Positive pressure ventilation: what is the real cost? Br J Anaesth. 2008;101(4):446-57.
7. Van de Louw A, Médigue C, Papelier Y, Cottin F. Breathing cardiovascular variability and baroreflex in mechanically ventilated patients. Am J Physiol Regul Integr Comp Physiol. 2008;295(6):R1934-40.
8. Zhou Q, Xiao W, An E, Zhou H, Yan M. Effects of four different positive airway pressures on right internal jugular vein catheterisation. Eur J Anaesthesiol. 2012;29(5):223-8.

Monitoração cardiorrespiratória em neonatologia

Ana Sílvia Scavacini
Graziela M. Maccari Romano
Priscila Cristina João Ferraz
Milton Harumi Miyoshi

INTRODUÇÃO

Os progressos nos cuidados intensivos neonatais possibilitaram reduzir de modo expressivo a mortalidade de recém-nascidos (RN) criticamente doentes, em particular dos prematuros.

O aumento da sobrevida desses pacientes representou grande avanço da medicina neonatal, entretanto muitos sobreviventes enfrentam uma vida inteira de deficiências, incluindo dificuldades de aprendizagem e visuais, e problemas respiratórios e de audição. Tal fato fez com que a avaliação das consequências em longo prazo se tornasse prioritária no julgamento das várias estratégias terapêuticas adotadas no período neonatal.

Sabe-se que a base para alcançar a melhor decisão no dia a dia da UTI neonatal são as informações consistidas. Dessa forma, os dados coletados da monitoração cardiorrespiratória para avaliar a gravidade da doença e a resposta ao tratamento instituído são fundamentais para o manejo de recém-nascidos com insuficiência cardiorrespiratória.

OBJETIVOS

O objetivo do presente capítulo é mostrar ao leitor as principais ferramentas para avaliação respiratória e hemodinâmica no neonato, bem como os parâmetros de normalidade.

MONITORAÇÃO RESPIRATÓRIA

Propedêutica respiratória

Em razão das peculiaridades estruturais e funcionais ligadas à imaturidade do sistema respiratório, as doenças pulmonares no período neonatal exteriorizam-se clinicamente de forma característica e comum aos pacientes dessa faixa etária. O conhecimento e a interpretação desses sinais são úteis para decidir o melhor momento de início da intervenção terapêutica e o seu acompanhamento. Os sinais e sintomas que definem a propedêutica respiratória estão voltados basicamente para a observação e a inspeção do RN, e podem ser agrupados entre aqueles que retratam o padrão respiratório e o aumento do trabalho respiratório (Tabela 1).

Taquipneia é definida pelo aumento da frequência respiratória é um dos sinais mais frequentemente observados na prática clínica, indicando que o RN apresenta alguma dificuldade respiratória. A frequência respiratória fisiológica no período neonatal gira em torno de 40-60 movimentos por minuto. Considera-se arbitrariamente como taquipneia quando a frequência se mantém persistentemente acima de 60 movimentos por minuto. É importante lembrar que uma avaliação correta da frequência respiratória deve ser realizada visualizando e contando os movimentos respiratórios na região toracoabdominal por 1 minuto, de preferência durante o repouso ou sono. A taquipneia pode apresentar-se isoladamente ou, em geral, acompanhada por outros sinais respiratórios. A primeira condição é mais comum em alterações

TABELA 1 Sinais e sintomas que definem a propedêutica respiratória

Padrão respiratório
Frequência respiratória: taquipneia
Ritmo e periodicidade da respiração: apneia; respiração periódica
Trabalho respiratório
Batimento de asa nasal
Gemido expiratório
Head bobbing
Retrações torácicas: • Intercostal • Subcostal • Supraesternal • Esternal
Cor
Cianose

extrapulmonares, como hipertermia, sepse, distúrbios metabólicos e cardiopatias congênitas.

A respiração periódica é considerada um padrão respiratório particular do RN prematuro, caracterizada por períodos de respiração rápida intercalados com episódios de apneia de 5-10 segundos. Acredita-se que esse padrão decorra da imaturidade do centro respiratório, podendo persistir até o bebê alcançar 34 semanas de idade gestacional. Não requer tratamento específico.

Já a apneia é um distúrbio do ritmo respiratório caracterizado por pausa respiratória superior a 20 segundos, acompanhada ou não de bradicardia, cianose ou queda de saturação de oxigênio, decorrente de hipoxemia. É observada com maior frequência em RN prematuros, em geral naqueles que apresentam algum grau de insuficiência cardiorrespiratória ou alterações neurológicas. Acredita-se que a apneia decorra da combinação de imaturidade do centro respiratório com alterações sistêmicas, como distúrbios metabólicos, anemia, acidose ou hipoxemia.

Ambos os hemitórax devem se movimentar de maneira simétrica. A movimentação assimétrica decorre de fatores que inibem a movimentação torácica, como lesões que ocupam espaço (pneumotórax, derrame pleural) ou falha na atividade neuromuscular (paralisia ou paresia do diafragma, malformação do diafragma).

O batimento de asa de nariz representa a abertura e o fechamento cíclico das narinas durante a respiração. Sabe-se que o RN apresenta respiração basicamente nasal e, por um mecanismo reflexo, nos períodos de dificuldade respiratória observa-se dilatação das narinas. Tal mecanismo ocorre na fase inspiratória do ciclo respiratório e acredita-se que com o intuito de diminuir a resistência da via aérea em nível nasal, reduzindo o trabalho respiratório.

O gemido expiratório é um sinal de desconforto respiratório característico do período neonatal, que ocorre em consequência da constrição ao nível da laringe (cordas vocais) e pode estar associado às retrações da caixa torácica. É um mecanismo que tem por objetivo aumentar a pressão nas vias aéreas e, dessa forma, aumentar a capacidade residual funcional, diminuindo assim as alterações da relação ventilação-perfusão. É mais evidente nas condições patológicas que cursam com diminuição do volume pulmonar.

Na respiração em balancim, o tórax sofre retração na inspiração, enquanto o abdome se expande, e o inverso ocorre na expiração. É causada pela ampla movimentação diafragmática e observada nos esforços respiratórios extremos em associação com o *head bobbing*, caracterizado pelo movimento de balançar de cabeça a cada respiração causado pela contração da musculatura acessória do pescoço. É um sinal de aumento do trabalho respiratório.

As retrações torácicas decorrem do deslocamento da caixa torácica para dentro, a cada respiração, localizando-se entre as costelas (intercostal), abaixo das últimas costelas inferiores (subcostal), nas margens superior (supraesternal) e inferior do esterno (xifoide). As distorções na caixa torácica decorrem de uma série de peculiaridades anatômicas, ou seja, as costelas apresentam formato circular, são constituídas basicamente de cartilagem e apresentam uma inserção perpendicular na coluna vertebral. Além disso, o diafragma insere-se perpendicularmente nas costelas. Associado a isso, o RN, em relação ao adulto, apresenta maior quantidade de sono tipo REM (*rapid eye movement*). Sabe-se que durante esse tipo de sono ocorre hipotonia muscular generalizada, em particular da musculatura intercostal, que é importante na fixação das costelas durante a contração do diafragma. Essas particularidades resultam em maior tendência à distorção da caixa torácica durante os movimentos respiratórios, levando a uma inspiração paradoxal, pouco efetiva e com aumento do trabalho respiratório. Como o aparecimento das retrações da caixa torácica é proporcional à pressão negativa gerada no espaço pleural, existe uma correlação entre o grau de retração da caixa torácica e o compartimento do parênquima pulmonar. As retrações da caixa torácica também podem ser visualizadas em decorrência da baixa complacência pulmonar, obstruções de vias aéreas superiores ou alterações estruturais do tórax.

A cianose pode estar presente de duas formas: periférica ou central. A primeira, avaliada clinicamente por meio da presença de cianose nas extremidades, em particular no leito ungueal, é um sinal muito comum nos primeiros dias de vida e, em geral, secundária à baixa temperatura ambiente, aos distúrbios metabólicos e à imaturidade do controle vasomotor. A segunda é sempre um sinal patológico, podendo indicar a presença de cardiopatia congênita ou doença pulmonar grave. O melhor local para se avaliar a presença de cianose central é a região perioral, e normalmente aparece quando a concentração de hemoglobina reduzida excede 4-5 g%, que corresponde a valores de saturação de oxigênio arterial abaixo de 75-85%. Na prática, o valor da cianose central como parâmetro clínico para avaliar a gravidade da insuficiência respiratória é limitado. Esse fato se deve à presença da hemoglobina fetal, que apresenta a curva de dissociação da oxiemoglobina desviada para a esquerda. Nessa condição, os níveis de PaO_2 correspondentes à saturação crítica, abaixo da qual aparece a cianose clínica, estão abaixo do limiar para o desencadeamento do metabolismo anaeróbio. Assim, no período neonatal, o aparecimento da cianose é um sinal tardio, indicando já certo grau de hipóxia tecidual. Além disso, outros fatores podem prejudicar a avaliação clínica da cianose, como o grau de pigmentação da pele, as condições hemodinâmicas, a qualidade da luz ambiente e a acuidade visual do observador. Por essas razões, na prática clínica deve-se tomar cuidado especial na interpretação da cianose, não devendo esperar o seu aparecimento para determinar mudanças na conduta clínica.

A ausculta dos ruídos anormais nos campos pulmonares no RN imediatamente após a intubação é fidedigna para a localização da região acometida, já que os sons se propagam com maior facilidade pelo fato de a parede torácica ser mais delgada e pela proximidade das estruturas. Por outro lado, a alta frequência respiratória e o pequeno volume corrente aliados aos ruídos do ventilador mecânico são fatores que contribuem para dificultar a avaliação por ausculta pulmonar. Portanto, a ausculta não deve ser considerada como parâmetro isolado. Deve-se auscultar as áreas correspondentes a todas as regiões pulmonares, mantendo sempre que possível a cabeça do bebê na linha média, uma vez que a sua lateralização pode diminuir os sons respiratórios no lado contralateral. É fundamental o reconhecimento pela ausculta de sons que indicam a presença de secreção pulmonar na árvore respiratória, como roncos e estertores grossos e médios, e sons que apontam para possível estreitamento de vias aéreas, como expiração prolongada e sibilos inspiratórios e expiratórios. Além disso, deve-se identificar anormalidades quantitativas, como diminuição ou abolição ou, ainda, assimetria de sons.

AVALIAÇÃO DA GRAVIDADE DA DIFICULDADE RESPIRATÓRIA

Escore respiratório

Utiliza-se o escore respiratório para avaliar a gravidade da dificuldade respiratória (Tabela 2). Aplicar o escore periodicamente enquanto o bebê mantiver respiração espontânea, inclusive em CPAP:

- Dificuldade respiratória leve: escore respiratório < 5 e resolução do quadro respiratório em até 4 horas de vida.
- Dificuldade respiratória moderada: escore respiratório entre 5-8 ou persistência de escores < 5 por mais de 4 horas ou aparecimento de um novo quadro respiratório.
- Dificuldade respiratória grave: escore respiratório acima de 8 ou apneia ou *gasping* ou necessidade de suporte ventilatório invasivo.

Boletim de Silverman-Andersen

O boletim de Silverman-Andersen é um método clínico útil para quantificar o grau de desconforto respiratório e estimar a gravidade do comprometimento pulmonar (Figura 1). São dadas notas de 0 a

TABELA 2 Escore respiratório

Escore respiratório	0	1	2
Frequência respiratória	40-60/min	60-80/min	> 80/min
Necessidade de oxigênio	Nenhuma	≤ 50%	> 50%
Retrações torácicas	Nenhuma	Leve a moderada	Grave
Gemido expiratório	Nenhum	Com estímulo	Repouso
Murmúrio vesicular	Bem audível	Diminuído	Pouco audível
Idade gestacional	> 34 semanas	30-34 semanas	< 30 semanas

Adaptada de Downes et al., 1970.[1]

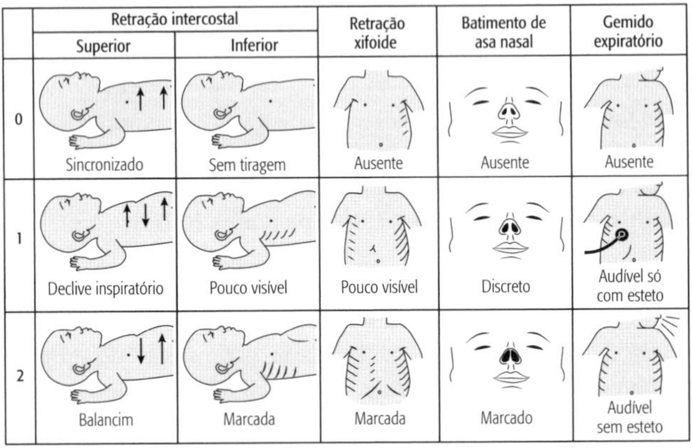

	Retração intercostal		Retração xifóide	Batimento de asa nasal	Gemido expiratório
	Superior	Inferior			
0	Sincronizado	Sem tiragem	Ausente	Ausente	Ausente
1	Declive inspiratório	Pouco visível	Pouco visível	Discreto	Audível só com esteto
2	Balancim	Marcada	Marcada	Marcado	Audível sem esteto

FIGURA 1 Boletim de Silverman-Andersen.

2 para cada item. Notas abaixo de 5 significam dificuldade respiratória leve, e 10 indica o grau máximo de dificuldade respiratória. Vale lembrar que o uso do boletim é falho para os bebês prematuros extremos (menos de 28 semanas) por conta do pouco desenvolvimento da estrutura musculoesquelética.

AVALIAÇÃO DAS TROCAS GASOSAS

Gasometria arterial

A análise dos gases sanguíneos é fundamental no manejo do RN com insuficiência respiratória, tanto para avaliar a gravidade como a resposta a determinada terapêutica. Deve-se lembrar que os valores obtidos refletem a situação do momento da coleta, daí a necessidade de coletas periódicas. Além disso, deve-se atentar para os locais de coleta da gasometria ou de fixação do sensor do oxímetro de pulso, se em regiões pré ou pós-ductais (Figura 2). Nos primeiros dias de vida, o bebê encontra-se em fase de circulação transicional (circulação fetal → circulação adulta). Nesse período, por conta da presença de *shunt* bidirecional pelo canal arterial e/ou forame oval, os níveis de oxigenação são variáveis nas regiões pré e pós-ductais. As gasometrias pré-ductais refletem melhor as consequências das doenças do parênquima pulmonar e a oxigenação cerebral, enquanto as pós-ductais refletem as consequências de alterações dos vasos pulmonares (hipertensão pulmonar).

Nos casos de insuficiência respiratória grave com necessidade de ventilação invasiva, preferir a cateterização da artéria umbilical. A punção intermitente das artérias periféricas é a técnica preferencial

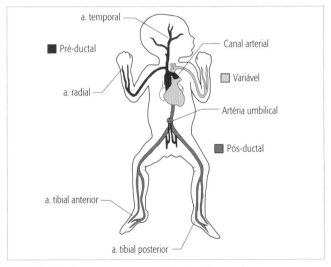

FIGURA 2 Locais de coleta de gasometria em bebês prematuros.

quando se espera evolução benigna da doença respiratória com número pequeno de avaliações gasométricas. Como regra, procurar sempre puncionar as artérias mais periféricas (radial, ulnar, temporal, tibial posterior ou pediosa). A punção da artéria braquial deve ser evitada tanto quanto possível, pelo risco de trombose e isquemia, além da lesão do nervo mediano. A artéria femoral não deve ser puncionada em razão do risco de trombose, necrose do membro inferior e osteoartrite coxofemoral.

Valores de normalidade

Por conta das adaptações cardiopulmonares que ocorrem nos primeiros dias de vida, os valores de normalidade da gasometria arterial sofrem variações de acordo com a idade gestacional e o tempo de vida pós-natal. Não existe consenso na literatura sobre os valores ideais de gasometria arterial durante a oxigenoterapia no período neonatal. De maneira geral, pode-se adotar os seguintes valores após 10 minutos de vida:

- PaO_2 (mmHg): 50-60 (70 no RN termo).
- SpO_2 (%): 90-95.
- $PaCO_2$ (mmHg): 40-60.
- pH: $\geq$ 7,20 (< 6 horas de vida) e $\geq$ 7,25 (> 6 horas de vida).

FATORES QUE INTERFEREM NOS VALORES DA GASOMETRIA ARTERIAL

Presença de bolhas de ar no interior da seringa

A contaminação do sangue com bolhas de ar altera os valores de pO_2, pCO_2 e pH. A mudança mais significativa é a da pO_2, que chega a atingir valores próximos a 150 mmHg. Pode haver, também, elevação discreta dos níveis do pH e diminuição da pCO_2. O tempo que a bolha permanece em contato com o sangue parece ser mais importante que o tamanho da bolha na origem dessas alterações. Portanto, recomenda-se que as bolhas sejam removidas o mais precocemente possível.

Demora no processamento da gasometria

Após a coleta, no metabolismo das células sanguíneas continua havendo consumo de oxigênio e produção de CO_2 no sangue coletado. Sabe-se que, na temperatura de 37°C, a cada hora de exposição há um decréscimo de 0,05 unidade no pH e aumento de 5 mmHg na pCO_2. Por isso, o sangue deve ser processado imediatamente após a coleta, não ultrapassando 10 minutos. Para minimizar esses efeitos, pode-se manter a amostra de sangue submersa em gelo (à temperatura de 4°C). Tal procedimento minimiza as alterações dos parâmetros gasométricos, mesmo quando a análise é realizada após algumas horas.

Excesso de heparina na seringa

Sabe-se que, na heparina utilizada para a anticoagulação do sangue, os valores de pH giram em torno de 7, enquanto os níveis de pCO_2 e pO_2 são mantidos próximos de zero e 150 mmHg, respectivamente. O CO_2 do sangue se difunde para a heparina e provoca redução nos valores da pCO_2 da amostra e diminuição no excesso de base, com pequena alteração no pH. A quantidade máxima de heparina, suficiente para anticoagular 1 mL de sangue sem provocar alterações no exame é de 0,05 mL.

Choro e hiperventilação do paciente

Provocam diminuição dos valores da pCO_2 e pO_2. A punção dolorosa e a resposta à dor podem acarretar diminuição de até 6 mmHg e 17 mmHg nos níveis de pCO_2 e pO_2, respectivamente

Mistura venosa no momento da coleta

As alterações provocadas dependem da proporção de sangue venoso e arterial na mistura.

Oximetria de pulso

O aparelho faz a estimativa da saturação arterial de oxigênio (SpO$_2$) pela detecção das diferenças nos espectros de absorção da hemoglobina oxigenada e reduzida no momento da pulsação arterial máxima. O sensor do oxímetro contém dois diodos que emitem luz com comprimentos de onda específicos, um na banda do vermelho, e outro da região do infravermelho. A quantidade de luz transmitida através do tecido (mãos, dedos, pés etc.) é medida pelo fotodetector. O aparelho faz a medida da SpO$_2$ através das diferenças na proporção de absorção da luz vermelha e infravermelha na pulsação arterial máxima. A leitura da saturação de oxigênio fornecida pelos oxímetros representa a proporção de moléculas de hemoglobina que está transportando oxigênio, e esta não guarda relação linear com a pressão parcial de oxigênio arterial (PaO$_2$), já que a curva de dissociação da oxiemoglobina tem formato sigmoide. A faixa de melhor correlação entre a saturação de oxigênio medida pelo oxímetro e a PaO$_2$ é entre 65 e 95%. Portanto, a oximetria de pulso não é precisa para monitorar estado de hipoxemia grave e hiperóxia. A leitura do oxímetro sofre interferências de fatores extrínsecos, como as condições de baixo sinal (dificuldade para identificar a pulsação arterial devido ao posicionamento inadequado do sensor ou estado de baixa perfusão) ou artefatos (movimento excessivo ou luz ambiente – fototerapia). Para determinar se o oxímetro está detectando pulsos válidos ou sinais de interferência, a forma das ondas de pulso e os bipes de pulso audíveis devem coincidir com cada batimento cardíaco. A alta concentração na circulação de carboxiemoglobina (registro artificialmente alto da SpO$_2$) ou meta-hemoglobina (registro artificialmente baixo da SpO$_2$) são os fatores intrínsecos que interferem na leitura do aparelho. A hemoglobina fetal tem maior afinidade pelo oxigênio que a hemoglobina adulta; assim, ele se torna totalmente saturado em níveis menores de PaO$_2$. Para obter maior confiabilidade nos valores indicados na oximetria de pulso, monte cuidadosamente todos os equipamentos e assegure o seu funcionamento normal:

- Fixar o sensor no local desejado (palma da mão, dorso do pé ou no pulso) antes de conectá-lo ao aparelho. Anotar o local escolhido: região pré ou pós-ductal.
- Ao fixar o sensor, certificar-se de que os diodos emissores (fotoemissor) e o receptor (fotodetector) de luz estejam alinhados. Quando o alinhamento é ruim, o fotodiodo não irá detectar toda a luz transmitida através do tecido, e o oxímetro de pulso não funcionará corretamente.
- Fixar o sensor com firmeza, mas não com força. A pressão excessiva pode impedir a circulação e afetar as leituras e/ou resultar em lesão local. Realizar rodízio a cada 6-8 horas do sensor. Lembrar-se de proteger o sensor da luz externa, especialmente se o bebê estiver em fototerapia.
- Evitar cruzamento do sensor entre pacientes.
- Conectar o sensor no oxímetro e, a seguir, ouça e visualize os sinais e as curvas de registro. Verificar se o oxímetro está detectando um pulso adequado, comparando os bipes audíveis e as ondas de pulso com a frequência cardíaca (FC) informada no monitor cardíaco. A diferença da frequência de pulso e a cardíaca não deve ser superior a cinco batimentos por minuto. Caso haja dificuldade em obter as ondas de pulso perfeitas, checar as condições hemodinâmicas. Lembrar que a movimentação do sensor e as contrações musculares podem simular as ondas de pulso e levar aos registros de saturação incorretos.
- Ajustar os limites superior e inferior de alarme para SpO_2 (89 e 96%) e frequência de pulso (100 e 160). Procure ajustar a intensidade do suporte respiratório para manter a SpO_2-alvo entre 90-95%.

- Ao documentar SpO_2, frequência respiratória e frequência cardíaca, atentar para o estado do bebê (p. ex., chorando, dormindo, acordado e tranquilo, em alimentação, submetido a algum procedimento, tipo e intensidade de suporte respiratório).
- Deve-se lembrar que o uso de monitores não invasivos não descarta a necessidade de coletas periódicas de gasometrias arteriais.

PAPEL DA OXIMETRIA DE PULSO NA MONITORAÇÃO NA SALA DE PARTO

Durante décadas, a avaliação clínica da cor e da FC foi utilizada como referência para a tomada de decisões na assistência ao recém-nascido na sala de parto. No entanto, a análise da coloração da pele ao nascimento mostrou-se imprecisa na detecção do nível de oxigenação, pois a percepção da cor é subjetiva, e a cor rósea associou-se com ampla variação (10-100%) nos níveis de SpO_2. Em vista das limitações da avaliação clínica e apesar de até o momento ainda não existirem diretrizes baseadas em evidências para uso dos valores indicados pela oximetria de pulso para orientar as intervenções durante a transição neonatal, o Comitê Internacional de Reanimação (Ilcor) recomenda o emprego dessa ferramenta para monitorar continuamente a SpO_2 e a FC durante a reanimação na sala de parto, pois permite ações mais imediatas e, principalmente, possibilita a titulação da fração inspirada de oxigênio a ser fornecida. Entretanto, algumas recomendações devem ser adotadas:

- A leitura confiável da SpO_2 no oxímetro demora cerca de 1-2 minutos após o nascimento, desde que haja débito cardíaco suficiente com perfusão periférica. Os diversos estudos relatam sucesso de 20 a 100% na obtenção de leitura no primeiro minuto de vida e 63 a 100% no quinto minuto.

- O sensor deve ser posicionado no membro superior direito, pois nos primeiros minutos de vida a SpO_2 pré-ductal é superior à SpO_2 pós-ductal e reflete a oxigenação cerebral.
- A instalação do sensor no pulso é melhor que na palma da mão, pois a flexão da mão interrompe a perfusão e impede a obtenção do sinal adequado, em especial nos RN a termo. Em prematuros, tanto a palma da mão direita como o pulso direito são adequados.
- Para obter o sinal com maior rapidez siga os passos:
  1. Ligar o oxímetro.
  2. Aplicar o sensor na palma ou pulso direito do RN.
  3. Conectar o sensor ao cabo do oxímetro.
  4. Proteger o sensor da luz ambiente.

LIMITES DA OXIGENAÇÃO-ALVO NOS PRIMEIROS MINUTOS DE VIDA

Após o nascimento, com as primeiras respirações e o início das trocas gasosas alveolocapilares, a saturação nos sítios pré-ductais em bebês saudáveis aumenta gradualmente, atingindo valores acima de 90% após 5 a 15 minutos de vida. Esse conhecimento é importante para evitar a administração desnecessária de oxigênio suplementar durante a ressuscitação. Na Figura 3 estão plotados os percentis 10, 50 e 90 do padrão de referência para SpO_2 nos primeiros 10 minutos de vida para RN que não receberam intervenção na sala de parto, e também os valores de referências adotados pela Academia Americana de Pediatria (AAP), Conselho Europeu de Ressuscitação (ERC) e Programa de Reanimação da Sociedade Brasileira de Pediatria (SBP).

Triagem de cardiopatia congênita

A justificativa do uso da oximetria de pulso como ferramenta de triagem para cardiopatia congênita é detectar hipoxemia na ausência de cianose clínica. Esse teste apresenta sensibilidade de 75% e es-

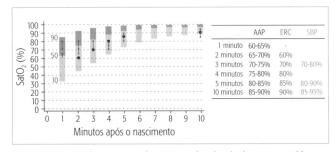

FIGURA 3   Percentis 10, 50 e 90 da saturação de oxigênio de recém-nascidos que não necessitaram de reanimação em sala de parto, acompanhados das saturações alvo recomendadas pelas diretrizes americanas (AAP), europeias (ERC) e brasileiras (SBP) de reanimação neonatal. Modificada de Dawson et al., 2010.[2]

pecificidade de 99%. O teste deve ser realizado em todo RN aparentemente saudável com idade gestacional acima de 34 semanas, antes da alta hospitalar. A SpO_2 deve ser aferida no membro superior direito (pré-ductal) e em um dos membros inferiores (pós-ductal) em 24-48 horas de vida. Para a adequada aferição, é necessário que o RN esteja com as extremidades aquecidas e o monitor evidencie onda de traçado homogêneo. Valores de saturação abaixo de 95% e/ou diferença nos valores de saturação pré e pós-ductal acima de 3% indicam a necessidade de aprofundar-se na propedêutica cardíaca para afastar cardiopatia congênita.

Capnografia

A capnometria fornece diretamente o valor da pressão parcial do CO_2 arterial ($PaCO_2$), em mmHg, no gás inspirado e expirado, enquanto a capnografia é a representação gráfica, em forma de ondas de pressão, da $PaCO_2$ durante o ciclo respiratório (Figura 4). Sabe-se que, em condições de função pulmonar normal ou pouco comprometida, os

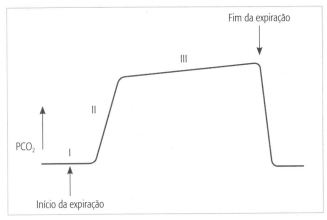

FIGURA 4 Capnografia normal mostrando o platô expiratório. Nota-se que no início da expiração (fase I) a taxa de CO_2 não se eleva, pois o ar que está saindo representa o espaço morto anatômico. Na sequência, nota-se elevação progressiva na concentração do CO_2 expirado (fase II) seguida pela fase de equilíbrio ou platô, que representa a saída do gás alveolar (fase III). O platô expiratório ($PetCO_2$), ou seja, o valor máximo detectado ao final da expiração representa o CO_2 alveolar.

valores de CO_2 ao final da expiração ($PetCO_2$) equivalem aos da $PaCO_2$, com variações de até 8 mmHg para mais ou para menos. Tal diferença é em decorrência do espaço morto e do *shunt* pulmonar fisiológicos. Já nas situações em que o comprometimento pulmonar é importante ou o estado hemodinâmico está alterado, os valores do CO_2 ao final da expiração não guardam relação com os níveis reais do CO_2 no sangue arterial. Dessa forma, o método é limitado para monitorar os níveis de CO_2 nas doenças pulmonares que cursam com alterações importantes na relação ventilação-perfusão, quando existe comprometimento do débito cardíaco e nas situações de hipercapnia ($PaCO_2 > 40$ mmHg).

Para uso neonatal, o capnógrafo deve ser do tipo não aspirativo, no qual o sensor de CO_2 está acoplado diretamente nas vias aéreas, entre a cânula traqueal e o "Y" do circuito do respirador. No dia a dia da UTI neonatal, sobretudo nos prematuros de muito baixo peso, o emprego da capnografia ainda é limitado porque, para monitoração adequada dos níveis de $PaCO_2$, o método requer a presença de volume corrente efetivo. Além disso, o sensor aumenta o espaço morto, a resistência das vias aéreas e o risco de extubação acidental. Entretanto, na sala de parto, a capnografia tem se destacado, pois o método é mais preciso e rápido que a avaliação clínica para a confirmação da posição da cânula traqueal.

MONITORAÇÃO DE MECÂNICA RESPIRATÓRIA À BEIRA DO LEITO

A incorporação da tecnologia de microprocessamento nos respiradores neonatais (fluxo contínuo, limitado a pressão e ciclado a tempo) tem possibilitado a avaliação em tempo real da mecânica respiratória nos bebês em ventilação invasiva. Gradualmente, no dia a dia da UTI neonatal, diante do RN em ventiloterapia as informações obtidas por essa ferramenta têm sido incorporadas pelo corpo clínico na tomada de decisões. Entretanto, para que a informação seja fidedigna e auxilie a equipe nas tomadas de decisão, equipamentos adequados devem ser utilizados. Nos pacientes neonatais, o sensor de fluxo (pneumotacógrafo ou anemômetro) deve apresentar baixa resistência, espaço morto inferior a 1,5 mL e permitir a rápida detecção e processamento dos sinais. Além disso, os sensores devem ter localização proximal, ou seja, entre o "Y" e o tubo traqueal. As leituras dos sensores com localização distal, mesmo com sistemas de correção para perda de volume por pressão de compressão do circuito, estão sujeitas a interferências de variáveis não controláveis, principalmente em baixos fluxos, que geram resultados imprecisos com erros de até 40%. Os sinais captados continuamente pelos sensores de fluxo (pressão e fluxo) são convertidos em sinais elétricos, amplificados em sinais digitais e transformados em gráficos pulmonares. Comumente, em pediatria e neonatologia, esses gráficos são analisados individualmente no decorrer do tempo ou associados entre si. A representação visual dessa interação em tempo real entre a ventilação mecânica e o paciente é crítica para o entendimento do suporte utilizado e sua efetividade.

Gráfico pressão × tempo

É a representação da curva de pressão proximal, ou seja, no "Y" do circuito. A análise desse gráfico permite a detecção do início da inspiração, do pico de pressão inspiratória (PIP), da presença ou ausência do platô inspiratório, ou seja, suporte ventilatório com e sem limite de pressão, e o nível de pressão positiva ao final da expiração (PEEP). A área abaixo dessa curva define a pressão média de vias aéreas que pode ser modificada com ajustes do fluxo, PEEP, PIP, tempo inspiratório ou frequência respiratória. A respiração espontânea é facilmente distinguível da pressão positiva ofertada pelo aparelho, possibilitando a detecção da assincronia entre a respiração espontânea e a mecânica.

Gráfico fluxo × tempo

É a representação gráfica do sinal captado pelo sensor de fluxo. Por convenção, os componentes de aceleração e desaceleração inspiratórios e expiratórios são mostrados como deflexão positiva e negativa, respectivamente. O seu formato depende do padrão de fluxo do paciente (ventilação a pressão com fluxo variável ou ventilação a volume com fluxo constante), impedância do sistema respiratório e das características da cânula traqueal (tamanho, comprimento e diâmetro interno). A análise dessa curva permite a detecção do início da inspiração e se o ciclo foi iniciado e/ou finalizado pelo paciente (assistido ou espontâneo) ou pelo tempo (controlado). Na ventilação com limite de pressão (ciclado a tempo e limitado a pressão, pressão controlada ou pressão de suporte), o pico de fluxo inspiratório e expiratório deve retornar a zero, respectivamente, na ausência de escape de gás em volta da cânula ou de aprisionamento aéreo. Períodos de fluxo zero, inspiratório e expiratório, ocorrem quando há equilíbrio entre as pressões alveolar e a fornecida pelo respirador, ou seja, ao final da inspiração e exalação total do gás (Figura 5). Dessa forma, é possível ajustar o tempo inspiratório (Ti) e o expiratório (Te) do ventilador em tempo real, a cada ciclo respiratório. Procurar ajus-

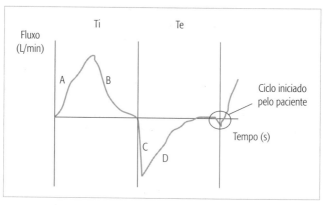

FIGURA 5 Comportamento de uma curva fluxo-tempo normal. O tempo é mostrado em segundos (s) e o fluxo em litros por minuto (L/min). Ti: tempo inspiratório; Te: tempo expiratório. A e C mostram a aceleração dos fluxos inspiratório e expiratório, respectivamente. B e D mostram a desaceleração dos fluxos inspiratório e expiratório, respectivamente. Notar que, ao final da inspiração, a curva permanece com fluxo zero por alguns milissegundos e, ao final da expiração, o fluxo também permanece em zero antes do início da próxima inspiração. Esforço do paciente para iniciar o ciclo ventilatório também pode ser visualizado nessa curva.

tar o Ti para manter o fluxo inspiratório em zero por um mínimo de tempo possível, e o Te para assegurar que o próximo ciclo de pressão positiva só se inicie quando o fluxo expiratório atingir zero.

Gráfico volume × tempo

É a representação gráfica do volume de ar inspirado (porção ascendente) e expirado (porção descendente) a cada ciclo ventilatório. Tradicionalmente, o volume corrente expirado é utilizado para indicar o volume de gás ofertado durante a ventilação invasiva, pois o volume inspirado sofre mais variações por conta do escape de gás pelo uso das cânulas traqueais sem balonete. A análise da curva de volume corrente pode evidenciar sincronismo entre as respirações espontâneas e as mecânicas, e se a pressão utilizada é suficiente para ofertar volume corrente adequado.

Loop pressão-volume (P-V)

O *loop* P-V descreve a variação do volume em função da alteração de pressão. O início da curva se dá no nível da PEEP e, à medida que a pressão fornecida para os pulmões aumenta, ocorre aumento concomitante no volume de gás ministrado. O ramo inspiratório termina na PIP, e o expiratório ou a deflação começa à medida que a pressão e o volume diminuem com o esvaziamento do pulmão. O formato desse *loop* define as propriedades mecânicas do pulmão e a histerese, ou seja, a capacidade do pulmão de manter o volume durante a expiração. A linha imaginária ligando a origem do *loop* com a PIP estima a complacência dinâmica do pulmão (Figura 6). Visualmente, uma condição de boa complacência será indicada por um *loop* vertical com ângulo de aproximadamente 45º, e uma curva plana, desviada para a direita, indicará baixa complacência. A adequação do nível da PEEP pode ser avaliada com base na presença ou ausência do ponto de inflexão inferior (pressão de abertura) no ramo inspiratório do *loop*. O ponto de inflexão pode ser reconhecido pela

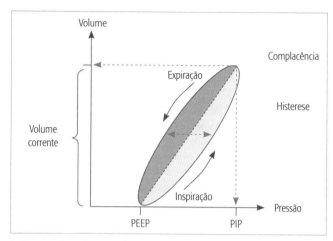

FIGURA 6 Curva P-V normal.
PEEP: pressão positiva ao final da expiração; PIP: pico de pressão inspiratória.

mudança brusca na inclinação da curva. Abaixo da pressão de abertura, na fase de transição de baixo volume para insuflação pulmonar plena, relativamente mais pressão é necessária para produzir alteração no volume corrente. Por outro lado, acima da pressão de abertura, o volume entra nos pulmões com menor aumento de pressão. Quando a PEEP é ajustada no nível da pressão de abertura, esse ponto de inflexão desaparece, resultando em melhor manutenção do volume pulmonar. As principais informações fornecidas pela curva P-V podem ser visualizadas na Figura 7.

Loop fluxo-volume (F-V)

É a representação gráfica do padrão de fluxo durante o ciclo respiratório. O fluxo é mostrado no eixo vertical, e o volume, no horizontal. A curva se inicia no zero e se movimenta no sentido horário,

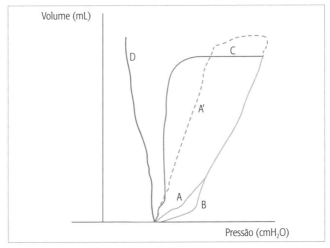

FIGURA 7 Curva P-V que, em situações normais, representada por A e A' é plotada em um ângulo médio de 45°. A situação representada em B mostra o ponto de inflexão inferior da curva, sugerindo necessidade de ajuste da PEEP. Em C, a curva mostra hiperinsuflação e, em D, com a curva que não retorna a zero, extubação.

com a inspiração representada como fluxo positivo, e a expiração como fluxo negativo. Em ambas as fases, é possível a detecção do pico de fluxo, bem como qualquer limitação ao fluxo aéreo inspiratório ou expiratório, representada como um desvio abrupto do sinal de fluxo na direção da linha de base. Nas condições de obstrução fixa das vias aéreas, as porções inspiratória e expiratória da curva tornam-se mais achatadas. Nos casos de síndrome de escape de ar, a porção expiratória da curva não retorna ao zero, indicando menor volume expiratório comparado ao inspiratório, e, na presença de extubação traqueal, além de a curva expiratória não retornar ao zero, não se observa o componente expiratório (Figura 8). Nas doenças obstrutivas observa-se achatamento da porção expiratória da curva; além disso, a análise dessa porção da curva permite a autociclagem pelo acúmulo de água condensada no circuito.

MONITORAÇÃO HEMODINÂMICA

Nos pacientes adultos criticamente doentes, o manejo dos distúrbios hemodinâmicos graves normalmente é apoiado em dados de

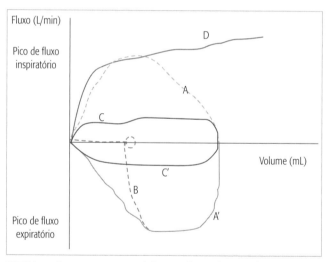

FIGURA 8 Representação normal da curva fluxo-volume pode ter sua porção inspiratória (A), com seu respectivo pico de fluxo, visualizada em A e a expiratória em A'. Escape aéreo está representado por B, quando a curva não retorna a zero. Obstrução inspiratória e expiratória é mostrada em C e C', com a curva achatada e D mostra ausência da fase expiratória, que pode ser vista com extubação.

débito cardíaco e resistência vascular sistêmica obtidos por meio de métodos invasivos. Tais recursos, no entanto, não são disponíveis no período neonatal por causa das dificuldades técnicas e das peculiaridades estruturais e funcionais do aparelho cardiovascular, como, por exemplo, a presença de *shunt* pelo canal arterial e/ou forame oval. Assim, na prática clínica, na maioria das vezes a avaliação do quadro de insuficiência cardiovascular depende dos parâmetros indiretos da função circulatória que refletem a perfusão e a função de órgãos vitais. Os dados clínicos ou laboratoriais devem ser analisados no contexto das modificações fisiológicas na homeostase dos órgãos e sistemas que ocorrem no período de transição feto-neonatal. Além disso, dados isolados são de pouco valor, e não há um sinal específico indicativo de choque. Assim, é fundamental analisar os sinais que refletem a disfunção circulatória em conjunto, realizando avaliações periódicas, uma vez que a condição desses pacientes é dinâmica, e somente com a vigilância constante pode-se perceber a tendência do estado hemodinâmico.

Monitoração clínica

Com o advento de recursos sofisticados que incorporaram a tecnologia de microprocessadores, houve uma invasão de monitores para os cuidados de RN criticamente doentes. A introdução de tais equipamentos nas unidades neonatais tem colocado de lado uma importante ferramenta de monitoração, que é o exame clínico. Assim, observações minuciosas e seriadas das alterações do estado de perfusão associadas às mudanças no estado clínico do paciente, em geral são mais úteis para detectar as disfunções cardiovasculares que os números pouco precisos e de difícil interpretação obtidos de monitores sofisticados. Entretanto, o reconhecimento da deterioração hemodinâmica requer exame físico acurado realizado por profissional com boa prática em cuidados de RN criticamente doentes, já que avaliações e interpretações incorretas podem implicar iatrogenias.

Dada a proximidade, não só anatômica como também funcional, as disfunções cardiovasculares repercutem diretamente no aparelho respiratório e vice-versa. Assim, durante a monitoração da insuficiência cardiovascular deve-se também vigiar os sinais que indicam insuficiência respiratória.

Parâmetros que avaliam distúrbios na perfusão tecidual:

- Cor: RN em boas condições cardiovasculares, em ambiente térmico neutro as mãos e os pés devem estar quentes e secos, e as palmas róseas até a falange distal. Diante de um distúrbio cardiovascular com consequente diminuição da perfusão cutânea, observa-se palidez, cútis marmórea, acrocianose e esfriamento da pele. Tais alterações começam pelas regiões mais periféricas (dedos e pés) e estendem-se em direção ao tronco. Deve-se lembrar que são sinais inespecíficos de instabilidade vasomotora, sendo comuns durante a exposição ao frio e distúrbios metabólicos.
- Temperatura: à medida que ocorre a vasoconstrição periférica, além do esfriamento das extremidades pode-se observar um gradiente de temperatura entre os sítios centrais (abdominal, esofagiano ou retal) e periféricos (extremidades ou axilar). Valores acima de 2°C podem indicar distúrbio cardiovascular grave. A avaliação do gradiente de temperatura tem valor restrito em prematuros extremos devido à imaturidade na termorregulação. A temperatura desses pacientes é afetada diretamente pela quantidade de calor que existe no ambiente, tornando-os poiquilotérmicos.
- Tempo de enchimento capilar: o tempo de enchimento capilar (TEC) reflete a velocidade com que a microcirculação cutânea retorna às condições basais após a aplicação de uma pressão. Apesar de ser utilizado com frequência na prática clínica, existem poucas evidências indicando o seu valor em detectar os distúrbios cardiovasculares. Tal fato decorre da relativa subjetividade do teste, da pouca padronização na técnica de pesquisa entre os

estudos e dos vários fatores que prejudicam a sua avaliação, como a temperatura e a luminosidade ambientais, agitação e edema de extremidades. Assim, recomendam-se os seguintes cuidados na sua pesquisa:

- Avaliar o bebê em ambiente térmico neutro e em local com boa iluminação, de preferência à luz ambiente. Deve-se lembrar que o berço aquecido e a fototerapia interferem na pesquisa.
- Preferir pesquisar no terço médio do esterno ou na região central da fronte. Não se recomenda a pesquisa em extremidades, pelo fato de os resultados serem pouco consistentes e muito variáveis.
- Aplicar leve pressão, suficiente para provocar isquemia no local da pesquisa, durante cerca de 5 segundos.
- Em condições cardiovasculares normais, os tempos mantêm-se inferiores a 3 segundos. Valores acima de 3 segundos, em conjunto com outros sinais, apresentam boa correlação com disfunção cardiovascular, exceto na presença de cardiopatia estrutural ou PCA com repercussão hemodinâmica.

Sinais de baixa perfusão em outros órgãos

- Débito urinário < 1 mL/kg/hora na ausência de doença renal é indicativo de má perfusão renal ou hipovolemia. Esse parâmetro é pouco útil nas primeiras 6 horas do nascimento.
- Hipoatividade ou irritabilidade, convulsões e hipotonia podem indicar baixa perfusão cerebral.

PARÂMETROS QUE AVALIAM DISTÚRBIOS NA PERFUSÃO SISTÊMICA

Pulsos

Avaliar as características dos pulsos nos quatro membros. Observar o gradiente entre os pulsos da região central (femoral e axilar) e periférica (tibial posterior ou anterior e radial). Nos estados de baixo débito cardíaco, observa-se diminuição da amplitude dos pulsos periféricos, enquanto nas situações de choque séptico, PCA com repercussão hemodinâmica e fístula arteriovenosa, a pressão de pulso se alarga, podendo-se palpar um pulso amplo. A avaliação das características do pulso pode ser auxiliada pela oximetria de pulso, observando-se o traçado das ondas de pulso no monitor. Em condições normais, o traçado deve indicar com perfeição as ondas de pulso, e a frequência de pulso deve ser próxima (aproximadamente cinco batimentos) da cardíaca indicada no monitor de ECG contínuo.

Frequência cardíaca

No RN, as mudanças no débito cardíaco são mais pronunciadas por alterações da FC que do volume sistólico. Assim, diante de um insulto que requer melhora do desempenho cardíaco, o aumento da FC é o primeiro mecanismo de compensação para elevar o débito, exceto nos casos graves de hipoxemia, quando a resposta pode ser a bradicardia. Quando o aumento da frequência cardíaca falha em manter a perfusão ou a oxigenação tecidual, sobrevêm a hipóxia e a hipercapnia tissular seguidas de acidose e bradicardia. Portanto, a presença de bradicardia persistente (FC < 100 bpm) é um sinal grave indicativo de colapso cardiovascular iminente. Deve-se lembrar das grandes oscilações na FC no neonato. Procurar monitorar o paciente em repouso, afastando outras causas que alterem os seus valores, como estresse, dor, hipóxia e hipercapnia. A persistência de frequências superiores a 160 bpm associadas a outros sinais de insuficiência hemodinâmica é um sinal de alerta.

Pressão arterial

A hipotensão arterial tem sido considerada, na prática clínica, como um dos principais marcadores de distúrbio cardiovascular para indicação de suporte hemodinâmico. A pressão arterial (PA) é determinada pelo débito cardíaco e resistência vascular sistêmica. Desse modo, os níveis pressóricos podem ser mantidos dentro dos limites da normalidade a despeito da queda do débito cardíaco desde que ocorra a vasoconstrição reflexa.

Pressão arterial invasiva

É considerada o padrão-ouro na monitoração da pressão arterial sistêmica. No período neonatal, a monitoração através da artéria umbilical com a ponta do cateter localizada na aorta é a técnica mais utilizada. Para minimizar erros na leitura, procurar manter o cateter pérvio sem bolhas de ar ou coágulos no seu interior ou na sua ponta; além disso, o tubo que conecta o cateter ao transdutor de pressão deve ter diâmetro semelhante e ser pouco complacente para não interferir na transmissão da pressão.

Pressão arterial não invasiva

A técnica oscilométrica é o método mais utilizado na prática clínica. Vários estudos têm mostrado boa correlação entre os valores de pressão arterial obtidos por esse método com os da técnica direta intra-arterial. No entanto, deve-se tomar os seguintes cuidados na coleta de dados:

- O método não diferencia os estímulos externos da oscilação arterial. Assim, as medidas devem ser realizadas com o paciente em repouso, já que a movimentação e os abalos musculares podem interferir na leitura.
- Ajustar o tamanho do balão (manguito) ao membro escolhido utilizando a relação largura do balão/circunferência do membro. Tal relação deve ser de 0,5-0,6.
- Procurar fazer a média entre 2-3 medidas para obter o valor final da PA. Deve-se lembrar que as medidas de pressão arterial média (PAM) são mais fidedignas e menos sensíveis às oscila-

ções quando comparadas com as pressões sistólica e diastólica, já que o método superestima esses valores. Desse modo, diante de um RN criticamente doente, a técnica oscilométrica pode não detectar a hipotensão arterial, principalmente quando os níveis pressóricos se situam abaixo de 25-35 mmHg. Considerar hipotensão arterial quando o valor da PAM for inferior à idade gestacional; por exemplo, em RN com idade gestacional de 30 semanas, considerar hipotensão arterial se a PAM estiver abaixo de 30 mmHg.

MONITORAÇÃO DA FUNÇÃO CARDÍACA

A avaliação das condições cardiovasculares no RN sempre foi um grande desafio devido à complexidade do rearranjo circulatório logo após o nascimento, durante o período da circulação transicional, e à baixa acurácia dos sinais clínicos e laboratoriais para detecção de comprometimento hemodinâmico. Atualmente, o ultrassom (ecocardiografia funcional) à beira do leito realizado pelo neonatologista, à semelhança de outras especialidades, como obstetrícia e cardiologia, vem sendo implementado nas UTI neonatais. As vantagens dessa ferramenta vêm sendo exploradas de forma crescente, já que é um método não invasivo, realizado à beira do leito, sem necessidade de transporte do paciente, executado em tempo real e de forma horizontal, permitindo o acompanhamento evolutivo. Vários dados hemodinâmicos podem ser estudados, como função miocárdica, pré e pós-carga, detecção e magnitude do *shunt* cardíaco e relação dos débitos cardíacos e fluxos sistêmicos. Dessa forma, auxilia no diagnóstico e no acompanhamento terapêutico de vários cenários clínicos frequentemente encontrados na UTI, como o choque do período transicional no prematuro, a persistência do canal arterial e suas repercussões hemodinâmicas, a asfixia perinatal, a hipertensão pulmonar persistente neonatal e os pós-operatórios, entre outros.

Monitoração laboratorial

Os exames laboratoriais são pouco específicos, sendo úteis para avaliar as condições de oxigenação tissular.

Gasometria arterial

Utilizada para avaliar o grau de hipoxemia, hipercapnia e acidose.

Gasometria venosa

É particularmente útil para avaliar a perfusão tecidual. Níveis de PvO_2 abaixo de 30 mmHg (SvO_2 < 70%) sugerem baixa perfusão tecidual ou baixa oferta de oxigênio, enquanto valores próximos aos do lado arterial indicam uma condição grave, normalmente irreversível, em que os tecidos não são capazes de extrair e/ou consumir oxigênio. Tais fatos só podem ser deduzidos na ausência de defeitos estruturais cardíacos. No período neonatal, a PvO_2 pode ser inferida pela análise de amostras sanguíneas coletadas do átrio ou do ventrículo direito.

Lactato

Níveis elevados de lactato sérico refletem a presença de metabolismo anaeróbio por causa da baixa perfusão tissular. Níveis acima de 2,5 mmol/L (≥ 22,5 mg/dL) sugerem hiperlactatemia e associam-se com aumento de mortalidade de RN criticamente doentes.

BIBLIOGRAFIA

1. Downes JJ, Vidyasagar D, Boggs Jr TR, Morrow GM. Respiratory distress syndrome of newborn infants. I. New clinical scoring system (RDS score) with acid-base and blood-gas correlations. Clin Pediatr (Phil). 1970;9:325-31.
2. Dawson JA, Kamlin CO, Vento M, Wong C, Cole TJ, Donath SM, et al. Defining the reference range of oxygen saturation for infants after birth. Pediatrics. 2010;125:e1340-7.

3. Sly PD, Collins RA. Physiological basis of respiratory signs and symptoms. Paediatr Respir Rev. 2006;7:84-8.
4. Goulart AL, Santos AMN, Almeida MFB, Miyoshi MH. O recém-nascido. In: Puccini RF, Hilário MOE (eds.). Semiologia da criança e do adolescente. São Paulo: Guanabara Koogan; 2008. p. 38-61.
5. Silverman WA, Andersen DH. A controlled clinical trial of effects of water mist on obstructive respiratory signs, death rate and necropsy findings among premature infants. Pediatrics. 1956;17:1-10.
6. Nitzan M, Romem A, Koppel R. Pulse oximetry: fundamentals and technology update. Med Devices (Auckl). 2014;7:231-9.
7. Tin W, Lal M. Principles of pulse oximetry and its clinical application in neonatal medicine. Semin Fetal Neonatal Med. 2015;20:192-7.
8. Kamlin COF, O'Donnell CPF, Everest N, Davis PG, Morley CJ. Accuracy of clinical assessment of infant heart rate in the delivery room. Resuscitation. 2006;71:319-21.
9. Perlman JM, Wyllie J, Kattwinkel J, Atkins DL, Chameides L, Goldsmith JP, et al. Part 11: Neonatal resuscitation. 2010 International Consensus on Cardiopulmonary Resuscitation and Emergency Cardiovascular Care Science with Treatment Recommendations. Circulation. 2010; 122(16 Suppl 2):S516-38.
10. Hawkes GA, Kelleher J, Ryan CA, Dempsey EM. A review of carbon dioxide monitoring in preterm newborns in the delivery room. Resuscitation. 2014;85:1315-9.
11. Bhutani VK. Clinical applications of pulmonary function and graphics. Semin Neonatol. 2002;7:391-9.
12. Mammel M, Donn SM. Real-time pulmonary graphics. Seminars in Fetal & Neonatal Medicine. 2015;20:181-91.
13. Azhibekov T, Noori S, Soleymani S, Seri I. Transitional cardiovascular physiology and comprehensive hemodynamic monitoring in the neonate: relevance to research and clinical care. Semin Fetal Neonatal Med. 2014;19:45-53.
14. Konig K, Casalaz DM, Burke EJ, Watkins A. Accuracy of non-invasive blood pressure monitoring in very preterm infants. Intensive Care Med. 2012;38:670-6.
15. Lalan S, Blowey D. Comparison between oscillometric and intra-arterial blood pressure measurements in ill preterm and full-term neonates. J Am Soc Hypertens. 2014;8:36-44.
16. Departamentos de Cardiologia e Neonatologia da SBP. Diagnóstico precoce de cardiopatia congênita crítica: oximetria de pulso como ferramenta de triagem neonatal. Disponível em: <http://www.sbp.com.br/pdfs/diagnostico--precoce-oximetria.pdf>. Acesso em: 31 jul 2015.

17. Baik N, Urlesberger B, Schwaberger B, Freidl T, Schmölzer GM, Pichler G. Cardiocirculatory monitoring during immediate fetal-to-neonatal transition: A systematic qualitative review of the literature. Neonatology, 2015;107:100-7.
18. Kluckow M. Use of ultrasound in the haemodynamic assessment of the sick neonate. Arch Dis Child Fetal Neonatal. 2014;99:F332-7.

18 | Noções de radiologia de tórax

Samantha Souza Possa

INTRODUÇÃO

A radiografia é a modalidade de escolha inicial na avaliação do tórax pediátrico. É o mais comum exame de imagem, embora vários outros tipos de exame de imagem sejam utilizados, incluindo a tomografia computadorizada, a ultrassonografia e a ressonância magnética.

Embora amplamente utilizada, especialmente por causa de seu baixo custo, a radiografia é a representação bidimensional de estruturas tridimensionais, com sobreposição de diferentes estruturas e consequente dificuldade de interpretação.

A tomografia computadorizada (TC) é a evolução da radiografia convencional, usando também radiação X. Permite obtenção de diversos cortes de um mesmo órgão. Cada corte é obtido pela reconstrução por processos de computação dos dados registrados de uma mesma região.

A ressonância magnética (RM) tem como principais vantagens a não utilização de radiação ionizante e a excelente resolução, com obtenção de imagens em múltiplos planos. Entretanto, o uso de RM para a avaliação do tórax é bastante limitado porque, em virtude da baixa densidade do tecido pulmonar e das muitas interfaces ar-tecido, há obtenção de imagens de baixa qualidade do parênquima pulmonar.

A ultrassonografia (USG) de tórax é um exame acessível, livre de radiação e particularmente útil como método de avaliação à beira do leito. A USG permite avaliação em tempo real das estruturas examinadas.

TABELA 1   Indicações dos exames de imagem

Exame	Indicações
Radiografia	▪ Avaliação global de ossos, partes moles torácicas, pleura, diafragma, vias aéreas, vasculatura e parênquima pulmonar
Tomografia computadorizada (TC)	▪ Patologias de vias aéreas, parênquima pulmonar, espaço pleural, parede torácica e diafragma ▪ Alterações vasculares nos pulmões e mediastino
Ressonância magnética (RM)	▪ Definição de neoplasias pulmonares e avaliação do sistema cardiovascular
Ultrassonografia (USG)	▪ Alterações musculoesqueléticas e subcutâneas da parede torácica ▪ Posição, morfologia e mobilidade do diafragma ▪ Identificação de derrame pleural e pneumotórax ▪ Avaliação do parênquima pulmonar (incluindo consolidações, alterações intersticiais e abscessos)

CONSIDERAÇÕES TÉCNICAS DE RADIOGRAFIAS DE TÓRAX

A correta avaliação de radiografias do tórax depende de um exame com boa qualidade técnica. Grau de exposição (penetração dos feixes de raios X através das estruturas), posicionamento e incidência são os fatores técnicos que devem ser considerados.

A Figura 1 mostra um fluxograma para avaliação da qualidade técnica de radiografias de tórax.

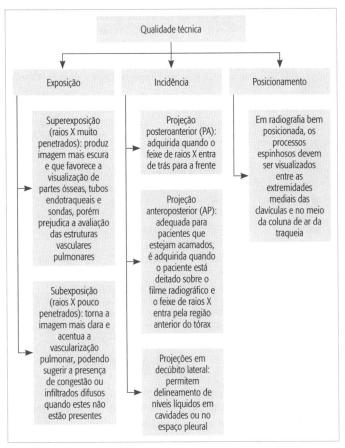

FIGURA 1 Avaliação da qualidade técnica de radiografias de tórax.

- Exposição: refere-se à penetração dos feixes de raios X através das estruturas. Para considerar que o grau de exposição de uma radiografia está adequado, deve ser possível a visualização de vasos periféricos de pelo menos um terço dos campos pulmonares e, ao mesmo tempo, as margens paraespinhais e hemidiafragma esquerdo atrás do coração.
- Incidência: na projeção AP, a sombra cardíaca apresenta aumento em relação à projeção PA em razão da difusão do feixe de raios X.
- Posicionamento: quando a radiografia está "rodada", pode haver projeção das estruturas da linha média para a direita ou para a esquerda. Quando a radiografia está "inclinada", pode-se visualizar falsas reduções de espaços intercostais para o lado da inclinação.
- É relevante ressaltar que a avaliação do grau de expansão dos campos pulmonares é essencial para determinar a qualidade técnica da radiografia. A radiografia é convencionalmente realizada em inspiração. Se realizada em expiração, o exame evidenciará campos pulmonares hipoinsuflados, o que erroneamente pode sugerir pneumonia nas bases ou cardiomegalia, uma vez que o coração estará repousado sobre o diafragma elevado.

ESTRUTURAS INTRATORÁCICAS

- A avaliação de qualquer imagem radiográfica deve ser realizada de forma sistemática (Tabela 2).
- Além das alterações pulmonares, é importante pesquisar alterações mediastinais (alargamentos e massas), cardíacas (alterações de tamanho, limites do coração e grandes vasos) e deformidades do tórax ósseo.

TABELA 2 Avaliação de radiografias

Estrutura a ser avaliada	Considerações
Tecidos moles da parede torácica	▪ A visualização de enfisema subcutâneo na radiografia é indicativo da presença de pneumotórax ▪ Em mulheres, o tecido mamário nas porções inferiores do pulmão diminui a transparência nessa região
Tórax ósseo	▪ Deve-se pesquisar o tecido ósseo em busca de doenças, deformidades, fraturas e alterações anatômicas em costelas, esterno, escápulas, clavículas e corpos vertebrais
Diafragma	▪ O diafragma separa o tórax do abdome, limitando inferiormente o tórax ▪ Tem convexidade voltada para cima e forma um ângulo agudo com a parede torácica durante a inspiração aguda; esse ângulo é denominado ângulo costofrênico, e sua visualização se torna prejudicada em caso de derrame pleural, espessamento ou aderências da pleura ▪ A hemicúpula diafragmática direita é discretamente mais elevada que a hemicúpula esquerda em virtude da presença do fígado à direita ▪ Logo abaixo do hemidiafragma esquerdo é possível visualizar gases (bolha gástrica) no estômago ou no colo intestinal ▪ Aplainamento do diafragma está presente em situações de hiperinsuflação pulmonar
Pleuras	▪ A pleura é constituída por dois folhetos (visceral e parietal) separados entre si por um espaço praticamente virtual
Traqueia e brônquios	▪ A traqueia pode ser identificada por uma coluna de ar na linha média, com discreto desvio para a direita em sua porção inferior (no nível do arco aórtico), quando se divide nos dois brônquios principais (direito e esquerdo). O ponto de bifurcação da traqueia em brônquios principais é denominado carina da traqueia

(continua)

TABELA 2   Avaliação de radiografias *(continuação)*

Estrutura a ser avaliada	Considerações
Vascularização pulmonar	- Os vasos sanguíneos, principalmente as artérias, são responsáveis pela maior parte das marcas radiográficas dos pulmões. Irradiam do centro do pulmão (hilo pulmonar) para a periferia, adquirindo calibres consecutivamente menores
Parênquima pulmonar	- Para melhorar a avaliação, cada pulmão deve ser dividido por linhas horizontais imaginárias em três porções: superior, média e inferior - O alvéolo, unidade funcional e tecidual do parênquima, não é identificável radiograficamente por causa de sua pequena dimensão - Quando o conjunto de alvéolos em determinada região fica excessivamente preenchido por ar, visualizamos hipertransparência - Caso os alvéolos sejam preenchidos por líquido ou tecido, aparecem sombras brancas denominadas opacificações (opacidades) - As opacificações podem ser atravessadas por estruturas tubulares escuras denominadas broncogramas aéreos, que são o principal sinal de doença alveolar
Mediastino	- Espaço situado entre os pulmões direito e esquerdo - Deve-se pesquisar massas e desvio do mediastino e seus componentes
Coração e vasos sanguíneos	- Avaliar tamanho e forma do coração - O contorno da silhueta cardíaca e dos grandes vasos como a aorta é visível em contraste aos pulmões radiotransparentes

TABELA 3   Principais características do tórax em neonatos, lactentes e crianças

Neonatos e lactentes	Crianças
▪ Aumento do diâmetro AP ▪ Diafragma mais alto (projeção até o V espaço intercostal), com redução do diâmetro vertical ▪ Costelas horizontalizadas ▪ Ossificação incompleta do esterno ▪ Hemidiafragma esquerdo frequentemente mais elevado que o direito, em virtude da comum distensão gástrica por ar ▪ O timo apresenta-se na parte superior do mediastino (exceto em prematuros e neonatos a termo que sofreram estresse intrauterino), em aparência comparada a uma vela de barco ("sinal da vela") ▪ Coração globular e grande em comparação ao diâmetro do tórax	▪ Estreitamento do diâmetro AP em relação a neonatos e lactentes ▪ Aumento gradual dos diâmetros vertical e transverso ▪ Ossificação segmentar do esterno ▪ Pulmões mais radiotransparentes em relação aos adultos (o interstício pulmonar não é normalmente visível) ▪ Descida gradual da traqueia, que chega ao nível da localização do adulto (V vértebra torácica) por volta dos 10 anos de idade ▪ Mediastino semelhante ao de aparência adulta por volta de 2-3 anos de idade ▪ Diminuição gradual do tamanho do coração em relação ao tórax

AP: anteroposterior.

TABELA 4   Doenças pulmonares e de vias aéreas

Doença	Sinais radiológicos
Fibrose cística	▪ Hiperinsuflação difusa ▪ Aumento de espaços intercostais ▪ Retificação de costelas ▪ Opacidades nodulares e tubulares na presença de brônquios impactados por muco
Pneumatocele	▪ Hipertransparência e ausência de parênquima pulmonar no lobo ou segmento acometido

(continua)

TABELA 4 Doenças pulmonares e de vias aéreas *(continuação)*

Doença	Sinais radiológicos
Pneumonias	▪ Pneumonia lobar: opacificação homogênea ou consolidação ▪ Broncopneumonia: opacificação heterogênea das vias aéreas centrais em direção à periferia ▪ Pneumonia intersticial: opacidades heterogêneas difusas anormais que podem adquirir o aspecto de favo de mel
Abscesso pulmonar	▪ Opacidade homogênea limitada a um lobo pulmonar, com centro opaco e forma esférica
Bronquiectasia	▪ Perda da definição e aumento do tamanho da trama broncovascular ▪ Perda de volume pulmonar ▪ Dilatação das vias aéreas em casos mais graves
Asma	▪ Sinais de hiperinsuflação pulmonar ▪ Hipertransparência com visualização de trama broncovascular ▪ Aumento dos espaços intercostais ▪ Horizontalização de costelas ▪ Retificação das hemicúpulas diafragmáticas
Enfisema lobar congênito	▪ Hipertransparência com presença de tramas broncovasculares no lobo comprometido ▪ Sombra triangular junto ao bordo inferior da sombra cardíaca (enfisema do lobo superior) ou no ápice da cavidade torácica (enfisema do lobo médio) ▪ Aumento dos espaços intercostais no hemitórax comprometido
Cistos pulmonares	▪ Área hipertransparente circular ou oval (podendo ocupar todo o hemitórax) ▪ Parede cística delgada

(continua)

TABELA 4 Doenças pulmonares e de vias aéreas *(continuação)*

Doença	Sinais radiológicos
Pneumotórax	- Hipertransparência e ausência de trama broncovascular no hemitórax acometido - Aumento dos espaços intercostais no hemitórax acometido - Colapso parcial ou total do pulmão homolateral - Desvio do coração e estruturas do mediastino para o lado contralateral
Derrame pleural	- Opacidade homogênea do hemitórax comprometido - Desvio do mediastino para o lado contralateral - Velamento de seio costofrênico
Edema insterticial	- Borramento ou espessamento perivascular, peribrônquico ou borramento hilar
Edema alveolar	- Opacidade heterogênea bilateral, estendendo-se em leque a partir dos hilos pulmonares - Regiões periféricas limpas
Síndrome do desconforto respiratório agudo (SDRA)	- Infiltrados bilaterais difusos - Broncogramas aéreos - Com a piora da doença, as opacidades tornam-se homogêneas - Borramento das margens cardíacas e hemidiafragmáticas
Hipertensão pulmonar	- Aumento das cavidades cardíacas direitas - Aumento da artéria pulmonar - Atenuação ou desaparecimento dos vasos pulmonares em caso de arteriopatia
Síndrome do desconforto respiratório	- Infiltrado intersticial difuso - Com a progressão da doença, as opacidades tornam-se grosseiras e homogêneas - Pode haver borramento de bordas cardíacas e hemicúpulas diafragmáticas
Contusão pulmonar	- Opacidade no parênquima pulmonar

(continua)

TABELA 4   Doenças pulmonares e de vias aéreas *(continuação)*

Doença	Sinais radiológicos
Atelectasia	- Opacidade homogênea - Diminuição dos espaços intercostais - Desvio das estruturas mediastinais para o lado da opacidade - Elevação homolateral da hemicúpula diafragmática - Pode haver hiperinsuflação compensatória contralateral
Síndrome da aspiração de mecônio	- Opacidades nodulares - Hiperinsuflação pulmonar - Retificação de arcos costais
Displasia broncopulmonar	- Infiltrados reticulonodulares difusos - Broncogramas aéreos - Hiperinsuflação difusa - Linhas radiopacas sugestivas de fibrose

BIBLIOGRAFIA

1. Alvares BR, Pereira ICMR, Araujo Neto AS et al. Achados normais no exame radiológico de tórax do recém-nascido. Radiol Bras. 2006;39(6):435-40.
2. Fygetaki S, Tritou I, Stefanaki S et al. Pediatric chest: From x-ray to ultrasound. A pictorial review of 173 patients. Eur Soc Radiol. 2014;DOI 10.1594/ecr2014/C-0451.
3. Hardy M, Boynes S. Paediatric radiography. Oxford: Blackwell Publishing; 2003.
4. Kohn MM, Moores BM, Schibilla H et al. European guidelines on quality critera for diagnostic radiographic images in paediatrics. Luxembourg, Brussels: European Commission; 1996.
5. Pisco JM. Radiologia e análise de imagens. São Paulo: Rideel; 2010.
6. Sarmento GJV. Fisioterapia respiratória em pediatria e neonatologia. Barueri: Manole; 2011.
7. Zanforlin A, Giannuzzi R, Nardini S, Testa A, Soldati G, Copetti R. The role of chest ultrasonography in the management of respiratory diseases: document I. Multidiscip Respir Med. 2013;8(1):54.

19 | Oncologia pediátrica: principais complicações

Ivan Peres Costa

INTRODUÇÃO

O câncer infantil é considerado raro quando comparado com tumores em adultos, porém corresponde a 2-3% de todos os tumores malignos existentes. Uma estimativa realizada pelo Instituto Nacional do Câncer (Inca) para o biênio de 2016/2017 revela que ocorrerão cerca de 12.600 novos casos de câncer em crianças e adolescentes por ano no Brasil.

Assim como nos países desenvolvidos, o câncer infantil representa a segunda causa de óbito entre 0-14 anos, atrás apenas de acidentes. No Brasil, já representa a primeira causa de morte (7% do total) por doença entre crianças e adolescentes de 1-19 anos, para todas as regiões.

Em razão da complexidade do diagnóstico, o tratamento deve ser realizado em centros especializados e compreende três principais modalidades – quimioterapia (QT), cirurgia e radioterapia (RT) –, sendo aplicadas de forma racional e individualizada para cada tumor específico e de acordo com a extensão da doença.

Atualmente, 70% das crianças e adolescentes acometidos de câncer podem ser curados, se diagnosticados precocemente e tratados de forma adequada.

As doenças oncológicas pediátricas mais frequentes são:

- Leucemias: linfocítica aguda (LLA) ou mieloide aguda (LMA).
- Linfomas e neoplasias reticuloendoteliais: de Hodgkin ou não Hodgkin, linfoma de Burkitt.
- Tumores do sistema nervoso central e miscelânia de neoplasias intracranianas e intraespinais: ependimoma, astrocitoma.
- Tumores ósseos malignos: osteossarcoma, condrossarcoma, sarcoma de Ewing e tumores ósseos malignos não especificados.
- Sarcomas de partes moles: rabdomiossarcoma e sarcoma embrionário, fibrossarcoma, neurofibrossarcoma e outras neoplasias fibromatosas, sarcoma de Kaposi e outros sarcomas de partes moles não especificados.
- Tumores renais: tumor de Wilms, tumor rabdoide, sarcoma de células claras, carcinoma renal e tumores renais malignos não especificados.

PRINCIPAIS COMPLICAÇÕES EM ONCOLOGIA PEDIÁTRICA

Neutropenia febril

Trata-se de complicação decorrente após a quimioterapia e depende da intensidade dos protocolos quimioterápicos. É definida pela febre acima de 38ºC e contagem de neutrófilos < 500/uL. Todos os fatores de risco ligados à neutropenia febril estão relacionados com a quimioterapia, sendo eles: mucosites, neutropenia grave ou supergrave (< 100/uL), internações prolongadas (colonização nas mucosas, pele e trato respiratório por agentes multirresistentes que serão causas de infecções graves quando houver neutropenia) e condições socioeconômicas (ambientes saudáveis, com bom apoio sanitário e alimentação cuidada).

Além da febre, algumas das manifestações clínicas que podem ser encontradas são arrepios/calafrios, sudorese aumentada, tonturas, sinais e/ou sintomas de infecções sistêmicas (sintomas no trato urinário, feridas com pus e sinais de rubor, tosse com expectoração purulenta, diarreia com febre equivalente).

O diagnóstico é realizado por meio de avaliação minuciosa, com exames laboratoriais e complementares, como radiografia, culturas de secreções e de vigilância, e uroculturas. É importante ter em mente que a busca da etiologia não precisa comprometer o início precoce do tratamento com antibioticoterapia.

Imunidade e complicações respiratórias

Por conta da infiltração da medula por linfomas e leucemias, a produção e a ação de linfócitos e neutrófilos torna-se deficitária, deixando o paciente oncológico mais suscetível a uma série de infecções e complicações durante o tratamento. Além disso, o tratamento com quimioterápicos, radioterápicos e cirurgias também contribui para o aumento do risco infeccioso. Muitos dos quimioterápicos são mielossupressores, tóxicos à mucosa e epitélio no trato respiratório e gastrointestinal, facilitando a instalação de microrganismos.

As infecções do trato respiratório estão entre as mais comuns no paciente oncológico, evoluindo rapidamente para insuficiência respiratória (necessitando de algum suporte ventilatório), o que aumenta o motivo de internações recorrentes. Quando não diagnosticada a etiologia, é utilizada antibioticoterapia de amplo espectro. Em sua avaliação inicial deve ser realizada radiografia de tórax (pode ou não apresentar imagem sugestiva de infecção, com a possibilidade de realização de tomografia computadorizada de tórax para melhor delimitação da extensão da doença) e verificados quadro clínico imunológico da criança, culturas, hemograma e gasometria arterial.

O uso de oxigenoterapia, ventilação mecânica não invasiva (VMNI) e ventilação mecânica invasiva (VMI) deve ser de acordo com a necessidade, o quadro clínico apresentado e suas indicações (ver Capítulo 20).

Síndrome da veia cava superior e síndrome mediastinal superior

Trata-se de um conjunto de sinais e sintomas que ocorrem quando há compressão da veia cava superior. A expressão "síndrome mediastinal superior" é usada quando ocorre também a compressão da traqueia, podendo apresentar sintomas como tosse, rouquidão, dispneia, ortopneia, dor torácica, edema em face e região cervical, e ingurgitamento venoso. Em casos mais graves, podem ocorrer alterações do sistema nervoso central (SNC), tonturas e convulsões. Na radiografia de tórax aparece uma massa mediastinal e pode ocorrer, também, derrame pleural e pericárdico. A tomografia computadorizada define o tamanho da traqueia e o grau de compressão; o ecocardiograma bidimensional com Doppler ajuda a verificar a compressão das estruturas cardíacas e o comprometimento do miocárdio.

Havendo compressão da traqueia, deve-se manter o paciente em posição sentada e ofertar oxigênio (cateter nasal ou máscara). Em casos mais graves é possível utilizar VMNI para evitar a manipulação da via aérea com intubação e sedação (aumento do risco de parada cardiorrespiratória).

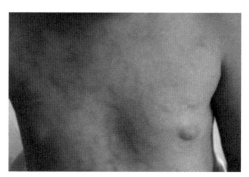

FIGURA 1   Criança apresentando ingurgitamento venoso.[1]

Cardiotoxicidade

Geralmente pode ocorrer pela utilização dos quimioterápicos, diminuindo o índice cardíaco e levando a insuficiência cardíaca congestiva (ICC); pode ser aguda, subaguda ou crônica. A criança pode apresentar congestão pulmonar ou edema pulmonar, necessitando de VMNI. Os pacientes podem apresentar-se compensados, sem necessidade de drogas inotrópicas, vasodilatadores ou diuréticos, mas quando em vigência de infecção e descompensação, podem se comportar simulando um choque séptico.

Massas abdominais

Tumores abdominais volumosos, como linfoma de Burkitt, hepatoblastoma e neuroblastoma, podem comprometer a função respiratória pelo aumento da pressão do tórax. O tratamento deve ser realizado com suporte de VMI, preferencialmente VMNI, até que outras medidas como QT, RT ou cirurgia sejam adotadas (Figura 2).

Síndrome da lise tumoral

Consiste na rápida liberação de metabólitos intracelulares (ácido úrico, fósforo e potássio) em quantidade superior àquela que pode

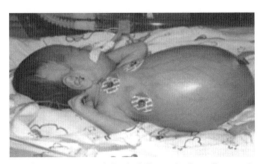

FIGURA 2 Criança com tumor abdominal diagnosticado tardiamente.[2]

ser excretada pelos rins, podendo ocasionar insuficiência renal. Ocorre em tumores de rápido crescimento e volumosas massas, como linfomas de Burkitt e leucemias. Pode ocasionar insuficiência respiratória e alterações motoras em razão de distúrbios metabólicos.

Distúrbios hidroeletrolíticos

Trata-se do desequilíbrio hidroeletrolítico sempre que os principais eletrólitos do organismo (sódio, potássio, cálcio, magnésio, cloro, fósforo, entre outros) não estiverem dentro das taxas fixas necessárias para que possam exercer sua função. A Tabela 1 apresenta as principais alterações eletrolíticas encontradas na criança com doença neoplásica.

TABELA 1 Distúrbios hidroeletrolíticos e suas alterações decorrentes

Eletrólitos	Alterações
Hiponatremia (Na: 135-145 mEq/L)	Decorrentes do próprio tumor ou consequência do tratamento. Secreção inapropriada do hormônio antidiurético (SSIADH) ou cerebral (*salt wasting*) Podem ocorrer crises convulsivas, irritabilidade, sonolência e coma
Hipernatremia	Frequentemente decorrentes de diabetes *insipidus* central (craniofaringiomas, neoplasias pulmonares e histiocitose). Podem ocorrer irritabilidades, hipertonias, convulsões e até mesmo coma
Hipopotassemia (K: 3,5-5 mEq/L)	Decorrentes de perdas, como diarreia e vômitos (quimioterápicos), ou excreção renal aumentada (cisplatina, ifosmida e anfotericina). Podem ocorrer bradicardias, diminuição de força muscular e íleo paralítico
Hiperpotassemia	Diminuição da excreção renal ou liberação de potássio intracelular (associado à lise tumoral). Podem ocorrer perda de força muscular e arritmias cardíacas

(continua)

TABELA 1 Distúrbios hidroeletrolíticos e suas alterações decorrentes *(continuação)*

Eletrólitos	Alterações
Hipocalemia Ca (mg/dL): 10 dias: 7,6-10,4; lactentes: 9,0-11,0; 2-12 anos: 8,8-10,8; 1-18 anos: 4,80-5,52	Associadas frequentemente à lise tumoral. Podem apresentar sintomas como parestesias, câimbras, tetanias, espasmos, laringoespasmos, convulsões e arritmias mais graves
Hipercalcemia	Relacionadas à produção de proteínas análogas ao hormônio paratireoidiano pelas células tumorais ou por osteólise. Podem ocorrer náuseas, obstipação, diminuição e/ou perda de força muscular, convulsões, arritmias graves e até mesmo parada cardíaca
Hipomagnesemia Todas as idades: 1,6-2,6 mg/dL	Geralmente relacionadas a perdas intestinais, esteatorreia, aumento da excreção renal pelo uso de diuréticos e hiper-hidratação. As manifestações clínicas são inespecíficas, pois estão relacionadas a hipocalcemia e hipocalemia concomitantes. Podem ocorrer parestesias, câimbras, convulsões, fibrilação e parada cardíaca
Hipermagnesemia	São raras e ocorrem normalmente pela administração exógena. Podem ocorrer alterações no nível de consciência, hipotensão e arritmias
Hipofosfatemia P (mg/dL): 10 dias a 2 anos: 4,5-6,7; 2-12 anos: 4,5-5,5; > 12 anos: 2,5-4,8	Decorrentes de má absorção intestinal, desnutrição e eliminação renal. Podem ocorrer perda de força muscular, parestesias, íleo dinâmico, apneia e disfunções cardíacas
Hiperfosfatemia	Geralmente ocorrem pelo aumento da administração exógena, mas também são frequentes por conta de liberação celular da síndrome da lise tumoral. Quando o produto se eleva acima de 70, o risco de precipitação aumenta, levando a insuficiência renal e hipocalcemia

Hiperleucocitose

Ocorre quando há número excessivo de leucócitos, acima de 100.000 mm³, associado a complicações metabólicas decorrentes da lise tumoral em qualquer território vascular. O envolvimento pulmonar acarreta dispneia, hipoxemia e acidose, e também ocorre diminuição da perfusão cerebral, causando graus variados de coma e hemorragia intracraniana. A abordagem envolve hiperidratação com 2-4 vezes as necessidades basais, e esse paciente pode apresentar instabilidade hemodinâmica com necessidade do uso de drogas vasoativas. Leucoaférese (ou plasmaférese) consiste na retirada e filtragem desses leucócitos por meio de uma máquina, e está indicada quando os leucócitos ultrapassarem 100.000 m³ ou em caso de maior risco ou sintomático.

Mucosite

Durante o tratamento oncológico, a realização de quimioterapia e radioterapia pode causar perda da integridade tegumentar e ulcerações em diferentes níveis nos órgãos e sistemas, principalmente na mucosa gastrointestinal, facilitando a instalação de microrganismos e aumentando o risco de trauma e sangramento. Trata-se de lesões com edema e eritema, que podem provocar dor intensa, anorexia (pela dificuldade de deglutição), risco de broncoaspiração, aumento da produção de salivação e secreção das vias aéreas superiores. A prevenção de dor e risco de infecções é o principal objetivo do tratamento (Figura 3).

Hipertensão intracraniana (HIC) e herniação cerebral

Os tumores do sistema nervoso central (SNC) são a forma mais simples de tumores sólidos na criança (cerca de 20%). Os mais comuns são os astrocitomas, seguidos dos tumores neuroectodérmicos primitivos (PNET). Os sintomas clínicos podem variar de acordo com a idade e a área afetada. Lactentes apresentam vômitos,

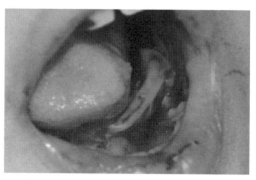

FIGURA 3 Criança com mucosite na cavidade oral.

letargia, perda de atividade motora e aumento da circunferência craniana. Em crianças maiores, o sintoma mais frequente é a cefaleia, podendo estar acompanhada de vômitos, além de alterações visuais (diplopia) e neurológicas (ataxia, hemiparesia, afasias, rigidez cervical, vertigens, letargia e coma).

A HIC pode também levar à tríade de Cushing (bradicardia, hipertensão e apneia) seguida da herniação cerebral, tornando-se o evento final da hipertensão intracraniana, levando à morte encefálica. Podem ocorrer alterações no padrão ventilatório, no tamanho e na reatividade das pupilas e movimentos extraoculares. A terapêutica específica do tumor se dá com o exame histopatológico, que definirá o tratamento com QT, RT ou cirurgia.

Compressão medular

Cerca de 4% das crianças com neoplasia do SNC desenvolvem compressão e disfunção da medula espinhal (geralmente relacionadas ao tumor). O envolvimento de corpos vertebrais por metástases é raro, porém pode ocorrer em doenças terminais. A radiografia simples pode apresentar anormalidades, na maioria dos casos, porém a ressonância magnética (RM) é o exame de escolha no diagnóstico. O tratamento consiste em descompressão cirúrgica imediata (podem ocorrer sequelas irreversíveis), uso de dexametasona endovenosa e radioterapia local (Figura 4).

Acidente cerebrovascular

A hiperleucositose e a coagulopatia são as principais causas de acidente vascular cerebral (AVC) no paciente oncológico pediátrico. O AVC isquêmico está mais associado à hiperleucocitose, enquanto o AVC hemorrágico, aos quadros de coagulopatias. Cerca de 30% dos casos estão associados ao uso de quimioterápicos, e os pacientes geralmente apresentam alterações motoras ou de fala. A TC de crânio pode não evidenciar o AVC isquêmico inicialmente, mas afasta a hipótese de um AVC hemorrágico. O tratamento clínico se dá pela correção de fatores de coagulação e plaquetas.

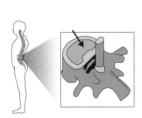
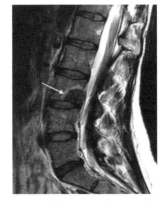

Metástase no corpo vertebral (seta)

FIGURA 4 Representação de metástase no corpo vertebral e ressonância magnética.

Distúrbios da homeostasia

A trombocitopenia é uma complicação que ocorre com maior frequência nas leucemias, podendo ocorrer petéquias, equimoses, epistaxe e hemorragias internas (níveis de plaquetas < 5.000/mm^3). Geralmente, o tratamento é através de transfusão de plaquetas quando há sangramento ativo, procedimentos invasivos ou risco de hemorragia intracraniana.

Algumas neoplasias podem cursar com o aumento do consumo de fatores de coagulação (p. ex., LMA), podendo evoluir para coagulação intravascular disseminada (CIVD). Outros fatores importantes que podem ocorrer são a produção de substâncias trombogênicas pelo tumor (p. ex., carcinoma retal), a deficiência de fatores trombolíticos e a indução por agentes quimioterápicos. Além disso, cateteres, imobilização e sepse podem aumentar ainda mais o risco de trombose venosa.

Anemias

Geralmente ocorrem em decorrência da própria neoplasia (leucemias), da terapia (mielossupressão) ou pelo consumo (situações infecciosas), sendo então um achado comum no paciente oncológico. O paciente pode apresentar sinais de palidez, fraqueza, dispneia, taquicardia, cansaço a mínimos esforços ou a mudanças de decúbito, tontura e rebaixamento do nível de consciência. Geralmente, a correção é feita por meio de concentrado de hemácias, que devem ser irradiadas e filtradas, assim como as plaquetas.

QUIMIOTERAPIA E RADIOTERAPIA

Mesmo com o avanço da tecnologia, as modalidades escolhidas no tratamento contra a neoplasia de base podem causar cardiotoxicidade, nefrotoxicidade, depressão da medula óssea, além de uma série de outros efeitos colaterais, comprometendo as funções orgânicas de forma aguda ou tardia.

A criança pode ficar com risco iminente de morte, necessitando de suporte avançado em UTI; mesmo com o seu problema inicial solucionado pode apresentar complicações instaladas, como cardiopatias, pneumopatias, nefropatias ou neuropatias, necessitando de reabilitação e tratamento para a melhora da sua qualidade de vida.

Nesse contexto, o fisioterapeuta é inserido, contribuindo para melhor tratamento e qualidade de vida dessa população, na UTI pediátrica, nas enfermarias, nos ambulatórios e na abordagem dos cuidados paliativos.

Na Tabela 2 são descritas as alterações que podem ocorrer de imediato; na Tabela 3, os efeitos tardios nos sistemas após a quimioterapia; na Tabela 4, os efeitos tardios da radioterapia. Vale ressaltar que alguns efeitos são intensificados quando as duas terapias são usadas em conjunto.

TABELA 2 Efeitos imediatos da quimioterapia e radioterapia

Tipo de terapia	Alterações no organismo
Efeitos imediatos da quimioterapia	Depressão medular, infecções, náuseas, vômitos, diarreia, obstipação, mucosite, esofagite, faringite, neurite periférica, convulsões, ataxia cerebelar, pneumonite ou fibrose pulmonar, hipersensibilidade e edema pulmonar não cardiogênico, disfunções cardíacas e reações alérgicas
Efeitos imediatos da radioterapia	Reações cutâneas (radiodermites), alterações do apetite, diarreias e cólicas, fadiga, mielossupressão (depende da área irradiada) e endotelite

TABELA 3 Efeitos tardios da quimioterapia

Órgão ou sistema	Agente quimioterápico	Efeito ou sequela
Ossos	Corticoides	Necrose avascular, osteoporose
Cardiopulmonar	Antracíticos	Cardiomiopatia, falência cardíaca congestiva
	Ciclofosfamida (altas doses)	Falência cardíaca
	Bleomicina/BCNU	Fibrose pulmonar
	Metotrexato	Pneumonite intersticial
Sistema nervoso central e periférico	Metotrexato	Mudanças estruturais, mudanças neuropsíquicas, hemiplegia e convulsões
	Cisplatina	Neuropatia periférica, perda de audição
	Alcaloides da vinca (Oncovin)	Neuropatia periférica
Renal	Ifosfamida	Síndrome de Fanconi
	Cisplatina	Diminuição do *clearance* de creatinina, hipomagnesemia, acidose tubular renal
	Carboplatina	Insuficiência renal
	Metotrexato	Falência renal aguda
	Nitrosureias	Falência renal com sintomas tardios
Geniturinário e gonadal	Ciclofosfamida e ifosfamida	Cistite hemorrágica, fibrose de bexiga, carcinoma de bexiga
	Ciclofosfamida, outros anquilantes e procarbazida	Esterilidade nos homens e menopausa precoce nas mulheres
Gastrointestinal	Metotrexato	Fibrose, cirrose, testes de função hepática alterada
	BCNU	Falência hepática, testes de função hepática alterada

TABELA 4 Efeitos tardios da radioterapia

Órgão ou sistema	Efeitos ou sequelas
Ossos	Diminuição do crescimento, escoliose, baixa estatura, dor lombar e deformidade nos membros, com tamanhos diferentes entre si
Músculos e partes moles	Atrofia, fibroses, deformidades cosméticas
Dentes, glândulas salivares	Maior risco de cáries e periodontites, malformação de raízes, agenesias dentárias, xerostomia
Ocular	Catarata, retinopatias, queratoconjuntivites
Cardiopulmonar	Pericardite constritiva, doença coronariana precoce, fibrose pulmonar
Sistema nervoso central	Déficits neuropsicológicos, mudanças estruturais (atrofias, calcificações, dilatações ventriculares)
Renal	Hipertensão, diminuição do *clearance* de creatinina
Geniturinário	Fibrose de bexiga, contraturas
Endócrino	Déficit de hormônio do crescimento, sinais de falência da glândula pituitária, hipotireoidismo e aumento do risco de nódulos, risco de esterilidade nos homens, falência ovariana e menopausa precoce nas mulheres
Gastrointestinal	Má absorção de nutrientes, estreitamento intestinal, disfunção hepática

DOR ONCOLÓGICA

A dor é o principal fator limitante e de sofrimento para o paciente oncológico. Seu nível pode variar de uma criança para outra, mesmo quando apresentam o mesmo tipo de tumor. Pode ser de origem psicológica, de origem fantasma pós-amputação ou causada por fatores como destruição de tecidos moles e ósseos, obstrução, infiltração, manipulações cirúrgicas pós-ressecção de tumores, pós-quimioterapia (neurite periférica) e pós-radioterapia.

Entretanto, dentro do ambiente da UTI pediátrica, utilizam-se altas doses de analgesia e sedação. Os medicamentos mais prescritos são: midazolam, fentanil e morfina, podendo alcançar níveis elevados de acordo com a escala de sedação/analgesia.

A dor do paciente oncológico é de difícil controle, podendo muitas vezes alcançar elevados escores no momento da avaliação (Figura 5). Alguns recursos terapêuticos não farmacológicos podem auxiliar na redução da dose e da frequência de utilização de opioides. A estimulação elétrica nervosa transcutânea (TENS) tem eficácia comprovada no tratamento da dor crônica. O calor superficial e profundo, a crioterapia, o *laser* e a massoterapia são contraindicados em regiões de radiação ou diretamente no tumor. Outros recursos, como alongamentos e massagens, devem ser utilizados por diminuírem a ansiedade dos pacientes.

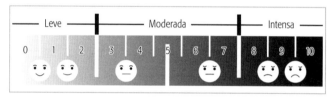

FIGURA 5 Escala visual analógica de dor.

BIBLIOGRAFIA

1. Online Medical Library. Disponível em: medlibs.com.
2. Caran EMM, Luisi FAV, Cypriano M. Tumores abdominais malignos mais frequentes na infância: diagnóstico diferencial. Rio de Janeiro: Pediatria Moderna. 2009;45(2):60-4.
3. Instituto Nacional do Câncer [on-line]. Disponível em: <http://www.inca.gov.br/tumores_infantis/>. Acesso em: 10 mar 2017.
4. Little J. Epidemiology of childhood cancer. Lyon: International Agency for Research on Cancer. World Health Organization; 1999.

5. Camargo B et al. Pediatria oncológica: noções fundamentais para o pediatra. São Paulo: Lemar; 2001.
6. Mendes AV, Sapolnik R, Mendonça N. New guidelines for the clinical management of febrile neutropenia and sepsis in pediatric oncology patients. J Pediatr. 2007;83:2(Supl).
7. Sapolnik R. Suporte de terapia intensiva no paciente oncológico. J Pediatr (Rio J). 2003;79(Supl2):S231-42.
8. Narang S et al. Anesthesia for patients with mediastinal mass. Anesthesiology Clinics of North America. 2001;19(3).
9. Stokes DN. Tumor lysis syndrome and the anesthesiologist: intensive care aspects of pediatric oncology. Sem of Surg Oncol. 1990;6:156-61.
10. Bunin NJ, Pui CH. Differing complications of hyperleukocytosis in children with acute lynfoblastic or non-lynfoblastic leukemia. J Clin Oncol. 1985; 3:1590:5.
11. Anders JC, Soler VM, Brandão EM, Vendramini EC, Bertagnolli CLS. Aspectos da enfermagem, nutrição, fisioterapia e serviço social no transplante de medula óssea. Medicina (Ribeirão Preto). 2000;33:463-85.
12. Kelly KM et al. Oncologic emergencies. Pediatrics Clinics of North America. 1997;44(4):810-30.
13. Goad KE, Gralnick HR. Coagulation disorders in cancer. Hematol Oncol Clin North Am. 1996;10:457.
14. Slichter SJ, Harker LA. Hemostasis in malignancy. Ann N Y Acad Sci. 1974; 230:252-61.
15. DeVita VTJ, Rosenberg SA, De Pinho RA, Weinberg RA (eds.). Cancer: Principles and practice of oncology. 9. ed. Philadelphia: Lippincott Williams; 2011.
16. Farrow CA, Hicks AB, Kamen AB. Essentials of pediatric intensive care. Oncology. 2. ed. San Francisco: Churchill Livingstone; 1997.
17. Friedrich CF et al. O papel do fisioterapeuta no tratamento oncológico – cancerologia atual: um enfoque multidisciplinar. São Paulo: Roca; 2000.
18. AMA Council on Scientific Affairs. Good care of the dying patient. JAMA. 1996;275:474-8.

20 Fisioterapia em oncologia pediátrica

Ivan Peres Costa
Etiene Farah Teixeira de Carvalho

INTRODUÇÃO

O paciente oncológico pediátrico apresenta algumas debilidades decorrentes do avanço da doença e do tratamento oncológico adotado que podem ocasionar sequelas temporárias ou definitivas.

O papel do fisioterapeuta é atuar para minimizar ou erradicar essas debilidades, uma vez que muitos profissionais questionam a existência de diferenças dos tratamentos durante o plano terapêutico adotado. Para intervenção eficaz, o fisioterapeuta deve realizar minuciosa avaliação, identificando as alterações apresentadas pelas crianças, para que sejam corretamente tratadas, ou as que possam vir a ocorrer, para que sejam devidamente prevenidas.

FISIOTERAPIA MOTORA

Os efeitos do imobilismo, repouso prolongado no leito e/ou inatividade muscular são bem descritos na literatura. Podem causar dor, fraqueza, resistência cardiopulmonar diminuída, úlceras por pressão, contraturas, trombose venosa profunda e até mesmo hipotensão postural.

Os efeitos do imobilismo podem se agravar no paciente oncológico, em decorrência do tratamento com a quimioterapia ou com a radioterapia. Os lugares irradiados apresentam diminuição da vascularização tecidual, e as lesões geradas no tecido geralmente são substituídas por tecido fibroso, ocasionando perda da elasticidade tecidual, podendo gerar bloqueio articular permanente e fibrose muscular.

Sendo assim, o principal objetivo do fisioterapeuta é prevenir a síndrome do imobilismo por meio de um programa de exercícios que podem ser elaborados quando o paciente apresentar estabilidade hemodinâmica, no intuito de melhora das capacidades cardioventilatórias, osteomioarticulares e bem-estar psicológico.

Deve-se utilizar técnicas lúdicas, para estimulação de trocas posturais, sedestação, ortostatismo, deambulação, exercícios metabólicos, ganho de força e resistência, tendo em mente que os exercícios aplicados devem ser bem adaptados para cada tipo de criança, respeitando-se os limites de cada uma e tomando-se os cuidados necessários.

Em caso de metástases ósseas, como existe o risco de fratura, os exercícios são limitados pela extensão do comprometimento ósseo. Fraturas patológicas ocorrem em 8 a 30% dos casos.

Ainda não existe um consenso do que realmente é ou não prejudicial ao paciente e qual seria o limite real para a não manipulação. O importante é sentir o que melhor se adapta à criança durante a terapia.

A Tabela 1 apresenta as alterações nos valores laboratoriais e as recomendações terapêuticas durante a cinesioterapia motora.

FISIOTERAPIA RESPIRATÓRIA

As crianças oncológicas apresentam fatores diferenciados em vários aspectos, desde sistema respiratório mais suscetível a complicações em razão de seu amadurecimento tardio, fragilidade biomecânica e desempenho muscular inferior ao dos adultos até os fatores

TABELA 1   Orientações de exercícios para pacientes oncológicos

Valores laboratoriais		Recomendações
Plaquetas 150.000-450.000/mm³	30-50.000/mm³	Exercícios ativos, deambulação e exercícios resistidos leves
	20-30.000/mm³	Exercícios leves (passivos assistidos), sem resistência
	< 20.000/mm³	Mínimo de exercícios, atividades com cautela
Hemoglobinas e hematócritos Hb: 12-16 g/dL Ht: 37-47%	Hb > 10 g/dL; Ht > 35%	Exercícios aeróbicos e resistidos + deambulação
	Hb 8-10 g/dL; Ht 25-35%	Exercícios aeróbicos e resistidos leves, deambulação tolerada
	Hb < 8 g/dL; Ht < 25%	Exercícios leves, exercícios isométricos, evitar exercícios aeróbicos e exercícios progressivos
Metástases ósseas	0-25% do córtex envolvido	Exercícios aeróbicos leves, evitar atividades de levantar/esforço, descarga total de peso
	25-50% do córtex envolvido	Exercícios ativos de amplitude máxima, sem tração, descarga de peso parcial
	> 50% do córtex envolvido	Não realizar exercícios, toque leve sem descarga de peso, usar muletas e andador

relacionados ao câncer: mielossupressão (anemia, leucopenia, plaquetopenia), que aumenta o risco infeccioso; distúrbios de coagulação (risco de sangramento); dor.

Manobras de higiene brônquica e de reexpansão pulmonar podem ser realizadas desde que se respeitem os valores de plaquetas, coagulograma e limiar da dor.

A Tabela 2 apresenta uma diretriz proposta pelo Children's Hospital (Boston) com os valores de plaquetas associados à sugestão das

TABELA 2 Valores de alterações nas plaquetas e manobras fisioterapêuticas sugeridas

Contagem de plaquetas	Técnicas de fisioterapia respiratória
> 50.000/mm^3	AFE, RTA, manobras de reexpansão pulmonar, vibrocompressão, tapotagem, *bag squeezing*, manobra ZEEP, estímulo de tosse, aspiração de cânula orotraqueal, aspiração naso/orotraqueal
50.000-20.000/mm^3	Vibração e posicionamentos para drenagem brônquica
< 20.000/mm^3	Somente posicionamentos de drenagem brônquica

AFE: aceleração do fluxo expiratório; RTA: reequilíbrio toracoabdominal.

técnicas de fisioterapia a serem realizadas. Quando a intervenção faz-se necessária, mesmo observando-se os valores alterados, opta-se por manipulações "leves" (em intensidade, força e duração).

O treinamento muscular respiratório é encorajado e pode ser realizado quando o paciente estiver sob ventilação mecânica e assim que a criança tiver indicações para essa técnica.

As técnicas fisioterapêuticas para resolução da atelectasia vão depender da faixa etária da criança. O princípio é o ganho de volume com aumento da capacidade residual funcional (CRF):

- Lactentes: apresentam tendência a reduzir a CRF facilmente e são incapazes de obedecer a um comando verbal – a fisioterapia deve ser passiva. A expiração lenta e prolongada (ELpr) é uma técnica que promove higiene brônquica e estimula o ganho de volume pelo reflexo de Hering Breuer, facilitando a desobstrução e a expansão. CPAP intermitente e posicionamento podem ser utilizados.
- Pré-escolares: nessa faixa etária, as crianças já conseguem realizar exercícios respiratórios lúdicos e com inspirômetros de in-

centivo apropriados para elas. A higiene brônquica deve ser utilizada em conjunto quando houver presença de secreção. A pressão positiva pode ou não ser instituída, dependendo do caso.
- Escolares e adolescentes: nessa faixa etária, a compreensão é ainda melhor, e já podem ser utilizadas técnicas mais localizadas, associadas ao decúbito, e também exercícios respiratórios para ganho de volume pulmonar. A pressão positiva, nesse caso, também pode ou não ser utilizada.

VENTILAÇÃO MECÂNICA NÃO INVASIVA (VMNI)

Segundo estudos recentes, a VMNI vem sendo aplicada em pacientes oncológicos, e podemos observar diminuição significativa na necessidade de intubação orotraqueal (IOT) e nas complicações relacionadas ao suporte ventilatório invasivo.

Tratando-se de crianças, a VMNI é bem tolerada e, quando se faz necessário o uso desse recurso, opta-se, preferencialmente, pela utilização de *prongs* ou máscaras nasais pelo menor risco de broncoaspiração (especialmente em oncologia, uma vez que náuseas e vômitos são bastante frequentes).

Além disso, a VMNI pode ser utilizada como recurso terapêutico para pacientes com metástases ósseas, em crianças plaquetopênicas com distúrbios de coagulação ou pouco colaborativas, que não podem ser manipuladas e não têm idade suficiente para realizar de exercícios ativamente, como forma de mobilização de secreções ou reexpansão pulmonar, melhora da troca gasosa e diminuição do trabalho respiratório, a fim de se evitar intubação orotraqueal (IOT) e ventilação mecânica invasiva.

Crianças que apresentam instabilidade hemodinâmica por cardiotoxicidade, apresentando ritmo de galope (terceira bulha), beneficiam-se do uso da VMNI. Níveis de PEEP em torno de 10 cmH$_2$O são usados com os objetivos de diminuir a pré-carga, melhorar a sobrecarga cardíaca e estabilizar a sua função, associados ou não a agentes vasoativos. Sinais de ICC agudizada, em edema agudo de pulmão, desconforto respiratório, em tratamento com hiper-hidratação (síndrome da lise tumoral ou hiperleucocitose), também se beneficiam da pressão positiva (redistribuição do líquido alveolar, melhora da área de troca gasosa, diminuição da pré-carga e melhora da contratilidade cardíaca).

O fisioterapeuta tem um papel importante na utilização da VMNI, pois é responsável pela escolha e pela adaptação da melhor interface, pela escolha dos parâmetros adequados, umidificação, monitoração durante o procedimento, avaliação da necessidade de oxigênio suplementar e desmame.

VENTILAÇÃO MECÂNICA INVASIVA (VMI)

Por conta do quadro de imunossupressão e infecções pulmonares de evolução rápida para insuficiência respiratória aguda na criança com câncer, há necessidade de suporte ventilatório invasivo. Outros casos de indicação da VMI na criança oncológica são: edema agudo, hemorragia alveolar, rebaixamento do nível de consciência e pós-operatórios de cirurgias extensas.

Após a instalação da VMI, a taxa de mortalidade aumenta, atingindo níveis de 60 a 100% na criança oncológica, porém isso varia de acordo com a faixa etária, diagnóstico de base, *status* funcional, comorbidades, presença ou não de falência de múltiplos órgãos e duração da neutropenia. Geralmente, as causas de óbito são a doença de base, as complicações durante o tratamento ou os problemas associados à VMI, como, por exemplo, a pneumonia associada à ventilação mecânica (PAV).

A participação do fisioterapeuta no procedimento de IOT é imprescindível, ficando responsável pela manutenção das vias aéreas, mantendo-as pérvias, e pela ventilação antes, durante e após a extubação orotraqueal (EOT). A observação da posição da COT, pela ausculta pulmonar, radiografia de tórax e análise da gasometria com os parâmetros iniciais, é essencial para ajustes ventilatórios.

É necessária a integração entre as equipes para ajuste de sedação e analgesia adequadas e a fixação da COT para evitar possíveis sangramentos, traumas e extubações acidentais.

Não existe um real consenso de como o paciente pediátrico oncológico deve ser ventilado. Emprega-se a ventilação de forma mais fisiológica e protetora, buscando utilizar baixos níveis de pressão e deltas de pressão, FiO_2 e volume corrente, mantendo-se parâmetros baixos, porém adequados, para garantir boa expansibilidade, troca gasosa e, principalmente, conforto para o paciente.

Em situação de convulsões, apneia (infiltração tumoral no SNC, alterações metabólicas e/ou hidroeletrolíticas ou toxicidade às drogas) e outras situações que não comprometem o pulmão, a ventilação mecânica adotada é a mais fisiológica e protetora possível.

Em pós-operatórios de ressecção de tumores sem doença pulmonar, o ideal é aproveitar o *drive* ventilatório do paciente e a sincronia com o ventilador para adotar o modo mais fisiológico possível e extubá-lo precocemente. Dessa forma, pode-se receber o paciente em modos como SIMV (pressão + PS) e observar o momento adequado para mudá-lo para PSV.

Devem ser respeitados e ponderados os critérios para desmame e extubação, principalmente o nível de consciência, o padrão ventilatório confortável e os parâmetros mínimos da ventilação, lembrando-se que, quanto maior o tempo de VMI, maiores as chances de complicações associadas à VMI. O uso de VMNI é aplicável sempre que necessário (casos de laringite e estridor laríngeo pós-extubação).

No caso de hemorragia alveolar, é indicado o uso de PEEP em níveis acima de 10 cmH_2O ou o suficiente para interromper a hemorragia, além da transfusão de plaquetas e correção do coagulograma.

Em casos de síndrome do desconforto respiratório agudo (SDRA), procura-se seguir a tendência mundial de ventilação protetora, com o objetivo de se evitar complicações como barotrauma, atelectrauma, volutrauma e biotrauma, e utilizando-se valores de volume reduzido (≤ 6 mL/kg), mínima FiO_2 para manter SpO_2 acima de 90% e altos valores de PEEP (acima do ponto de inflexão da curva pressão-volume). Nesses casos, é indicado o uso de sistema de aspiração fechado, visto que a despressurização do sistema ventilatório deve ser evitada.

Posição prona e manobras de recrutamento alveolar também são recursos a ser utilizados com esses pacientes. Alguns cuidados com a PEEP devem ser tomados em razão das repercussões hemodinâmicas, que podem, por exemplo, diminuir o retorno venoso e o débito cardíaco, e consequentemente piorar a perfusão e a função renal. Dessa forma, em alguns casos, é necessário o uso de drogas vasoativas para que se possa manter PEEP mais elevada.

A atuação do fisioterapeuta nos cuidados com a criança oncológica é rigorosa e visa otimizar os parâmetros ventilatórios, realizar manutenção da higiene brônquica e expansibilidade pulmonar, e desmame precoce. Manobras como *bag squeezing* e ZEEP não são contraindicadas, porém requerem cuidado redobrado, pelo maior risco de sangramento.

Utilização de técnicas como aspiração da cânula orotraqueal deve seguir rigorosamente as regras do procedimento, a fim de se evitar contaminações. Cuidados com a aspiração devem ser tomados quando a criança apresenta sangramento alveolar ativo e intenso ou de vias aéreas superiores, sendo importante a discussão entre as equipes sobre os riscos e os benefícios para o paciente.

Rotinas de troca de circuitos, filtros, umidificadores e nebulizadores variam de acordo com as normas da SCIH de cada serviço. Essas trocas são importantes a fim de minimizar o risco da proliferação de microrganismos e os índices de infecção hospitalar.

CUIDADOS PALIATIVOS EM ONCOLOGIA PEDIÁTRICA

Segundo a Organização Mundial da Saúde (OMS), em conceito definido em 1990 e atualizado em 2002:

> Cuidados paliativos consistem na assistência promovida por uma equipe multidisciplinar, que objetiva a melhoria da qualidade de vida do paciente e de seus familiares, diante de uma doença que ameace a vida, por meio da prevenção e alívio do sofrimento, da identificação precoce, avaliação impecável e tratamento de dor e demais sintomas físicos, sociais, psicológicos e espirituais.

A reabilitação é parte integrante dos cuidados paliativos. Muitos pacientes terminais são restringidos desnecessariamente, muitas vezes pelos próprios familiares, quando na realidade são capazes de realizar atividades e ter independência. A reinserção em suas atividades de vida diária restaura o senso de dignidade e a autoestima.

A fisioterapia contribui efetivamente na retomada de atividades cotidianas desses pacientes, direcionando-os a novos objetivos, nos cuidados do tratamento da dor, evitando as complicações osteomioarticulares, evitando a síndrome do imobilismo e a fadiga, o linfedema (com o uso de bandagens elásticas, drenagem linfática manual e aparelhos de compressão pneumática) e melhorando a função pulmonar com as técnicas de fisioterapia respiratória existentes, treinamento muscular e VMNI.

A interação entre a equipe e o fisioterapeuta é importante para que haja uma discussão entre a equipe, enriquecendo o conhecimento de todos os profissionais envolvidos e beneficiando o paciente, que receberá o tratamento de melhor qualidade possível.

BIBLIOGRAFIA

1. Souza RV et al. Fisioterapia: o câncer e o paciente. In: Manual de condutas diagnósticas e terapêuticas em oncologia. 2. ed. 2002. p. 117-20.
2. Marcucci FCI. O papel do fisioterapeuta nos cuidados paliativos a pacientes com câncer. Revista de Cancerologia. 2005;51(1):67-77.
3. DeVita VTJ, Rosenberg SA, De Pinho RA, Weinberg RA (eds.). Cancer: Principles and practice of oncology. 9. ed. Philadelphia: Lippincott Williams; 2011.
4. Irwin S, Tecklin JS. Fisioterapia cardiopulmonar. 2. ed. São Paulo: Manole; 1994.
5. Hilbert G et al. Noninvasive ventilation in immunosuppressed patients with pulmonar infiltrates, fever and acute respiratory failure. N Engl Med. 2001; 344(7):481-7.
6. Hill NS. Noninvasive ventilation for immunocompromised patients. N Engl J Med. 2001;344(7):522-4.
7. Meert AP, Close L, Hardy M, Berghmans T, Markiewicz E, Sculier JP. Noninvasive ventilation: application to the cancer patient admitted in the intensive care unit. Support Care Cancer. 2003;11:56-9.
8. Nava S, Cuomo AM. Acute respiratory failure in the cancer patient: the role of non-invasive mechanical ventilation. Critical Reviews in Oncology/Hematology. 2004;51:91-103.
9. Shiguemoto TS. Paciente pediátrico oncológico. In: Sarmento GJV. Fisioterapia respiratória pediátrica e neonatal. Barueri: Manole, 2007. p. 312-335.
10. Faria SR. Fisioterapia respiratória. In: Petrilli AS et al. Cuidados intensivos no paciente oncológico pediátrico. São Paulo: Atheneu; 2004. p. 155-182.
11. Shaw A, Weavind L, Feeley T. Mechanical ventilation in critically ill cancer patients. Curr Opin Oncol. 2011;13(4):224-8.
12. Rotta AT et al. O manejo da síndrome do desconforto respiratório agudo. J Pediatr (Rio J). 2003;79(Supl 2):S149-60.
13. Council on Scientific Affairs. Good care of the dying patient. Jama. 1996;275:474-8.

21 | Oxigenoterapia em pediatria e neonatologia

Cláudia Tozato
Lívia Maria de Andrade Martins

INTRODUÇÃO

A oxigenoterapia é a administração de oxigênio (O_2) em concentrações maiores que a encontrada no ar ambiente, com o objetivo de manter a oxigenação tecidual adequada, corrigir a hipoxemia e diminuir o trabalho imposto ao sistema cardiorrespiratório.

É uma prescrição médica, frequentemente utilizada em crianças internadas, independentemente da doença de base. No ambiente domiciliar é empregada em situações de hipoxemia crônica, mais comumente em crianças com doença pulmonar crônica neonatal.

A hipoxemia crônica pode causar hipertensão pulmonar quando a saturação arterial de oxigênio (SaO_2) permanecer abaixo de 88 a 90% e alterações cognitivas e de comportamento quando a SaO_2 for menor que 85%; em crianças com doença pulmonar crônica neonatal pode estar associada a menor crescimento ponderal se a SaO_2 for mantida abaixo de 92%; quando menor que 90%, pode afetar a qualidade do sono e estar associada a morte súbita.

Para determinar a necessidade da oxigenoterapia, são utilizados métodos invasivos para a mensuração da pressão arterial de oxigênio (PaO_2) e da SaO_2, por meio do exame de gasometria arterial ou, de forma não invasiva, da oximetria de pulso, quando se observa a saturação periférica de oxigênio (SpO$_2$).

O oxímetro é um método seguro e eficaz na avaliação de rotina do paciente em oxigenoterapia, porém alguns fatores podem interferir na leitura da SpO$_2$, como extremidades frias, mal perfundidas, mau posicionamento do sensor e esmalte nas unhas.

As equipes de apoio, como fisioterapeutas e enfermeiros, são responsáveis por instalação, controle, acompanhamento dos pacientes e prevenção dos efeitos deletérios do O$_2$; para tanto, é necessário que conheçam as formas de administração, a fração inspirada de oxigênio (FiO$_2$) fornecida e as vantagens e desvantagens de cada método.

INDICAÇÕES

A indicação primária em crianças é a hipoxemia aguda ou crônica confirmada, e a oxigenação deve ser avaliada de acordo com a faixa etária, como exposto na Tabela 1.

TABELA 1 Valores de referência que indicam hipoxemia

	Pressão arterial de oxigênio (PaO$_2$)	Saturação arterial de oxigênio (SaO$_2$)
Lactentes e crianças	< 60 mmHg	< 90%
Recém-nascidos	< 50 mmHg	< 88%

Também está indicada em situações em que, apesar de a PaO$_2$ ser superior a 60 mmHg, há deterioração do aporte tissular de O$_2$ (hipóxia tissular), como no choque cardiogênico e na anemia aguda.

Em crianças com cardiopatia congênita ou doença pulmonar crônica, são aceitos níveis inferiores de oxigenação.

OXIGENOTERAPIA DOMICILIAR PROLONGADA

O número de pacientes que necessitam de oxigenoterapia domiciliar prolongada (ODP) aumenta a cada ano, e na faixa etária pediátrica o objetivo principal é tratar a hipoxemia crônica decorrente da doença de base da criança.

As indicações estão concentradas fundamentalmente na sua importância em proporcionar e manter adequado desenvolvimento cognitivo e ponderoestatural, prevenir a morte súbita em lactentes e minimizar os efeitos da hipertensão pulmonar.

Também tem o intuito de reduzir a morbidade, melhorar a qualidade de vida, reduzir o período e o número de internações, e, como consequência, diminuir os custos hospitalares.

Não existem critérios bem estabelecidos para a instituição da ODP, mas está recomendada nas seguintes situações: hipoxemia com a criança em repouso; dessaturação durante o sono com SaO_2 abaixo de 90% durante mais de 20% do tempo de sono; presença de hipertensão pulmonar, hipertrofia de ventrículo direito ou policitemia decorrente de hipoxemia crônica; cardiopatias congênitas associadas a hipertensão pulmonar.

De acordo com os valores de SaO_2 e PaO_2, está indicada para crianças e lactentes com níveis de SaO_2 abaixo de 93%, para adolescentes com PaO_2 inferior a 55 mmHg ou SaO_2 inferior a 89%, para pacientes fibrocísticos com SaO_2 abaixo de 90%; nas crianças com anemia falciforme, o adequado é manter a $SaO_2 > 94\%$.

A necessidade de suplementação de O_2 pode variar em função de exacerbação do quadro respiratório, no exercício e em áreas de altas altitudes, mas nas crianças com pneumopatia crônica deve-se tomar cuidado na administração de O_2, pois há diminuição da resposta respiratória e piora da acidose respiratória frente à hiperóxia. O O_2 pode ser utilizado de forma contínua durante as 24 horas do dia ou de forma intermitente, durante o sono e a alimentação.

Algumas doenças que cursam com hipoxemia na infância apresentam boa evolução, e muitas crianças necessitam de ODP por tempo limitado, estando o desmame do O_2 indicado quando a SaO_2 em ar ambiente é igual ou superior a 92 a 93% e maior ou igual a 95% nos casos com HP associada.

Sua retirada pode ser feita de forma gradativa, sendo utilizada somente durante o período de sono ou retirada de uma vez quando não houver necessidade do uso, não havendo consenso sobre qual estratégia é melhor.

MÉTODOS DE ADMINISTRAÇÃO

Existem vários dispositivos de oferta de oxigênio, e o mais adequado vai depender da gravidade da hipoxemia, da precisão requerida no controle da FiO_2, da necessidade de umidificação e da tolerância da criança à terapêutica empregada.

Quando o sistema é capaz de fornecer fluxo maior que o fluxo inspiratório do paciente e mantém a FiO_2 constante, chamamos de sistema de alto fluxo; nesse sistema estão incluídos os dispositivos de Venturi.

O sistema de baixo fluxo administra O_2 a um fluxo menor que o fluxo inspiratório do paciente, e o O_2 administrado se mistura com o ar ambiente, resultando em FiO_2 variável, alta ou baixa, dependendo do dispositivo utilizado e do volume-minuto do paciente. Esse sistema é indicado se a frequência respiratória é menor que 25 respirações por minuto e o padrão respiratório é estável. Os sistemas de baixo fluxo incluem a cânula, o cateter nasal e a máscara simples.

Na Tabela 2, estão divididas didaticamente as formas de administração de O_2 e descritas as principais vantagens e desvantagens de cada tipo de dispositivo.

TABELA 2 Dispositivos de oxigenoterapia

Método	Vantagens	Desvantagens	FiO$_2$
Cateter nasal	Simples e de baixo custo Umidificação não necessária	Obstrução VA superiores Deslocamento do cateter e distensão gástrica	FiO$_2 \cong$ 21 + (n litros $\times$ 4)
Cânula nasal	Simples e de baixo custo Permite fala e alimentação Maior conforto e facilidade de aplicação	Obstrução de narinas Incerteza na FiO$_2$	FiO$_2 \cong$ 21 + (n litros $\times$ 4)
Máscara facial	Permite maiores concentrações de O$_2$ Usada em respiradores orais	Pouca tolerância Difícil fixação Obstrui a saída do vômito	FiO$_2 \cong$ 35-60%
Máscara com reinalação parcial	Máscara com bolsa-reservatório Quando o paciente exala, uma parte penetra no reservatório, misturando-se com o O$_2$	As mesmas da máscara facial	FiO$_2 \cong$ 50-60%
Máscara não reinalante	Possui válvulas nos orifícios de exalação para evitar a entrada de ar ambiente durante a inspiração e outra entre a máscara e o reservatório, para evitar que o ar exalado entre no reservatório	As mesmas da máscara facial	FiO$_2$ mais altas (95-100%)
Máscara de Venturi	Precisão da concentração de O$_2$	As mesmas da máscara facial	FiO$_2$ fixa (24-50%)

(continua)

TABELA 2   Dispositivos de oxigenoterapia *(continuação)*

Método	Vantagens	Desvantagens	FiO_2
Tenda de oxigênio	Permite mobilidade do paciente Concentração de O_2 inspirado constante	Dificuldade de acesso ao tórax Sensação de medo e/ou claustrofobia Umidade do leito Perda de O_2 cada vez que a tenda é aberta	$FiO_2 \cong$ (n litros ar $\times$ 21 + n litros $O_2 \times$ 100)/n total de litros
Halo ou capacete	Concentração de O_2 inspirado constante Fornecer concentrações elevadas de O_2 Permite fácil recuperação da concentração de O_2	Dificulta os cuidados na cabeça Ruído	$FiO_2 \cong$ (n litros ar $\times$ 21 + n litros $O_2 \times$ 100)/n total de litros
Incubadora	Favorece ambiente termocontrolado e passível de umidificação Diminui risco de contaminação	Perda de O_2 cada vez que a incubadora é aberta	$FiO_2 \cong 40\text{-}50\%$

FiO_2: fração inspirada de oxigênio; O_2: oxigênio; VA: via aérea.

TOXICIDADE DO OXIGÊNIO

A oxigenação deve ser avaliada de forma constante, observando-se a necessidade real do uso de O_2 e evitando-se os efeitos deletérios da oxigenoterapia. Os principais fatores que determinam o efeito nocivo do O_2 estão relacionados a altas FiO_2 e ao tempo de exposição.

Os neonatos estão mais sujeitos às alterações provenientes da exposição ao O_2, visto que seu sistema antioxidante se desenvolve tardiamente.

A hiperóxia induz a diminuição do número de macrófagos alveolares, eleva a quantidade de eritrócitos nos espaços aéreos e modifica a histoarquitetura pulmonar, ocasionando diminuição da densidade de volume do parênquima pulmonar e de superfície de trocas gasosas. Promove, também, aumento da permeabilidade capilar, extravasamento de proteínas plasmáticas para o interstício e espaço alveolar, e, tardiamente, após um tempo prolongado de exposição, fibrose na parede alveolar.

Hemorragia alveolar, edema pulmonar não cardiogênico, dano ao pneumócito de tipo I e hiperplasia do pneumócito de tipo II têm sido citados como alterações resultantes das altas concentrações de O_2 na prática clínica.

FiO_2 de 80 a 100% por 24 horas está associada ao desenvolvimento de displasia broncopulmonar. Outras lesões induzidas por altas concentrações de oxigênio são retinopatia da prematuridade, atelectasia, dano ao epitélio pulmonar e redução da produção de surfactante.

CONSIDERAÇÕES FINAIS

O uso da oxigenoterapia é essencial no controle de situações clínicas que cursam com hipoxemia, e sua aplicação, apesar de simples, deve ser criteriosa. A equipe precisa entender as bases fisiológicas, os efeitos terapêuticos e deletérios da oxigenoterapia e ser capacitada para eleger e fornecer o melhor método para cada criança com segurança. A resposta à terapêutica pode ser monitorada com a SpO_2 e deve estar de acordo com a evolução clínica de cada paciente.

BIBLIOGRAFIA

1. Pierantoni LMM, Cabral IE. Conhecimentos essenciais no cuidado à criança em oxigenoterapia. Rev Soc Bras Enf Pediatras. 2001;1(0):17-24.

2. Frey B, Shann Arch F. Oxygen administration in infants. Dis Child Fetal Neonatal. 2003;88:84-8.
3. WHO. Pocket book of hospital care for children: guidelines for management of common illnesses with limited resources. Genebra: World Health Organization; 2005.
4. Camargo BAP, Pinheiro TA, Hercos RCA et al. Oxigenoterapia inalatória em pacientes pediátricos internados em hospital universitário. Rev Paul Pediatr. 2007;26(1):43-7.
5. Zhu Y, Miller TL, Singhaus CJ, Shaffer TH, Chidekel A. Effects of oxygen concentration and exposure time on cultured human airway epithelial cells. Pediatr Crit Care Med. 2008;9(2):224-9.
6. Balfour-Lynn IM, Field DJ, Gringras P, Hicks B, Jardine E, Jones RC, et al. BTS guidelines for home oxygen in children. Thorax. 2009;64(Suppl II):II1-26.
7. Luna Paredes MC, Asensio de la Cruz O, Cortell Aznar I et al. Fundamentos de la oxigenoterapia em situaciones agudas y crónicas: indicaciones, métodos, controles y seguimento. An Pediatr (Barc). 2009;71(2):161-74.
8. Munhoz AS, Adde FV, Nakaie CM et al. Long-term home oxygen therapy in children and adolescents: analysis of clinical use and costs of a home care program. J Pediatr (Rio J). 2011;87(1):13-8.
9. Bashambu MT, Bhola M, Walsh M. Evidence for oxygen use in preterm infants. Acta Pædiatrica. 2012;101(464):29-33.
10. Adde FV, Alvarez AE, Barbisan BN et al. Recommendations for long-term home oxygen therapy in children and adolescents. J Pediatr (Rio J). 2013;89:6-17.
11. Reis RB, Nagato AC, Nardeli CR et al. Alterations in the pulmonary histoarchitecture of neonatal mice exposed to hyperoxia. J Pediatr (Rio J). 2013;89:300-6.
12. Comité Nacional de Neumonología, SAP. Guías para el manejo de la oxigenoterapia domiciliaria en pediatría. Parte 1: Generalidades, indicaciones y monitoreo. Arch Argent Pediatr. 2013;111(5):448-54.
13. Comité Nacional de Neumonología, SAP. Guías para el manejo de la oxigenoterapia domiciliaria en pediatría. Parte 2: Sistemas de administración, suspensión del O_2. Oxigenoterapia em situaciones especiales. Arch Argent Pediatr. 2013;111(6):549-55.
14. Kock KS, Rocha PAC, Silvestre JCC et al. Adequações dos dispositivos de oxigenoterapia em enfermaria hospitalar avaliadas por oximetria de pulso e gasometria arterial. Assobrafir Ciência. 2014;5(1):53-64.
15. Altamirano EHD, Sant'Anna JMP, Mori E. Oxigenoterapia. In: La Torre FPF, Cesar RG, Storni JG, Chicuto LAD, Pecchini R (coords.). UTI Pediátrica. Barueri: Manole; 2015. p. 1491-502.

22 | Pneumonias na infância

Danielle Miyuki Goto

INTRODUÇÃO

A pneumonia é a principal causa infecciosa de morte em crianças em todo o mundo, sendo responsável por 15% de todas as mortes em crianças com idade inferior a 5 anos.[1] A pneumonia é definida como inflamação aguda das estruturas do parênquima pulmonar e pode ser classificada em:

- Pneumonia adquirida na comunidade – mais comum em países em desenvolvimento.
- Pneumonia hospitalar (nosocomial) – segunda causa mais frequente de infecção hospitalar. Apesar da alta prevalência, algumas medidas simples podem prevenir sua manifestação, como, por exemplo, imunização, dieta adequada e abordagem dos fatores ambientais.[1]

ETIOLOGIA

A pneumonia é causada por diversos agentes infecciosos, incluindo vírus, bactérias e fungos. Os principais agentes etiológicos são descritos na Tabela 1.

TABELA 1   Principais agentes etiológicos da pneumonia

Tipo de infecção	Agente etiológico
Bacteriana	*Streptococcus pneumoniae*
	Mycobacterium tuberculosis
	Staphylococcus aureus
	Haemophilus influenzae tipo B
Viral	Vírus sincicial respiratório
	Influenza A ou B
	Adenovírus
Fúngica	*Pneumocystis jiroveci*
	Mycoplasma pneumoniae
	Chlamydia trachomatis

FISIOPATOGENIA

A pneumonia pode ser transmitida de diversas formas, sendo as três principais vias de contaminação a inalatória, a aspirativa e a hematogênica. Os vírus e bactérias comumente encontrados no nariz ou na garganta de uma criança podem infectar os pulmões por inalação ou por meio de gotículas, durante a tosse ou o espirro. Lesões pneumônicas em pulmão direito são comuns na transmissão por via aspirativa, já que o brônquio principal direito é mais largo e verticalizado em relação ao brônquio esquerdo. A partir de uma infecção em outros órgãos e/ou sistemas, a transmissão é por meio da corrente sanguínea (via hematogênica).

As lesões pulmonares em decorrência de infecção respiratória aumentam a permeabilidade dos capilares, havendo formação de exsudato inflamatório que se acumula no interior das vias aéreas. No primeiro ano de vida ou sob condições de deficiência imunitária, desenvolvem-se múltiplos focos esparsos em um ou nos dois pulmões (pneumonia lobular ou broncopneumonia). Na broncopneumonia, os limites são pouco precisos, ricos em células inflamatórias (neutrófilos) que preenchem brônquios, bronquíolos e espaços alveolares. Na pneumonia intersticial, lobos inteiros podem estar comprometidos, e a reação inflamatória pode se localizar principalmente na parede alveolar, onde os septos alveolares ficam alargados e infiltrados com células mononucleares.[2]

MANIFESTAÇÃO CLÍNICA

Os sintomas são semelhantes entre infecções bacterianas e virais. A história clínica deve ajudar a separar as infecções do trato respiratório inferior. Em crianças com menos de 5 anos, o quadro clínico inicia-se subitamente, como uma infecção das vias aéreas superiores (rinofaringite com ou sem otite, traqueobronquite) ou uma virose específica (sarampo, *influenza*). Os principais sintomas são febre, tosse, dispneia, taquipneia, aumento do esforço respiratório, respiração superficial. Em recém-nascidos e crianças com imunidade comprometida, a temperatura corporal pode ser normal ou mesmo inferior à normalidade. Em casos mais graves, nos quais a elevação da temperatura é muito rápida, as crianças podem apresentar convulsões. A taquipneia, na presença de febre, é um mecanismo compensatório para a perda de calor, portanto deve-se reavaliá-la após controle da temperatura. Em crianças que apresentam comprometimento pleural, em geral, a respiração é rápida e superficial, pois o aumento do volume pulmonar é doloroso.[3]

Nos primeiros anos de vida, os sinais mais comuns são: tiragem intercostal, supraclavicular e subcostal, batimento de asa de nariz e gemido expiratório.

Outras manifestações clínicas também podem estar presentes, como queda do estado geral, letargia, cefaleia, irritabilidade, redução do apetite, vômitos, diarreia, palidez e cianose.

TABELA 2   Classificação da gravidade em pneumonias

Sinal ou sintoma	Classificação
Cianose central	Pneumonia muito grave
Dificuldade respiratória grave (movimentos involuntários de cabeça)	Pneumonia muito grave
Incapacidade de beber	Pneumonia muito grave
Tiragem subcostal	Pneumonia grave
Respiração rápida: ≥ 60 rpm em bebê < 2 meses ≥ 50 rpm em bebê entre 2 meses e 1 ano ≥ 40 rpm em criança de 1-4 anos	Pneumonia
Estertores crepitantes	Pneumonia

FATORES DE RISCO

Crianças com comprometimento da imunidade apresentam maior risco de desenvolver pneumonia. O sistema imunológico pode ser enfraquecido por prematuridade, baixo peso ao nascimento, subnutrição ou desnutrição, principalmente em crianças que não receberam amamentação adequada. O tempo de aleitamento materno exclusivo inferior a 4 a 6 meses está associado a aumento do risco de desenvolvimento de pneumonia.[4]

Poluição atmosférica, queima de biomassa no interior das casas (fogão a lenha) e tabagismo dos pais podem aumentar a suscetibilidade a infecções do trato respiratório superior e inferior. O aumento das concentrações de NO_2 e O_3 no ar atmosférico tem sido relacionado ao maior número de admissões hospitalares de crianças com pneumonia na cidade de São Paulo.[5]

DIAGNÓSTICO

O acúmulo de secreções e o desenvolvimento de processo inflamatório decorrentes de infecção respiratória contribuem para piora nos sintomas clínicos e levam a aumento da resistência ao fluxo aéreo em cada respiração. Sinais e sintomas que auxiliam no diagnóstico da pneumonia são: febre, taquipneia, coriza nasal, tosse, dispneia e redução da oxigenação.[6-8] No entanto, o diagnóstico de pneumonia é realizado por meio da avaliação da radiografia de tórax (Figura 1) associada à clínica da criança, apresentando infiltrados pulmonares que podem ser localizados ou difusos.

EXAMES LABORATORIAIS

O hemograma fornece informações sobre o processo infeccioso bacteriano, no qual se observa aumento do número de leucócitos

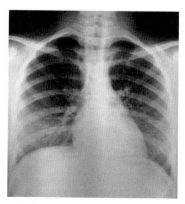

FIGURA 1   Radiografia de tórax: opacidade heterogênea em terço inferior do hemitórax direito e próximo à região do hilo pulmonar direito.

(superior a 15-60 mil) com neutrofilia. A leucopenia (diminuição do número de leucócitos) tem mau prognóstico, pois a criança apresenta alterações imunológicas. Anemia (queda de hemoglobina) pode ser desenvolvida ao longo da doença.

É recomendável, para maior eficácia do tratamento, a identificação do agente etiológico. Nesse caso, a coleta de amostra da secreção traqueal é bastante utilizada.

TRATAMENTO FISIOTERÁPICO

O fisioterapeuta deve realizar uma avaliação da história da patologia atual, antecedentes pessoais e familiares, condições de moradia e avaliação clínica, principalmente. O choro pode prejudicar o exame físico.

A ausculta pulmonar varia de acordo com o local e a extensão da pneumonia: pode apresentar estertores crepitantes (líquido nos alvéolos), estertores subcrepitantes (secreção em vias aéreas de pequeno e médio calibre) e roncos (secreção em vias aéreas de grande calibre). A diminuição do murmúrio vesicular pode indicar a presença de condensação por pneumonia, assim como atelectasia e derrame pleural.

A percussão pode apresentar macicez no local de condensação. A oferta de oxigênio está indicada na presença de hipoxemia, quando se deve avaliar oximetria de pulso e gasometria arterial.[3]

A hipoxemia é um importante preditor de gravidade de mortalidade em crianças com pneumonia. Os sinais clínicos – taquipneia, cianose, dificuldade de ingesta via oral, sonolência, torpor – não são tão eficientes para a avaliação da hipoxemia quanto a oximetria de pulso. Alterações na perfusão periférica e uso de equipamento inadequado para monitorar a oximetria podem dificultar a avaliação. Assim, o uso de oxigenoterapia está indicado para reduzir os efeitos deletérios da hipoxemia em pacientes com sinais e sintomas de pneumonia.

Apesar de pouca evidência científica a respeito da eficácia da fisioterapia no tratamento de pneumonia, o objetivo principal da fisioterapia respiratória é auxiliar na remoção de secreção traqueobrônquica, diminuir a resistência ao fluxo aéreo, melhorar as trocas gasosas e facilitar a ventilação pulmonar. A determinação da técnica adequada deve ser realizada após avaliação clínica e detecção do local acometido, experiência e destreza manual do fisioterapeuta.

A fisioterapia pode combinar técnicas convencionais (vibrocompressão, drenagem postural, percussão e tosse assistida) e modernas que utilizam a variação de fluxo por meio do controle respiratório para mobilizar secreções. Entre as técnicas modernas, temos: técnica de expiração forçada (TEF), ciclo ativo da respiração, drenagem autógena, aceleração do fluxo expiratório, expiração lenta total com a glote aberta em posição infralateral (ELTGOL, apenas em crianças com idade superior a 12 anos), exercício de débito inspiratório controlado (EDIC, em crianças com idade superior a 4 anos).

Chaves et al.,[11] em revisão sistemática sobre a atuação da fisioterapia respiratória em pneumonia, mostraram resultados inconclusivos e controversos. Foram incluídos apenas três estudos, que utilizavam técnicas fisioterapêuticas diferentes em populações heterogêneas (comprometimento da pneumonia, moderado a grave).

Além disso, recursos instrumentais, como *flutter* e máscara com pressão expiratória, também podem ser utilizados para melhorar a ventilação pulmonar, pois mantêm uma pressão no interior dos alvéolos após a expiração.[9] Espirômetros de incentivo podem aumentar a expansão pulmonar e melhorar as trocas gasosas, porém é necessário que a criança compreenda a utilização do recurso.[10]

REFERÊNCIAS BIBLIOGRÁFICAS

1. World Health Organization (WHO). Pneumonia. 2013. Disponível em: <http://www.who.int/mediacentre/factsheets/fs331/en>.

2. Fonseca CMCS. Pneumonias em adultos, adquiridas na comunidade e no hospital. Medicina (Ribeirão Preto). 1998;31:216-28.
3. Tarantino AB. Doenças pulmonares. Rio de Janeiro: Guanabara Koogan; 1997.
4. Chantry CJ, Howard CR, Auinger P. Full breastfeeding duration and associated decrease in respiratory tract infection in US children. Pediatrics. 2006;117:425-32.
5. Gouveia N, Fletcher T. Respiratory diseases in children and outdoor air pollution in São Paulo, Brazil: a time series analysis. Occup Environ Med. 2000;57:477-83.
6. Bradley JS, Byington CL, Shah SS, Alverson B, Carter ER, Harrison C et al. The management of community-acquired pneumonia in infants and children older than 3 months of age: Clinical Practice Guidelines by the Pediatric Infectious Diseases Society and the Infectious Diseases Society of America. Clin Infect Dis. 2011;53(7):1-52.
7. Ebell MH. Clinical diagnosis of pneumonia in children. Am Fam Phys. 2010;82:192-3.
8. Scott JAG, Wonodi C, Mosi JC, Deloria-Knoll M, DeLuca AN, Karron RA et al. The definition of pneumonia, the assessment of severity, and clinical standardization in the pneumonia etiology research for child health study. Clinic Infect Dis. 2012;54(Suppl 2):109-16.
9. Yang M, Yan Y, Yin X, Wang BY, Wu T, Liu GJ et al. Chest physiotherapy for pneumonia in adults. Cochrane Database of Systematic Reviews. 2010, Issue 2. [DOI: 10.1002/ 14651858.CD006338.pub2.]
10. Restrepo RD, Wettstein R, Wittnebel L, Tracy M. Incentive spirometry: 2011. Resp Care. 2011;56(10):1600-4.
11. Chaves GSS, Fregonezi GAF, Dias FAL, Ribeiro CTD, Guerra RO, Freitas DA et al. Chest physiotherapy for pneumonia in children (review). Cochrane Database Syst Rev. 2013;9:CD010277.
12. Diretrizes brasileiras em pneumonia adquirida na comunidade em pediatria, 2007. J Bras Pneumol. 2007;33(supl1):S31-S50.
13. Ferreira S, Ribeiro JD, Sias SMA, Camargo PAM, Lotufa JPB, Macelin HT, et al. Pneumonia adquirida na comunidade na infância: tratamento e prevenção. Diretrizes Clínicas na Saúde Suplementar. AMB ANS. 2011;1-16.
14. Gilani Z, Kwong YD, Levine OS, Deloria-Knoll M, Scott JAG, O'Brien KL, et al. Literature review and survey of childhood pneumonia etiology studies: 2000-2010. Clin Infect Dise. 2012;54(Suppl 2):102-8.

23 | Refluxo gastroesofágico em pediatria

Etiene Farah Teixeira de Carvalho
Ivan Peres Costa

INTRODUÇÃO

O refluxo gastroesofágico (RGE) pode ser uma condição fisiológica ou patológica, primária ou secundária ou pode estar oculto.

No RGE fisiológico ocorre a passagem do conteúdo gástrico para o esôfago, cuja prevalência é alta no primeiro semestre de vida (67%), diminuindo aos 12 meses de vida do lactente (5%), podendo manifestar-se por meio de vômitos e regurgitações frequentes em lactentes, crianças, adolescentes e adultos. Por outro lado, a doença do refluxo gastroesofágico (DRGE) apresenta características variadas e complicações do RGE não restritas a regurgitações e vômitos.

Os sintomas da DRGE podem ser menos frequentes que os do RGE, mas, ainda assim, muito prevalentes. Em uma revisão sistemática, a ocorrência semanal de queimação retroesternal e regurgitação ácida foi encontrada em cerca de 2% das crianças de 3 a 9 anos e 8% em crianças de 10 a 13 anos.

É comum que lactentes apresentem quadros de regurgitação nos primeiros meses de vida, entretanto isso não significa que possuem DRGE. Contudo, deve-se suspeitar de RGE patológico quando os vômitos e as regurgitações não melhorarem até os 6 meses de vida.

O diagnóstico é inicialmente clínico. Apesar da existência de diversos exames disponíveis, nenhum deles é considerado padrão-ouro.

Existe um grupo de pacientes pediátricos que apresenta maior risco de apresentar DRGE, sendo eles:

- Pacientes neuropatas.
- Crianças com sobrepeso e obesidade.
- Portadores de síndromes genéticas: malformações e obstruções do trato digestivo, como atresia de esôfago e hérnia de hiato.
- Doença pulmonar crônica.
- Prematuros.

Na doença pulmonar, o RGE pode ser o causador ou o exacerbador dos sintomas, mas doenças respiratórias, como a asma, podem causar RGE pelo aumento do esforço respiratório e redução da pressão intratorácica.

Os sintomas respiratórios associados ao RGE incluem apneia, sibilância, tosse crônica, pneumonias recorrentes, pneumonias aspirativas e asma.

Existe um subgrupo de lactentes, em geral menores de 6 meses, que são portadores de alergia à proteína do leite de vaca (APLV), manifestada por vômitos e regurgitações, e é indistinguível de RGE. Nesses casos, a retirada do leite de vaca da sua dieta ou da mãe pode melhorar o quadro de vômitos substancialmente ou apresentar piora quando o leite é introduzido.

O diagnóstico geralmente é difícil por não haver nenhum exame comprobatório, e muitas vezes pode ser confundido com outras condições, desde fome, problemas de relação mãe-bebê, refluxo fisiológico e problemas de adaptação do sistema digestivo. Por esse motivo, o consenso da NASPGHAN/ESPGHAN sobre DRGE aconselha a realização um teste terapêutico de 2 a 4 semanas com fórmula extensamente hidrolisada ou com fórmula de aminoácidos. Para os lactentes amamentados no seio, é recomendada dieta materna sem leite de vaca e derivados do leite sem utilização de medicamentos para excluir que a DRGE seja causada por APLV.

EXAMES DIAGNÓSTICOS E APLICAÇÃO CLÍNICA

Os exames diagnósticos, muitas vezes, não esclarecem se o RGE é patológico ou fisiológico por causa da escassez de padrões para o diagnóstico da DRGE. É fundamental levar em consideração a história clínica e o exame físico.

Segundo o último consenso de RGE, a história clínica é suficiente para confirmar o diagnóstico em crianças maiores e adolescentes que apresentam sintomas mais específicos para DRGE, enquanto nos lactentes os sintomas são inespecíficos, como choro, irritabilidade e recusa de ingestão alimentar.

Pela realização de exames complementares, procura-se afirmar a presença de RGE e de suas complicações, estabelecendo uma relação entre seus sintomas, e avaliar a eficácia de determinados tratamentos. É importante para o pediatra compreender as capacidades, indicações e contraindicações para cada exame, a fim de minimizar/evitar submeter o paciente a procedimentos invasivos e muitas vezes inapropriados, como exemplificado na Tabela 1.

TABELA 1 Exames diagnósticos e suas aplicações clínicas

Exames diagnósticos	Aplicação clínica
Radiografia contrastada de esôfago, estômago e duodeno (RxEED)	Avalia apenas RGE pós-prandial imediato e a anatomia do trato digestório alto

(continua)

TABELA 1   Exames diagnósticos e suas aplicações clínicas *(continuação)*

Exames diagnósticos	Aplicação clínica
Cintilografia gastroesofágica	Avalia apenas RGE pós-prandial imediato. Suas vantagens são: identificar o RGE mesmo após dieta com pH neutro, avaliar o esvaziamento gástrico e detectar a aspiração pulmonar. Não confirma diagnóstico do RGE, sendo utilizada em pacientes com retenção gástrica apenas
Ultrassonografia (USG) gastroesofágica	Não é utilizada na avaliação clínica da DRGE de acordo com as recomendações do consenso. Atualmente, informa dados sobre a presença e o número de episódios de RGE durante o exame, não acrescentando nada à investigação clínica
pHmetria esofágica	Avalia o paciente em condições mais fisiológicas e por longos períodos, quantifica o RGE e correlaciona os episódios de refluxo com os sinais e sintomas. Deve ser realizada apenas em situações que proporcionem alterações do diagnóstico, no tratamento ou no prognóstico
Impedanciometria esofágica intraluminal	Detecta movimento retrógrado de fluidos, sólidos e ar no esôfago em qualquer nível, quantidade e independentemente do pH, realizada com múltiplos canais medindo a resistência elétrica. É sempre utilizada em conjunto com monitoração do pH (pH-MII – *multichannel intraluminal impedance*)
Manometria esofágica	Avalia a motilidade do esôfago e também pode ser utilizada para localizar o esfíncter esofágico inferior (EEI) na pHmetria
Endoscopia digestiva alta com biópsia	Avalia macroscopicamente a mucosa esofágica e coleta material para estudo histopatológico, possibilitando o diagnóstico das complicações esofágicas da DRGE (esofagite, estenose péptica e esôfago de Barrett). Apresenta papel no diagnóstico diferencial entre outras doenças, como gastrite por *H. pylori*, malformações e neoplasias
Teste terapêutico empírico com supressão ácida	Destinado a crianças maiores e adolescentes, sendo utilizados fármacos inibidores da bomba de prótons (IBP) durante 4 a 12 semanas. Sintomas típicos, como azia, dor epigástrica em queimação, tosse crônica, náuseas e regurgitações podem aparecer

DRGE: doença do refluxo gastroesofágico; RGE: refluxo gastroesofágico.

TRATAMENTO

O objetivo principal é a promoção do ganho ponderal e do crescimento adequado. Para isso, é importante saber diferenciar o RGE da DRGE, tornando-se importante para o fisioterapeuta entender as diferenças entre essas duas condições e orientar os pais da melhor maneira possível. O tratamento divide-se em conservador (não medicamentoso) e medicamentoso, mostrado nas Tabelas 2 e 3.

TABELA 2 Orientações do tratamento conservador

Orientações aos pais	Mudanças de hábitos de vida: não usar roupas apertadas, sugerir troca de fralda antes das mamadas, evitar o uso de fármacos que exacerbam o refluxo gastroesofágico, orientar infusões lentas nas crianças usuárias de sondas nasogástricas e evitar o tabagismo (ativo ou passivo)
Orientações dietéticas	Evitar refeições volumosas, alimentos gordurosos, cítricos, chocolates, refrigerantes, café e bebidas estimulantes e/ou gasosas e refeições antes de dormir
Orientações de postura	Indica-se a posição supina para dormir, associada à elevação da cabeceira da cama. Para adolescentes e adultos é indicado o decúbito lateral esquerdo com elevação de cabeceira. Apesar de a posição prona ser comprovadamente a mais eficaz antirrefluxo, ela possui forte correlação com a morte súbita no lactente, tornando-se contraindicado o seu uso

TABELA 3 Tratamento medicamentoso

Medicamento	Ação
Agentes procinéticos	Aumentam o tônus do EEI, melhoram a depuração esofágica e o esvaziamento gástrico, possuem efeito antirregurgitação. Não diminuem a frequência dos relaxamentos transitórios do EEI e não induzem a cicatrização de lesões esofágicas. Não há evidência suficiente para o uso rotineiro dos procinéticos
Metoclopramida	Melhora o esvaziamento gástrico e a peristalse esofágica, aumenta a pressão do EEI. Possui efeitos adversos, como letargia, irritabilidade, ginecomastia, galactorreia e reações extrapiramidais em 11 a 34% dos pacientes
Bromoprida	Não há comprovação científica em nenhuma das diretrizes pediátricas acerca de sua utilização ou que comprove seus benefícios. Pode apresentar efeitos colaterais neurológicos, como reações extrapiramidais
Domperidona	Aumenta a pressão do EEI e melhora a motilidade, mas seu uso é limitado em pediatria por falta de comprovação científica. Estudos existentes não relatam eficácia no uso pediátrico. Pode causar efeitos colaterais, como alterações extrapiramidais, agitações, aumento das cólicas e efeitos cardiovasculares, como prolongamento do intervalo QT e arritmias ventriculares
Antagonistas dos receptores H_2 da histamina	Diminuem a acidez gástrica por inibirem os receptores H_2 da histamina, aliviando os sintomas da DRGE e cicatrizando lesões da mucosa esofágica (em casos leves a moderados). Podem causar efeitos colaterais, como cefaleia, sonolência, ato de bater a cabeça, choro e irritabilidade
Inibidores da bomba de prótons (IBPs)	Indicados nos casos de esofagite erosiva, estenose péptica ou esôfago de Barrett. Aliviam os sintomas da DRGE, cicatrizam lesões esofágicas, mantêm o pH gástrico > 4 em tempo prolongado e inibem a secreção ácida provocada pela alimentação. Podem causar cefaleia, diarreia, constipação, náuseas e interações medicamentosas

DRGE: doença do refluxo gastroesofágico; EEI: esfíncter esofágico inferior.

Atualmente, há escassez de estudos que comprovem a eficácia medicamentosa no primeiro ano de vida para o controle de sintomas da DRGE. Um estudo com 1.245 pediatras americanos observou que 82% dos entrevistados instituem o uso de supressão ácida empiricamente, para o controle de sintomas antes de solicitar exames diagnósticos.

Apesar da eficácia no controle de sintomas com o tratamento medicamentoso, devemos optar pela terapia conservadora e sempre orientar pais e cuidadores de modo criterioso e individualizado, de acordo com os sintomas apresentados pelo paciente.

DRGE E FISIOTERAPIA

A DRGE é considerada uma doença multifatorial, cujas manifestações clínicas são distintas. Algumas dessas condições estão associadas a pneumopatias, e a fisioterapia respiratória constitui uma das terapêuticas envolvidas no tratamento.

A relação entre fisioterapia e RGE ainda está pouco elucidada, principalmente em relação às técnicas que podem ser empregadas, e algumas delas podem ter potencial refluxogênico.

A maioria dos estudos utilizou técnicas convencionais, e há apenas um estudo recente que avalia o uso da fisioterapia com técnicas modernas, expiração lenta prolongada (ELPr) e pressão expiratória positiva (PEP), porém este também mostrou aumento dos episódios de RGE durante a fisioterapia.

Sabendo-se dos benefícios da fisioterapia respiratória em neonatos, lactentes e crianças com histórico de doença pulmonar, a avaliação individual e rotineira deve ser cuidadosamente realizada, bem como a escolha da melhor técnica a se empregar.

O método "mãe canguru" também tem sido empregado, com a cartilha explicativa sobre as principais informações da DRGE e o tratamento. Uma das informações contidas na cartilha e o estudo de

Vandenplas et al. (2010), com 30 bebês de 3 semanas e 3 meses de idade com DRGE, demonstraram redução dos episódios de regurgitação de 6,5 para 2,6, além do índice de refluxo na pHmetria de 14,4% para 8,8%, apenas com a posição supina e a inclinação de 40 graus, sem uso de medicação.

BIBLIOGRAFIA

1. Nelson SP, Chen EH, Syniar GM, Christoffel KK. Prevalence of symptoms of gastroesophageal reflux during infancy. Pediatric Practice Research Group. Arch Pediatr Adolesc Med. 2000;154:150-4.
2. Vandenplas Y, Rudolph CD, Di Lorenzo C, Hassall E, Liptak G, Mazur L et al. Pediatric gastroesophageal reflux clinicalpractice guidelines: joint recommendations of the North American Society for Pediatric Gastroenterology, Hepatology, and Nutrition (NASPGHAN) and the European Society for Pediatric Gastroenterology, Hepatology and Nutrition (ESPGHAN). J Pediatr Gastroenterol Nutr. 2009;49:498-547.
3. Orenstein SR, Izadnia F, Khan S. Gastroesophageal reflux disease in children. Gastroenterol Clin North Am. 1999;28:947-69.
4. Lightdale JR, Gremse DA. Section on gastroenterology hepatology, and nutrition. Gastroesophageal reflux: management guidance for the pediatrician. Pediatrics. 2013;131:e1684-95.
5. Dent J, El-Serag HB, Wallander MA, Johansson S. Epidemiology of gastro-oesophageal reflux disease: a systematic review. Gut. 2005;54:710-7.
6. Van der Pol R, Smite M, Benninga MA, Van Wijk MP. Non-pharmacological therapies for GERD in infants and children. J Pediatr Gastroenterol Nutr. 2011;53:S6-8.
7. Vandenplas Y, Hassall E. Mechanisms of gastroesophageal reflux and gastroesophageal reflux disease. J Pediatr Gastroenterol Nutr. 2002;35:119-36.
8. Little JP, Matthews BL, Glock MS, Koufman JA, Reboussin DM, Loughlin CJ et al. Extraesophageal pediatric reflux: 24-hour double-probe pH monitoring in 222 children. Ann Otol Rhinol Laryngol. 1997;106:S1-S15.
9. Vijayaratnam V, Lin CH, Simpson P, Tolia V. Lack of significant proximal e esophageal acid reflux in infants presenting with respiratory symptoms. Pediatr Pulmonol. 1999;27:231-5.
10. Sheikh S, Goldsmith LJ, Howell L, Hamlyn J, Eid N. Lung function in infants with wheezing and gastroesophageal reflux. Pediatr Pulmonol. 1999;27:236-41.

11. Zielinska I, Czerwionka-Szaflarska M. Assessment of value of pHmetry results in diagnostics of gastroesophageal reflux as a cause of obstructive bronchitis in children. Med Sci Monit. 2002;8:169-74.
12. Ferreira CT et al. Gastroesophageal reflux disease: exaggerations, evidence and clinical practice. J Pediatr (Rio J). 2014;90(2):105-18.
13. Colletti RB, Christie DL, Orenstein SR. Statement of the North American Society for Pediatric Gastroenterology and Nutrition (NASPGN). Indications for pediatric esophageal pH monitoring. J Pediatr Gastroenterol Nutr. 1995;21:253-62.
14. Wenzl TG, Moroder C, Trachterna M, Thomson M, Silny J, Heimann G et al. Esophageal pH monitoring and impedance measurement: a comparison of two diagnostic tests for gastroesophageal reflux. J Pediatr Gastroenterol Nutr. 2002;34:519-23.13.
15. Wenzl TG, Benninga MA, Loots CM, Salvatore S, Vandenplas Y, ESPGHAN EURO-PIG Working Group. Indications, methodology, and interpretation of combined esophageal impedance-pH monitoring in children: ESPGHAN EURO-PIG Standard Protocol. J Pediatr Gastroenterol Nutr. 2012;55:230-4.
16. Craig WR, Hanlon-Dearman A, Sinclair C, Taback S, Moffatt M. Metoclopramide, thickened feedings, and positioning for gastrooesophageal reflux in children under two years. Cochrane Database Syst Rev. 2004;(4):CD003502.
17. Vieira MC, Miyague NI, Van Steen K, Salvatore S, Vandenplas Y. Effects of domperidone on QTc interval in infants. Acta Paediatr. 2012;101:494-6.
18. Djeddi D, Kongolo G, Lefaix C, Mounard J, Léké A. Effect of domperidone on QT interval in neonates. J Pediatr. 2008;153:663-6.38.
19. Diaz DM, Winter HS, Colletti RB, Ferry GD, Rudolph CD, Czinn SJ et al. Knowledge, attitudes and practice styles of North American pediatricians regarding gastroesophageal reflux disease. J Pediatr Gastroenterol Nutr. 2007;45:56-64.
20. Ribeiro Mago, Cunha ML, Etchebehere ECC, Camargo EE, Ribeiro JD, Condino-Neto A. Efeito da cisaprida e da fisioterapia respiratória sobre o refluxo gastroesofágico de lactentes chiadores segundo avaliação cintilográfica. J Pediatr (Rio J). 2001;77:393-400.
21. Vandenplas Y, Diericx A, Blecker U, Lanciers S, Deneyer M. Esophageal pH monitoring data during chest physiotherapy. J Pediatr Gastroenterol Nutr. 1991;13:23-6.
22. Reychler G, Jacques L, Arnold D, Scheers I, Smets F, Sokal E, Stephenne X. Influence of chest physiotherapy on gastro-œsophageal reflux in children. Rev Mal Respir. 2015;32(5):493-9.

Síndrome de aspiração de mecônio | 24

Juliana Mendes Moura Angheben
Ana Damaris Gonzaga

INTRODUÇÃO

Mecônio, da palavra grega *meconium-arion*, significa "semelhante ao ópio". Em 350 a.C., Aristóteles assim descreveu pela primeira vez o material gastrointestinal no líquido amniótico porque acreditava que este induzia o sono fetal.

Cerca de 20% das gestantes podem apresentar líquido amniótico contaminado com mecônio, e 5% dos conceptos podem aspirar esse material para o interior das vias aéreas. Esse quadro aspirativo pode ocorrer em 30% ou mais das gestações que ultrapassam 42 semanas, caracterizando a síndrome de aspiração de mecônio (SAM).

A SAM é considerada uma das principais doenças em neonatos pós-termo e neonatos pequenos para a idade gestacional (PIG). A mortalidade dos recém-nascidos com quadro grave de SAM pode variar de 10 a 60%.

Cerca de 25 a 60% dos recém-nascidos com SAM necessitam de assistência ventilatória, dos quais 3 a 12% evoluem para óbito. Entre as suas principais complicações estão a lesão pulmonar e a hipertensão pulmonar persistente.

ETIOLOGIA

As causas da liberação do mecônio ainda são controversas, porém acredita-se que algumas situações possam estimular o peristaltismo intestinal com relaxamento do esfíncter anal e consequente passagem do mecônio para o líquido amniótico. São elas:

- Asfixia fetal: relacionada com intercorrências materno-fetais, como hipertensão arterial sistêmica, descolamento prévio da placenta, placenta prévia, compressão do cordão umbilical, partos laboriosos e apresentação pélvica.
- Compressão da cabeça fetal ou cordão umbilical (estímulo vagal).
- Maturidade fetal: frequente após 42 semanas em razão do elevado nível do hormônio motilina, responsável pela peristalse e defecação.

A passagem do mecônio para as vias aéreas inferiores pode ocorrer ainda no período fetal, pois a asfixia fetal desencadeia um processo chamado *gasping*, no qual o feto inverte o padrão respiratório e passa a aspirar o líquido amniótico meconial ou, ao nascimento, durante as primeiras incursões respiratórias.

FISIOPATOLOGIA

Ao atingir o trato respiratório, o mecônio pode causar três eventos principais que compreendem a fisiopatologia da SAM: obstrução de vias aéreas, inativação do surfactante e desencadeamento de processos inflamatórios e infecciosos.

A obstrução pode ocorrer tanto em grandes quanto em pequenas vias aéreas. A obstrução de grandes vias aéreas causa sufocação, enquanto a obstrução de pequenas vias cria um mecanismo valvar que permite a entrada de ar, mas não sua saída, gerando aprisionamento de ar com hiperinsuflação pulmonar e aumento da capacidade residual funcional (CRF), que pode evoluir com a síndrome do escape de ar (pneumotórax, pneumomediastino e enfisema intersticial).

A inativação do surfactante pela aspiração do conteúdo meconial ocasiona o surgimento de áreas de atelectasia, que, somadas às áreas de hiperinsuflação, prejudicam a relação ventilação/perfusão causando hipoxemia, hipercapnia e insuficiência respiratória.

Por último, os processos inflamatórios e infecciosos gerados pelo conteúdo meconial intrapulmonar induzem a liberação de mediadores inflamatórios que aumentam o processo de hipoxemia, hipercapnia (acidose) e remodelamento vascular. Esse quadro associado à vasoconstrição pulmonar desencadeia a hipertensão pulmonar, o que também pode agravar a insuficiência respiratória (Tabela 1).

TABELA 1 Processo fisiopatológico da SAM

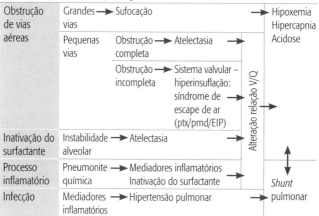

DIAGNÓSTICO

O diagnóstico é baseado na história, no quadro clínico, na radiologia de tórax e em exames laboratoriais, conforme a Tabela 2.

PREVENÇÃO

Pode-se subdividir a prevenção nas intervenções em três momentos: período pré-natal, ao nascimento e pós-natal, conforme demonstrado na Tabela 3.

TABELA 2 Critérios para diagnóstico da síndrome de aspiração de mecônio (SAM)

História	Líquido amniótico meconial	▪ Presença de mecônio na traqueia do neonato ao nascimento
Quadro clínico da SAM	Sinais de pós-maturidade	▪ Impregnação meconial na pele, unhas e cordão umbilical (pode estar ausente se o mecônio for recente)
	Desconforto respiratório leve	▪ Taquipneia e retrações intercostais (24-72 h)
	Insuficiência respiratória	▪ Retrações da caixa torácica ▪ Batimento de asa de nariz ▪ Gemido expiratório ▪ Aumento do diâmetro anteroposterior do tórax ▪ Cianose
	Hipertensão pulmonar	▪ Cianose intensa ▪ Labilidade da oxigenação arterial ▪ Parâmetros ventilatórios altos
	Ausculta pulmonar	▪ Estertores crepitantes e subcrepitantes difusos ▪ Diminuição do murmúrio vesicular (atelectasia ou pneumotórax)

(continua)

TABELA 2 Critérios para diagnóstico da síndrome de aspiração de mecônio (SAM) *(continuação)*

História	Líquido amniótico meconial	- Presença de mecônio na traqueia do neonato ao nascimento
Quadro radiológico	O quadro radiológico pode variar com o quadro clínico e podem ser observados padrões com áreas de:	- Atelectasia - Hiperinsuflação pulmonar - Infiltrado alveolar - Condensação pulmonar - Escape de ar (ptx/pmd/EIP) - Cardiomegalia - Aumento do diâmetro anteroposterior - Retificação das cúpulas diafragmáticas
Exames complementares	Alterações metabólicas nas primeiras 72 h (relacionadas com o grau de asfixia)	- Hipocalcemia - Hipoglicemia - Hipomagnesemia
	Gasometria seriada	- Avaliação do quadro respiratório

TABELA 3 Prevenção da síndrome de aspiração de mecônio

Pré-natal	- Adequado acompanhamento pré-natal - Cálculo preciso da idade gestacional - Monitoração fetal adequada
Ao nascimento	- Aspiração do conteúdo da nasofaringe antes do primeiro movimento ventilatório (antes do desprendimento dos ombros) - Intubação e aspiração imediata da traqueia (recomendadas apenas nos casos de Apgar < 7 no primeiro minuto)
Pós-natal	- Aspiração do conteúdo gástrico para diminuir o risco de vômitos e aspiração - Uso de pressão positiva após a retirada do mecônio

TRATAMENTO

Medidas gerais: monitoramento, estabilização hemodinâmica e hidroeletrolítica, fornecimento de aporte hídrico e calórico adequados, e mínimo manuseio para evitar hipoxemia com desenvolvimento ou piora da hipertensão pulmonar já presente.

Atenção às complicações da asfixia perinatal: distúrbios metabólicos, cardiovasculares, gastrointestinais, renais e neurológicos devem ser corrigidos precocemente.

Cuidados respiratórios: o grau de desconforto respiratório determinará o suporte ventilatório para correção da hipoxemia. Em razão da heterogeneidade pulmonar, com áreas hiperinsufladas e áreas colapsadas, o uso de pressão positiva deve ser cuidadoso. Ventilação protetora é recomendada, porém a hipercapnia e a acidose respiratória resultante podem piorar a hipertensão pulmonar. Estratégia agressiva com hiperventilação para melhorar a oxigenação pode contribuir para hiperdistensão pulmonar, escape de ar e repercussão hemodinâmica, agravando a hipertensão pulmonar. A estratégia ventilatória deve ser baseada no quadro clínico, radiológico, gasométrico e, principalmente, na presença ou não de hipertensão pulmonar (Tabela 4).

TABELA 4 Oxigenoterapia e suporte ventilatório na síndrome de aspiração de mecônio

Oxigeno-terapia inalatória	• Halo	• RN em respiração espontânea • Com bom padrão respiratório • Manter PaO_2 próximo a 90 mmHg, PCO_2 < 45 e SpO_2 > 92% (evita hipertensão pulmonar) • Usar FiO_2 máxima de 60%
Ventilação mecânica não invasiva (VMNI)	• CPAP nasal • PSV	• Iniciar com pressões baixas, 3-5 cmH_2O, aumentar conforme a necessidade (máximo de 6 cmH_2O), monitorando SpO_2 e estabilidade hemodinâmica • Iniciar com FiO_2 60% – adequar conforme SpO_2 • Manter PaO_2 entre 50-70 mmHg, PCO_2 < 60 e SpO_2 > 92%

continua

TABELA 4　Oxigenoterapia e suporte ventilatório na síndrome de aspiração de mecônio *(continuação)*

Ventilação mecânica convencional	- IMV - SIMV - A/C	- Indicada quando há falha na VMNI - Ajustes dos parâmetros devem ser criteriosos - Limitar pressão inspiratória em 28-30 cmH$_2$O (observar PaCO$_2$ e expansibilidade da caixa torácica – 0,5-1 cm) - PEEP máxima de 8 cmH$_2$O - Tempo inspiratório curto (0,3-0,5 s) – observar relação I:E - Tempo expiratório longo para evitar auto-PEEP - Tentar manter relação I:E = 1:1,5; no mínimo, 1:1 - Frequência respiratória entre 40-60 ipm, observando relação I:E - Fluxo próximo a 6 L/min para evitar picos de pressão elevados - Monitorar curva de complacência (evitar hiperdistensão)
Ventilação de alta frequência	- Oscilatória	- Indicada quando há falha da ventilação convencional - Presença de escape de ar grave, como enfisema intersticial pulmonar bilateral ou pneumotórax com fístula de alto débito - Índice de oxigenação ≥ 20 - Necessidade de PIP > 28 cmH$_2$O - Parâmetros iniciais recomendados: fluxo inicial entre 10-15 L/min, frequência respiratória entre 8-10 Hz (1 Hz – 60 ciclos/min), pressão média igual à da ventilação convencional prévia e FiO$_2$ próxima de 100% - Eficácia limitada em razão da heterogeneidade da lesão

TABELA 5 Estratégias não ventilatórias utilizadas na síndrome de aspiração de mecônio

Reposição de surfactante	- Utilizada em altas dosagens nos casos graves (100-200 mL/kg) - Melhora na relação V/Q, oxigenação e na mecânica pulmonar - Reduz necessidade de ECMO
Antibioticoterapia	- Uso profilático é controverso, pois o mecônio é estéril - Há risco de associação com infecção por *Listeria monocytogenes* - Indicados penicilina e aminoglicosídeo - Realizar acompanhamento clínico e laboratorial
Óxido nítrico inalatório	- Utilizado em caso de hipertensão pulmonar com índice de oxigenação > 25 em ventilação convencional - Otimizar ventilação previamente para melhor eficácia do óxido nítrico - Promover estabilidade hemodinâmica para evitar insuficiência cardíaca (miocardiopatia pós-asfíxica) - Recomenda-se iniciar com dose de 20 partes por milhão - Reduz necessidade de ECMO
ECMO	- Utilizada em insuficiência respiratória refratária às terapias convencionais - Extremamente agressiva e de custo elevado - Não deve ser realizada na presença de alterações neurológicas

Fisioterapia	- Fase aguda (asfixia e hipertensão pulmonar)
	  - Terapia individualizada
	  - Mínimo manuseio (72 h)
	  - Se necessária a higiene brônquica com aspiração, checar o nível de sedação para evitar agitação
	  - Cuidado com uso do Ambu (tempo expiratório maior)
	  - Manter o gás inspirado aquecido e umidificado
	  - Manter fixação da cânula orotraqueal segura e correta (final da COT em vértebra torácica 3-4 na radiografia), evitando extubação acidental e ventilação seletiva

(continua)

TABELA 5   Estratégias não ventilatórias utilizadas na síndrome de aspiração de mecônio *(continuação)*

Fisioterapia	<ul><li>Adequação dos parâmetros ventilatórios conforme gasometria arterial e exame físico</li><li>Regulagem dos alarmes do ventilador mecânico e oxímetro de pulso</li><li>Posicionamento adequado. Áreas hiperinsufladas devem ser mantidas para baixo</li><li>Na presença de drenos, avaliação cuidadosa e adequação dos parâmetros ventilatórios observando escape pelo dreno</li><li>Pós-estabilização: iniciar manobras de higiene brônquica e reexpansão pulmonar conforme avaliação radiográfica e ausculta pulmonar</li></ul>

BIBLIOGRAFIA

1. Balchin I, Whittaker JC, Lamont RF, Steer PJ. Maternal and fetal characteristics associated with meconium-stained amniotic fluid. Obstet Gynecol. 2011; 117(4):828-35.
2. Colvero MO, Colvero AP, Fiori RM, Garcia PCR. Novas opções terapêuticas na síndrome de aspiração de mecônio. Rev Bras Matern Infant. 2006;6(4):367-74.
3. Diniz EMA, Ceccon MEJR. Síndrome da aspiração meconial. Pediatr Mod. 2000;36:42-4.
4. Goldsmith JP. Continuous positive airway pressure and conventional mechanical ventilation in the treatment of meconium aspiration syndrome. J Perinatol. 2008;28:S49-55.
5. Guinsburg R, Miyoshi MH. Síndrome da aspiração de mecônio. In: Alves Filho N, Trindade Filho O. Clínica de perinatologia – aparelho respiratório em neonatologia. Vol. 1. São Paulo: Editora Médica e Científica; 2001.
6. Lam BCC, Young CY. Surfactant lavage for meconium aspiration syndrome: a pilot study. Pediatrics. 1999;103:1014-8.
7. Lin H, Su B, Tsai C, Lin T, Yeh T. Role of antibiotics in management of nonventilated cases of meconium aspiration syndrome without risk factors for infection. Biol Neonate. 2005;87:51-5.

8. Miyoshi MH, Macari GM. Síndrome da aspiração de mecônio. In: Sarmento GJV. Fisioterapia respiratória em pediatria e neonatologia. Barueri: Manole; 2007.
9. Robinson TW, Roberts AM. Effects of exogenous surfactante on gas exchange and compliance in rabbits after meconium aspiration. Pediatr Pulmonol. 2002;33:117-23.
10. Sun B, Curstedt T, Robertson B. Surfactant inhibition in experimental meconium aspiration syndrome. Acta Paediatr. 1993;82:182-9.
11. Van Lerland Y, Beaufort AJ. Why does meconium cause meconium aspiration syndrome? Early Hum Dev. 2009;85(10):617-20.
12. Wiswell TE, Knight GR, Finer NN, Donn SM, Desai H, et al. A multicenter, randomized, controlled trial comparing surfaxin (lucinactant) lavage with standard care for treatment of meconium aspiration syndrome. Pediatrics. 2002;109:1081-7.

Síndrome do bebê chiador | 25

Jessica Moreira Zanquetta

INTRODUÇÃO

A síndrome do bebê chiador, ou lactente sibilante, constitui uma importante causa de morbidade em lactentes em todo o mundo. É muito comum na prática clínica.

Definição: presença de sibilância (chiado no peito) no período de um mês ou pelo menos três episódios de chiado em intervalo de dois meses em crianças com menos de 2 anos de idade.

A sibilância é um sintoma inespecífico e multifatorial caracterizado por obstrução nas vias aéreas de pequeno calibre. Está presente em diversas afecções pulmonares e extrapulmonares.

Infecção viral é a principal causa nessa faixa etária. O diagnóstico é clínico e a gravidade é avaliada pela persistência dos sintomas.

São quatro padrões (fenótipos) distintos descritos no Consenso Practall. Os consensos a respeito descrevem a dificuldade em se distinguir os fenótipos:

- Sibilância transitória: lactentes que sibilam antes dos 2 anos de idade e entram em remissão.
- Sibilância não atópica: desencadeada principalmente por vírus, tendem a entrar em remissão na infância ou adolescência.

- Sibilância persistente: sintomas persistentes durante toda a infância, associada a atopia (sensibilização alérgica), eosinofilia e imunoglobulina E elevada. Evolução para quadro asmático.
- Sibilância intermitente grave: episódios pouco frequentes associados a atopia, com evolução benigna.

Os lactentes apresentam particularidades anatômicas e fisiológicas do sistema respiratório que desenvolvem e justificam a predisposição ao chiado nessa faixa etária, assim como alterações associadas a fatores comportamentais, genéticos e ambientais.

QUADRO 1 Particularidades fisiológicas e anatômicas que predispõem à sibilância

Desvantagens anatômicas da caixa torácica e musculatura respiratória
Hiperinsuflação fisiológica
Alta complacência do gradil costal
Horizontalização das costelas
Forma circular da caixa torácica
Diafragma com inserção horizontalizada
Menor número de fibras musculares resistentes à fadiga (tipo I)
Pobreza dos poros de Kohn e canais de Lambert
Suporte cartilaginoso deficiente
Desvantagens fisiológicas
Aumento do trabalho respiratório
Fadiga muscular respiratória precoce
Aumento da resistência nas vias aéreas distais (Lei de Poiseuille)
Menor superfície de troca gasosa

QUADRO 2 Fatores predisponentes ambientais, genéticos e comportamentais

Exposição ao tabagismo materno durante a gestação
Tabagismo passivo após o nascimento
Predominância do sexo masculino
Antecedentes familiares de asma
Poluição ambiental
Mudanças climáticas
Desnutrição
Baixo nível socioeconômico
Aglomeração familiar
Consumo diário de alimentos industrializados
História de pneumonia e infecção de pele
Exposição a alérgenos

O diagnóstico diferencial para a síndrome do bebê chiador é bastante amplo.

QUADRO 3 Diagnóstico diferencial

Infecções
Reações inflamatórias
Síndromes aspirativas
Malformações congênitas de laringe, traqueia, vias aéreas e pulmões (anéis vasculares, cisto broncogênico, estenose traqueal, estenose brônquica, laringomalacia e broncomalacia)
Fístula traqueoesofágica
Paralisia de cordas vocais
Compressões intrínsecas ou extrínsecas (massa mediastinal, linfadenopatia)
Doenças extrapulmonares (cardiopatias, imunodeficiências, raquitismo, alergia ao leite de vaca, refluxo gastroesofágico)
Doenças pulmonares (displasia broncopulmonar, fibrose cística)

TRATAMENTO

A profilaxia constitui fator importante para evitar a hiper-reatividade brônquica. Minimizar a exposição a alérgenos, fumo e poluentes é ação imprescindível para o controle da sibilância.

O tratamento clínico indicado e acompanhado pelo médico consiste em broncodilatadores, corticoides, repouso, hidratação e oxigenoterapia. Investigação diagnóstica associada a exames de imagens e exames específicos pode ser utilizada para descartar diagnósticos diferenciais.

Tratamento fisioterápico

O quadro de sibilância caracteriza-se por um estado espástico, inicialmente não secretivo. Portanto, estão indicadas as técnicas que preconizam desinsuflação pulmonar e melhora da mecânica respiratória. Com a persistência dos sintomas, pode evoluir para a piora do padrão respiratório e do quadro secretivo, o que justifica a inclusão de técnicas de higiene brônquica, reexpansão pulmonar e ventilação mecânica com pressão positiva. A associação da aerossolterapia contribui para a eficácia do tratamento fisioterapêutico. Contudo, não há consenso a respeito.

- No Brasil, cerca de 45% dos lactentes apresentam sibilância transitória, enquanto 28% apresentam sibilância recorrente, taxas maiores que em países desenvolvidos.
- Os pais, geralmente, querem saber se seus filhos sofrem de asma e se os sintomas persistirão no futuro. Tais questões não podem ser facilmente respondidas. Foi demonstrado por estudos epidemiológicos retrospectivos que a "sibilância transitória precoce" é o fenótipo mais frequente durante os primeiros anos de vida. No entanto, a utilidade clínica dos fenótipos ainda é limitada.

- Aleitamento materno por pelo menos três meses é estimulado como fator preventivo para o desenvolvimento de alergias e asma.
- O uso de antibióticos em lactentes com idade inferior a 1 ano de vida deve ser desencorajado.

BIBLIOGRAFIA

1. Bacharier LB, Boner A, Carlsen KH, Eigenmann PA, Frischer T et al. Diagnosis and treatment of asthma in childhood: a PRACTALL Consensus Report. Allergy. 2008;63(1):5-34.
2. Cavalcanti Dela Bianca AC, Wandalsen G, Prestes E, Lamenha M, Bessa O et al. Treatment of wheezing in Brazilian infants in the first year of life. Pediatr Allergy Immunol. 2014;25(2):201-3.
3. Chaves GS, Fregonezi GA, Dias FA, Ribeiro CT, Guerra RO et al. Chest physiotherapy for pneumonia in children. Cochrane Database Syst Rev. 2013;20;9.
4. Chong Neto HJ, Rosário NA, Grasselli EA, Silva FC, Bojarski LF et al. Recurrent wheezing in infants: epidemiological changes. J Pediatr (Rio J). 2011;87(6):547-50.
5. Dela Bianca A, Wandalsen G, Mallol J, Sole D. Risk factors for wheezing disorders in infants in the first year of life living in São Paulo, Brazil. J Trop Pediatr. 2012;58(6):501-4.
6. Dela Bianca AC, Wandalsen GF, Mallol J, Solé D. Prevalence and severity of wheezing in the first year of life. J Bras Pneumol. 2010;36(4):402-9.
7. Duan C, Wang M, Ma X, Ding M, Yu H et al. Association between maternal smoking during pregnancy and recurrent wheezing in infancy: evidence from a meta-analysis. Int J Clin Exp Med. 2015;8(5):6755-61.
8. Fogaça HR, Marson FA, Toro AA, Solé D, Ribeiro JD. Epidemiological aspects of and risk factors for wheezing in the first year of life. J Bras Pneumol. 2014;40(6):617-25.
9. Frey U, Barben J, Hammer J. Obstructive air way disease in infants and children. Ther Umsch. 2013;70(11):669-79.
10. Garcia-Marcos L, Mallol J, Solé D, Brand PL, Martinez-Torres A et al. Pneumonia and wheezing in the first year: An international perspective. Pediatr Pulmonol. 2015;9.
11. Lanza FC, Wandalsen G, Dela Bianca AC, Cruz CL, Postiaux G et al. Prolonged slow expiration technique in infants: effects on tidal volume, peak expiratory flow, and expiratory reserve volume. Respir Care. 2011;56(12):1930-5.

12. Lasso-Pirot A, Delgado-Villalta S, Spanier AJ. Early childhood wheezers: identifying asthma in later life. J Asthma Allergy. 2015;8:63-73.
13. Moraes LS, Takano OA, Mallol J, Solé D. Risk factors associated with wheezing in infants. J Pediatr (Rio J). 2013;89(6):559-66.
14. Papadopoulos NG, Arakawa H, Carlsen KH, Custovic A, Gern J et al. International consensus on (ICON) pediatric asthma. Allergy. 2012;67(8):976-97.
15. Pérez-Yarza EG, Moreno-Galdó A, Ramilo O, Rubí T, Escribano A et al. Risk factors for bronchiolitis, recurrent wheezing, and related hospitalization in preterm infants during the first year of life. Pediatr Allergy Immunol. 2015;28.
16. Postiaux G, Zwaenepoel B, Louis J. Chest physical therapy in acute viral bronchiolitis: an updated review. Respir Care. 2013;58(9):1541-5.
17. Postiaux G, Louis J, Labasse HC, Gerroldt J, Kotik AC et al. Evaluation of an alternative chest physiotherapy method in infants with respiratory syncytial virus bronchiolitis. Respir Care. 2011;56(7):989-94.
18. Reddel HK, Bateman ED, Becker A, Boulet LP, Cruz AA et al. A summary of the new GINA strategy: a roadmap to asthma control. Eur Respir J. 2015;23.
19. Sanchez-Solis M, Garcia-Marcos L. Lung function in wheezing infants. Front Biosci (Elite Ed). 2014;6:185-97.
20. Schivinski CIS, Antonelli M, Parazzi PLF et al. Fisioterapia respiratória em lactentes sibilantes. Pediatria Moderna. 2013;49(2).
21. Solé D, Camelo-Nunes IC, Wandalsen GF, Mallozi MC. Asthma in children and adolescents in Brazil: contribution of the International Study of Asthma and Allergies in Childhood (ISAAC). Rev Paul Pediatr. 2014;32(1):114-25.
22. Van der Gugten AC, Uiterwaal CS, Van Putte-Katier N, Koopman M, Verheij TJ et al. Reduced neonatal lung function and wheezing illnesses during the first 5 years of life. Eur Respir J. 2013;42(1):107-15.
23. World Allergy Organization. Treatment os asthma in children under 5 years and under, based on different global guidelines, updated July 2015. Disponível em: <http://www.worldallergy.org/professional/allergic_diseases_center/treatment_of_asthma_in_children/>.

Síndrome do desconforto respiratório em pediatria

26

Ana Maria Gonçalves Carr

INTRODUÇÃO

A síndrome do desconforto respiratório agudo (SDRA) em crianças vem sendo descrita há algumas décadas e, mais recentemente, com o avanço das tecnologias para monitoração e suporte ventilatório dessa doença, vem-se diferenciando em alguns aspectos da monitoração e de sua definição que anteriormente era a mesma dos adultos.

Segundo Amato et al., a SDRA caracteriza-se por inflamação aguda e difusa da membrana alveolocapilar, decorrente de vários fatores etiológicos. Essa lesão é decorrente de extravasamento de líquido rico em proteínas para o alvéolo, levando à redução de atividade ou inatividade do surfactante pulmonar, com consequente aumento da tensão superficial alveolar. Além disso, podem ocorrer lesão do endotélio capilar com potente atuação dos neutrófilos, formação de radicais de oxigênio, liberação de mediadores pró-inflamatórios e anti-inflamatórios, recrutamento das células mesenquimais e ativação do sistema de coagulação, que levam a áreas de atelectasias difusas, redução da complacência pulmonar, trombose microvascular e produção de colágeno. É, então, uma síndrome que se caracteriza por lesão inflamatória grave, seguida de reparação e remodelamento da membrana alveolocapilar, podendo evoluir ou não para fibrose pulmonar.

Nas crianças, a etiologia é bastante distinta da dos adultos, pois fatores como sepse, quase afogamento, trauma torácico e imunodeficiência congênita podem ser apresentados de forma diferenciada e mais grave, alterando assim o prognóstico.

QUADRO CLÍNICO

O III Consenso de Ventilação Mecânica caracteriza a SDRA, de acordo com a Conferência de Consenso Europeia-Americana, como uma síndrome de insuficiência respiratória de instalação aguda, caracterizada por infiltrado pulmonar bilateral à radiografia de tórax, compatível com edema pulmonar, hipoxemia grave, definida na relação $PaO_2/FIO_2 \leq 200$, pressão de oclusão da artéria pulmonar ≤ 18 mmHg ou ausência de sinais clínicos ou ecocardiográficos de hipertensão atrial esquerda e presença de um fator de risco para lesão pulmonar. A lesão pulmonar aguda (LPA) possui grau menos acentuado ou grave que a SDRA com relação $PaO_2/FIO_2 \leq 300$).

A definição de Berlim diferencia os graus de SDRA em leve, moderado e grave, mas, nas crianças, De Luca et al. diferenciaram a SDRA grave em outro grau, em razão da resposta fisiológica das crianças perante uma lesão pulmonar.

A Tabela 1 mostra a SDRA segundo a definição de Berlim.

Um estudo de Fioretto et al. analisou incidência, mortalidade, doenças associadas e tratamento da SDRA em crianças, e comparou os resultados com estudos anteriormente publicados, pois a SDRA nas crianças ainda é muito preocupante para a classe médica, principalmente por não haver estudos com grande número de casos, pelo maior índice de mortalidade e desfecho inconclusivo entre os autores em relação à ventilação mecânica. O estudo identificou que a Sociedade Europeia de Terapia Intensiva Pediátrica e Neonatal (ESPNIC) publicou a primeira validação da definição de Berlim (DB) para a primeira infância com base em estudo multicêntrico retrospectivo

TABELA 1 Síndrome do desconforto respiratório (SDRA) e definição de Berlim

	Oxigenação	Instalação	Radiografia de tórax	Origem do edema
SDRA leve	200 < PaO_2/FiO_2 ≤ 300 + PEEP/CPAP ≥ 5 cmH_2O	Aguda, < 7 dias	Opacidades bilaterais, não resultantes de derrame pleural ou atelectasias	Não totalmente explicado por hipervolemia ou causa cardíaca. Avaliação objetiva recomendada se não houver fator de risco
SDRA moderada	100 < PaO_2/FiO_2 ≤ 200 com PEEP ≥ 5 cmH_2O			
SDRA grave	100 < PaO_2/FiO_2 com PEEP ≥ 5 cmH_2O			

Fonte: Sopati, 2015.

internacional em 221 crianças, entre 30 dias e 18 meses, e estudos da Conferência do Consenso Americano-Europeu (AECC). A DB descreveu o quadro clínico de SDRA mais detalhada que a AECC, com resultados semelhantes aos publicados em adultos, mas o índice de mortalidade foi maior na SDRA pela definição de Berlim, principalmente por se diferenciar a SDRA em leve, moderada e grave.

Na Tabela 2 (adaptada de Fioretto et al., 2014), verificam-se a distribuição e o resultado de pacientes pediátricos com SDRA de acordo com a AECC e a definição de Berlim.

De acordo com essas definições, a indicação e a utilização da ventilação mecânica se tornam tarefas muito cautelosas, com intuito de evitar lesões pulmonares decorrentes de pressões ou volumes altos, sendo então necessário promover a ventilação protetora. Para tanto, as recomendações brasileiras de ventilação mecânica sugerem o uso de:

- VC: limitar para valores ≤ 6 mL/kg de peso predito.
- Delta entre a pressão de platô (PPlatô) e a pressão expiratória final positiva (PEEP), no máximo 15 cmH_2O.

TABELA 2 Distribuição e resultado de pacientes pediátricos com SDRA de acordo com a Conferência do Consenso Americano-Europeu e a definição de Berlim

	AECC (n = 58)		Definição de Berlim (n = 57)		
	LPA	SDRA	Leve	Moderada	Grave
Número de pacientes (%)	10 (17)	48 (82,7)	9 (15,7)	21 (36,8)	27 (47,3)
Apenas VM (%)	9 (90)	48 (100)	9 (100)	21 (100)	17 (100)
VMNI adicional	4 (10)	16 (33,3)	4 (44,4)	7 (33,3)	9 (52)
Dias sem ventilador (média, amplitude interquartil)	22 (20-24)	14 (0-20)	22 (0-25)	20 (0-27)	5 (0-23)
TDP na UTIP	10	12,5	11 (8-20)	12 (8,7-15,2)	15 (11-20)
TDP no hospital	16,5	26	19 (13-25,5)	19,5 (17,5-35,5)	26 (14,7-37)
Taxa de mortalidade (%)	0 (0)	14 (30,4)	0 (0)	3 (14,3)	11 (42,3)

LPA: lesão pulmonar aguda; SDRA: síndrome da angústia respiratória aguda; TDP: tempo de permanência; UTIP: unidade de terapia intensiva pediátrica; VM: ventilação mecânica; VMNI: ventilação mecânica não invasiva.
Fonte: Fioretto et al., 2014.

- Níveis de PEEP suficientes para evitar o colabamento das vias aéreas e dos alvéolos, e garantir uma troca gasosa adequada.
- Hipercapnia permissiva com a PCO_2 até pH > 7,20.
- Posicionamento dos pacientes no leito de maneira a garantir ventilação adequada e não lesiva.

O I Consenso de Ventilação Mecânica em Pediatria sugere ainda que se atente a:

- Limitar pressão de platô em 30 cmH_2O.
- Utilizar PEEP adequada.

Isso porque as estratégias de ventilação mecânica convencionais podem causar, em alguns casos, lesões como volutrauma ou atelectrauma, além de liberação de mediadores inflamatórios dos pulmões para a circulação sistêmica, causando biotrauma.

Deve-se atentar à limitação de pico de pressão e PPlatô, promover baixos volumes correntes e PEEP adequado para recrutamento pulmonar, evitando assim o aumento do trabalho respiratório nessas crianças.

Quanto à FiO_2, deve-se buscar a saturação alvo ≥ 90%, respeitando a idade da criança, lembrando também dos efeitos deletérios da hiperoxigenação.

Quanto à hipercapnia permissiva como estratégia protetora, ainda não há estudos consistentes em crianças, por isso, deve-se aumentar a $PaCO_2$ gradualmente, de modo a prevenir acidose respiratória e garantir estabilidade hemodinâmica.

APLICAÇÕES CLÍNICAS

Para as crianças, ainda não há consenso sobre qual a modalidade mais correta para ventilação de SDRA nem qual a estratégia mais conveniente. Muitos são os estudos com modalidades diferenciadas dos adultos, como na ventilação de alta frequência (VAF) ou com estratégias associadas, como oxigenação por membrana extracorpórea (ECMO) ou óxido nítrico inalatório (NOi).

Na SDRA com hipoxemia refratária, um estudo de Donoso et al. discutiu tópicos como ventilação protetora e recrutamento alveolar, titulação da PEEP, ventilação por alta frequência oscilatória (Vafo), ventilação com liberação de pressão nas vias aéreas (APRV), correção da relação ventilação/perfusão e utilização da posição prona. Entre todas essas estratégias, os autores notaram que a ventilação protetora foi a ideal para esses casos, requerendo ajuste da PEEP ideal e utilização de manobras de recrutamento alveolar, mas alertou sobre a cautela da ventilação em pulmões muito pequenos. Concluiu-se, então, que a Vafo foi uma boa estratégia para a falência da ventilação mecânica, e o decúbito em posição prona pode melhorar sensivelmente a troca gasosa, com melhor manuseio da ventilação mecânica.

Em estudos com a terapia de surfactante exógeno associada a ventilação protetora, notou-se diminuição do tempo de ventilação mecânica e diminuição da mortalidade sem efeitos adversos à VM, sendo mais uma estratégia para crianças prematuras que desenvolvem SDRA.

Estudos com óxido nítrico (NO) verificaram aumento do índice de oxigenação em crianças com SDRA e o tempo da ventilação mecânica nessas crianças. Eles citam melhora sensível do índice de oxigenação quando associada à VM e ao NOi e consequente melhora do quadro clínico e retirada mais precoce da VM. Pode-se, então, concluir que a utilização do NO inalatório está associada com redução da duração da ventilação mecânica, se comparada com modos convencionais e/ou com a oxigenação por membrana extracorpórea (ECMO).

Em falência respiratória hipoxêmica, a ECMO demonstrou ser também eficaz na reversão do quadro agudo, sendo a dependência de ventilação e oxigenação um fator preditor de mortalidade. Outros estudos analisaram a morbiletalidade em crianças com SDR e demonstraram que a ECMO reduziu a inflamação pulmonar e diminuiu o risco de mortalidade.

Outra estratégia de ventilação protetora é a hipercapnia permissiva na VM, na SDRA em crianças, em que deve-se tomar cuidado para evitar a instabilidade hemodinâmica, por meio do reconhecimento correto do modo de ventilação aplicado, por exemplo a ventilação de alta frequência (VAF), e evitar a hiperdistensão alveolar, limitando a pressão inspiratória e corrigindo frequentemente a pressão expiratória aplicada.

Uma revisão sistemática recente avaliou a VAF em lesão pulmonar aguda (LPA) e SDRA em 419 UTIs, e verificou que a mortalidade foi menor nos pacientes que utilizaram esse modo ventilatório comparado aos outros convencionais. Utilizou-se FiO_2 mais baixa que a convencional, com menor hipoxemia, hipercapnia, hipotensão e barotrauma em relação aos modos ventilatórios usuais. Chegou-se à conclusão de que a VAF é um tratamento promissor para LPA e SDRA, sendo melhor que as estratégias de ventilação protetora.

Outro recente estudo descreve os efeitos da aplicação da VAF oscilatória como suporte ventilatório de resgate em uma série de pacientes pediátricos com SDRA, concluindo que essa modalidade melhora a oxigenação de pacientes com SDRA grave e hipoxemia refratária ao suporte ventilatório convencional.

Em relação à sobrevida de crianças que cursaram com SDRA e VM, recente metanálise verificou que intervenções específicas podem diminuir a mortalidade – pela utilização de ventilação com baixos volumes e posição prona, mas modos ventilatórios como VAF e NOi ainda não possuem estudos consistentes a respeito.

No caso das modalidades ventilatórias, é consenso que não há vantagem no uso de nenhum modo ventilatório, desde que sejam utilizados como estratégia protetora.

Sabemos que a SDRA é uma doença grave que acomete grande parte das crianças internadas em UTI, principalmente as mais novas. Muitas estratégias são realizadas e estudadas, cada uma com sua particularidade e indicação. O que se deve é atentar para o fato de que a SDRA nas crianças é de alta letalidade e morbidade, chamando a atenção para melhor monitoração e elegibilidade da estratégia protetora, diminuindo-se assim, esses riscos nas crianças.

BIBLIOGRAFIA

1. Fioretto JR, Carvalho WB. ARDS definitions in children: one step forward. J Pediatr (Rio J). 2014;90:211-2.
2. Amato Marcelo BP et al. Ventilação mecânica na lesão pulmonar aguda (LPA)/síndrome do desconforto respiratório agudo (SDRA). J Bras Pneumol (São Paulo). 2007;33(supl. 2):119-27.
3. De Luca D, Piastra M, Chidini G, Tissieres P, Calderini E, Essouri S, et al. Respiratory Section of the European Society for Pediatric Neonatal Intensive Care (ESPNIC). The use of the Berlin definition for acute respiratory distress syndrome during infancy and early childhood: multicenter evaluation and expert consensus. Intensive Care Med. 2013;39(12):2083-91.
4. Barbas CS, Ísola AM, Farias AM, Cavalcanti AB, Gama AM, Duarte AC et al. Recomendações brasileiras de ventilação mecânica 2013. Parte 1. Rev Bras Ter Intensiva. 2014;26(2):89-121.
5. Barbas CS, Ísola AM, Farias AM, Cavalcanti AB, Gama AM, Duarte AC et al. Recomendações brasileiras de ventilação mecânica 2013. Parte 2. Rev Bras Ter Intensiva. 2014;26(3):215-39.
6. Donoso FA, Arriagada SD, Díaz RF, Cruces RP. Ventilation strategies in the child with severe hypoxemic respiratory failure. Gac Med Mex. 2015;151(1):75-84.
7. Bronic RA, Fortenberry J, Scheiber M, Checchia PA, Anas NG. Multicenter randomized controlled trial of inhaled nitric oxide for pediatric acute respiratory distress syndrome. J Pediatr. 2015;166(2):365-9.e1.
8. Fioretto FR, Fressi NA, Costa KN, Nóbrega RF. I Consenso Brasileiro de Ventilação Mecânica em Pediatria e Neonatologia. Ventilação mecânica na lesão pulmonar aguda (LPA)/síndrome do desconforto respiratório agudo (SDRA).

9. Davis C, Firmin PK, Goldman AP. Predicting outcome of premature infant supported with extracorporeal membrane oxigenation for acute hypoxic respiratory faillure. Ped Crit Care Medicine. 2004;89(5):102-7.
10. Rotta AT, Steinhorn DM. Is permissive hypercapnia a beneficial strategy for pediatric acute lung injury? Respir Care Clin N Am. 2006;12(3):371-87.
11. Sud S, Sud M, Friedrich JO, Wunsch H, Meade MO, Ferguson ND, Adhikari NK. High-frequency ventilation versus conventional ventilation for treatment of acute lung injury and acute respiratory distress syndrome. Cochrane Database Syst Rev. 2013;2:CD004085.
12. Duffet M, Choong K, Ng V, Randolph A, Cook DJ. Surfactant therapy for acute respiratory failure in children: a systematic review and meta-analysis. Critical Care. 2007;11:3.
13. Pinzon AD, Rocha TS, Ricachinevsky C, Piva JP, Friedman G. Ventilação oscilatória de alta frequência em crianças com síndrome da angústia respiratória aguda: experiência de um centro de tratamento intensivo pediátrico. Rev Assoc Med Bras. 2013;59(4):368-74.
14. Tonelli AR, Zein J, Adams J, Ioannidis JPA. Effects of interventions on survival in acute respiratory distress syndrome: An umbrella review of 159 published randomized trials and 29 meta-analyses. Intensive Care Med. 2014;40(6):769-87.

27 | Síndrome do desconforto respiratório do recém-nascido

Etiene Farah Teixeira de Carvalho
Ana Paula Campelo

INTRODUÇÃO

A síndrome do desconforto respiratório (SDR), também conhecida como doença da membrana hialina (DMH), é considerada uma das causas mais frequentes de insuficiência respiratória e de mortalidade no neonato prematuro.

É causada, primariamente, pela deficiência de surfactante ao nascimento e está associada à imaturidade estrutural pulmonar. Além da deficiência na produção do surfactante, a imaturidade estrutural dos músculos respiratórios também influencia no desenvolvimento da insuficiência respiratória.

> Sua incidência e gravidade são inversamente proporcionais à idade gestacional, ou seja, quanto menor a idade gestacional, maior é o comprometimento ao recém-nascido (RN).

A SDR/DMH acomete cerca de 1% de todos os nascidos vivos, com predominância naqueles com idade gestacional inferior a 28 semanas e peso ao nascimento ≤ 1.500 g.

ETIOPATOGENIA

O surfactante é uma proteína sintetizada a partir da 20ª semana de gestação, atingindo seu pico de produção por volta da 35ª semana. Ele age diminuindo a tensão superficial, no nível interface ar-líquido alveolar, tendo como função a estabilização dos alvéolos.

Sua deficiência leva à diminuição da complacência pulmonar, diminuição da capacidade residual funcional (CRF), aumento do trabalho respiratório, atelectasias, hipoxemia e hipercapnia.

Além da prematuridade (idade gestacional ≤ 37 semanas), outros fatores podem contribuir para o desencadeamento da SDR/DMH, como:

- Pré-natais e perinatais:
  - Descolamento prematuro da placenta.
  - Infecção materna.
  - Diabetes materno.
  - Asfixia perinatal.
  - Gemelaridade.
  - Partos traumáticos.
  - Uso de anestésicos/analgésicos.
  - Restrição do crescimento intrauterino.
  - Cesárea eletiva ou indicativo de cesárea sem evidência de trabalho de parto.
  - Fatores genéticos.
  - Malformações torácicas.
- Pós-natais:
  - Hipovolemia.
  - Alterações metabólicas.
  - Choque.
  - Hipoxemia prolongada.

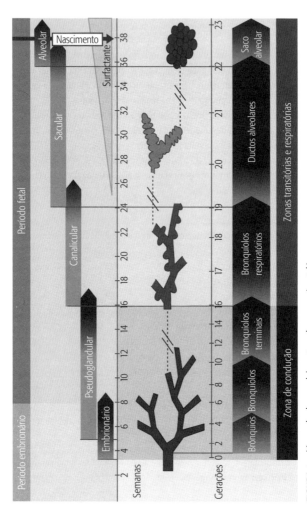

FIGURA 1   Marco do desenvolvimento pulmonar pré-natal.[1]

MANIFESTAÇÕES CLÍNICAS

As principais manifestações clínicas da doença são:

- Dispneia.
- Taquipneia ou bradipneia em casos mais graves.
- Períodos de apneia.
- Cianose.
- Gemido expiratório.
- Retração esternal, fúrcula.
- Tiragem intercostal e subcostal.
- Batimento de asa de nariz.

Para o diagnóstico clínico da SDR/DMH, são determinantes o conhecimento da história materna e familiar, das condições do nascimento do neonato e a identificação dos fatores de risco dessa patologia.

Além do diagnóstico clínico, o diagnóstico da doença pode ser feito por meio de imagens radiográficas, observando-se geralmente aspecto reticulogranular de intensidade variada, como:

- Grau I (leve): infiltrados reticulogranulados e broncograma aéreo na região peri-hilar.
- Grau II (moderado): infiltrados reticulogranulados e broncograma aéreo até a periferia pulmonar.
- Grau III (grave): infiltrados reticulogranulados e broncograma aéreo até a periferia pulmonar com borramento da área cardíaca.
- Grau IV: opacidade total dos campos pulmonares.

A prevalência de complicações também está relacionada à idade gestacional. Quanto menor a idade, maior o risco de desenvolver comorbidades como:

- Hemorragia do sistema nervoso central.
- Displasia broncopulmonar (DBP) relacionada ao tempo de ventilação pulmonar mecânica.
- Persistência do canal arterial.
- Retinopatia da prematuridade.

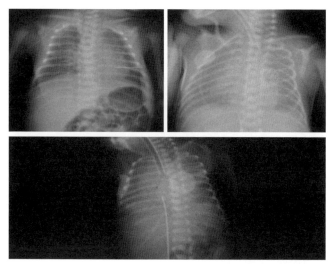

FIGURA 2 Imagens radiológicas de diferentes níveis de gravidade da síndrome do desconforto respiratório.

TRATAMENTO

A administração do surfactante exógeno é comprovadamente eficaz e amplamente utilizada nas unidades de terapia intensiva (UTI) neonatais desde 1980, reduzindo a taxa de mortalidade dos recém-nascidos pré-termo (RNPT).

Alguns estudos demonstraram que a terapêutica com surfactante exógeno reduz a mortalidade, bem como a gravidade da SDR, diminuindo a incidência de barotraumas, hemorragias intracranianas ou a persistência do canal arterial.

Os efeitos fisiológicos imediatos do tratamento com o surfactante exógeno incluem:

- Melhora da oxigenação poucos minutos após o tratamento.
- Aumento da CRF em decorrência do recrutamento alveolar.
- Melhora rápida da complacência pulmonar com diminuição da pressão de abertura e estabilização durante a expiração.

Desde sua comprovação, o que se tem questionado e estudado é quando iniciar o tratamento com surfactante exógeno e sua forma de administração, bem como qual é a assistência ventilatória mais adequada para diminuir a necessidade de ventilação mecânica invasiva e não invasiva, e suas consequentes complicações.

Atualmente trabalha-se com duas estratégias terapêuticas: estratégia profilática e estratégia terapêutica precoce ou tardia.

A estratégia profilática consiste em administrar o surfactante nos primeiros 15 minutos de vida, antes mesmo do aparecimento dos sintomas e do diagnóstico. Essa estratégia está indicada para pacientes com menos de 26 semanas de gestação, e sua eficácia em relação ao índice de mortalidade e tempo de ventilação mecânica tem sido cientificamente comprovada.

A estratégia terapêutica:

- Precoce: consiste em administrar o surfactante em até duas horas de vida, e tem indicação nível A nos casos de RN com idade gestacional inferior a 30 semanas gestacionais.
- Tardia: consiste em administrar surfactante após duas horas do nascimento. Estudos mostram que, quando comparada às outras

duas estratégias, a terapêutica tardia possui menor eficácia em relação à taxa de mortalidade e ao tempo de permanência em ventilação mecânica invasiva.

Em relação à administração do surfactante associado ao suporte ventilatório, a técnica INSURE (INtubação, SURfactante e Extubação), também conhecida em alguns serviços como intubação seletiva, tem sido amplamente utilizada e apresenta ótimos resultados em relação à redução da necessidade de ventilação pulmonar mecânica invasiva. Consiste em intubar o RN para administrar o surfactante, extubar em seguida e deixar em pressão contínua das vias aéreas (CPAP) ou ventilação não invasiva (VNI). No caso da estratégia profilática, esse procedimento, muitas vezes, é feito ainda na sala de parto.

Mais recentemente, há uma nova técnica de administração de surfactante, conhecida por "surfactante minimamente invasivo", que consiste em administrar o surfactante na traqueia por laringoscopia direta através de sonda gástrica, enquanto o RN estiver mantido em CPAP. Estudos comprovam que a eficácia dessa técnica é a mesma da estratégia INSURE.

O surfactante deve ser administrado por equipe com experiência, em local adequado para resolver possíveis complicações decorrentes de seu uso, como quedas de saturação brusca, bradicardias transitórias ou casos mais graves, como hemorragia pulmonar maciça.

A atuação do fisioterapeuta junto à equipe multiprofissional durante a aplicação do surfactante é de extrema importância e deve atentar para os seguintes pontos:

- Posicionamento adequado do RN.
- Posicionamento adequado da cânula orotraqueal (COT) ou outra interface.

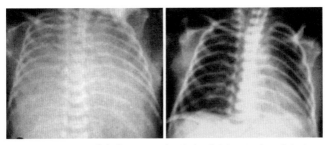

FIGURA 3 Imagens radiológicas antes e depois da administração do surfactante na síndrome do desconforto respiratório.

- Assistência ventilatória antes, durante e após aplicação do surfactante.
- Análise dos sinais clínicos e possíveis alterações hemodinâmicas.

VENTILAÇÃO MECÂNICA NÃO INVASIVA

O CPAP continua sendo uma opção de suporte ventilatório muito eficaz nos casos de SDR/DMH. Pode ser aplicado tanto profilaticamente associado à terapêutica com surfactante, sendo o RN mantido em CPAP durante a administração do surfactante exógeno, como nos casos terapêuticos visando à melhora da capacidade ventilatória e nas situações de pós-extubação.

Estudos comprovam que o uso do CPAP diminui a necessidade de ventilação mecânica invasiva e de reintubação. O valor da PEEP varia entre 5-10 cmH_2O.

VENTILAÇÃO MECÂNICA INVASIVA

Os equipamentos mais encontrados na UTI neonatal são os aparelhos ciclados a tempo com pressão limitada e fluxo contínuo. O modo ventilatório ainda mais utilizado é a ventilação mandatória intermitente (IMV).

As modalidades que dependem de um disparo, como a assistida-controlada e a ventilação mandatória intermitente sincronizada (SIMV), têm sido cada vez mais utilizadas, porém os estudos ainda não comprovaram nenhuma diferença significativa em relação à redução da morbimortalidade e à incidência da displasia broncopulmonar quando comparadas com o uso da modalidade convencional IMV.

PARÂMETROS VENTILATÓRIOS

O suporte ventilatório invasivo é extremamente lesivo ao pulmão, principalmente o mais imaturo. A principal complicação continua sendo a DBP. Por isso, o uso precoce de VMNI e de parâmetros ventilatórios protetores tem sido amplamente estudado e aplicado em UTI nenonatal.

RN com SDR/DMH necessitam de altas pressões e tempos inspiratórios e expiratórios mais curtos em razão da baixa complacência pulmonar. Por outro lado, precisam de volumes correntes (VC) bem menores.

Recomenda-se utilizar, na fase aguda da doença, PIP entre 20-25 cmH$_2$O (ou o suficiente para visualização da expansibilidade torácica), PEEP entre 5-8 cmH$_2$O, VC entre 4-6 mL/kg, tempo inspiratório entre 0,3-0,45 s.

Imediatamente após a administração do surfactante, as pressões devem ser reduzidas e o tempo inspiratório aumentado para valores mais fisiológicos.

TÉCNICAS FISIOTERAPÊUTICAS

Em relação à aspiração das vias aéreas através da COT, até recentemente não era recomendado que o procedimento fosse feito em

RN que receberam surfactante exógeno com menos de 6 horas. Atualmente, sabe-se que, a partir de 30 minutos, o procedimento da aspiração já pode ser feito sem riscos de retirada do surfactante administrado. Entretanto, por se tratar de técnica invasiva, desconfortável e que provoca alterações respiratórias, recomenda-se que a aspiração seja feita somente com real indicação e necessidade.

BIBLIOGRAFIA

1. Universités de Fribourg, Lausanne et Berne. Cours d'embryologie en ligne à l'urage des étudiants et étudiants en médecine. Disponível em: www.embryology.ch.
2. American Academy of Pediatrics, Committee on Fetus and Newborn. Surfactant replacement therapy for respiratory distress syndrome. Pediatrics. 1999; 103(3):684-5.
3. Kresch MJ, Clive JM. Meta-analyses of surfactant replacement therapy of infants with birth weights less than 2000 grams. J Perinatol. 1998;18(4):276-83.
4. Morley CJ. Systematic review of prophylactic vs. rescue surfactant. Arch Dis Child Fetal Neonatal Ed. 1997;77:F70-4.
5. Stevens TP, Blennow M, Soll RF. Early surfactant administration with brief ventilation vs selective surfactant and continued mechanical ventilation for preterm infants with or at risk for RDS. Cochrane Database Syst Rev. 2000; (2):CD003063.
6. Verder H, Robertson B, Greisen G et al. Surfactant therapy and nasal continuous positive airway pressure for newborns with respiratory distress syndrome. Danish-Swedish Multicenter Study Group. N Engl J Med. 1994;331:1051-5.
7. Ikegami M, Jobe AH, Glatz T et al. Surfactant metabolism in surfactant treated preterm ventilated lambs. J Appl Physiol. 1989;67:429-39.
8. Rebello CM, Procianoy R, Freddi A, Araujo KJ, Queirós Filho H, Mascaretti RS. I Consenso Brasileiro de Ventilação Mecânica em Pediatria e Neonatologia: uso do surfactante no recém-nascido. São Paulo: Associação de Medicina Intensiva Brasileira; 2012.
9. Polim RA, Waldemar AC. Clinical report. Surfactant replacement therapy for preterm and term neonates with respiratory distress. American Academy of Pediatrics. Pediatrics. 2014;133:156-63.

28 | Taquipneia transitória do recém-nascido

Alessandra Freitas
Etiene Farah Teixeira de Carvalho

INTRODUÇÃO

Distúrbio respiratório de evolução benigna, a taquipneia transitória do recém-nascido (TTRN) – também denominada dificuldade respiratória benigna do recém-nascido, pulmão úmido ou síndrome do desconforto respiratório tipo II – foi descrita primeiramente por Avery, em 1966.

A TTRN é um dos distúrbios respiratórios comuns do período neonatal, juntamente com a doença da síndrome do desconforto respiratório do recém-nascido (SDRRN) ou membrana hialina, displasia broncopulmonar, síndrome de aspiração de mecônio ou líquido amniótico, hipertensão pulmonar persistente e pneumonias congênitas.

Pode ser caracterizada por desconforto respiratório, de leve a moderada intensidade, manifestado por sinais clínicos não específicos e constituído de taquipneia superior a 60 movimentos por minuto, retração intercostal e esternal, gemido expiratório e, menos frequentemente, cianose.

Está relacionada a recém-nascidos a termo ou pré-termo limítrofes, sendo autolimitada, com início já ao nascimento ou próximo dele, em evolução com melhora progressiva em algumas horas ou ao longo dos dias.

Apresenta incidência de 11 a 15 casos para cada mil nascidos vivos. Nota-se discreta prevalência estatística no sexo masculino, em recém-nascidos com idade gestacional superior a 34 semanas e peso superior a 2 kg.

ETIOPATOGENIA

A hipótese mais aceita é atribuída ao retardo na reabsorção do líquido pulmonar fetal pelo sistema linfático hilar. A presença desse fluido causa redução da complacência pulmonar.

DINÂMICA DOS LÍQUIDOS PULMONARES

Durante a vida fetal, os pulmões são preenchidos por líquido pulmonar, produzido pelos alvéolos a partir da 18ª semana de gestação. Ele se encontra também presente na árvore traqueobrônquica, tendo por função preencher essas estruturas e, assim, colaborar com o desenvolvimento das vias aéreas distais (ácinos). É também responsável pelo não colabamento pulmonar na primeira respiração, quando o líquido passa a ser substituído totalmente pelo ar inspirado.

A produção desse líquido aumenta no último trimestre de gestação, correspondendo a um volume de 4-6 mL/kg no meio da gestação, chegando próximo de 25-30 mL/kg ao final.

Cerca de dois dias antes do nascimento, as mesmas células epiteliais pulmonares começam o processo de reabsorção desse líquido pulmonar. Com o início do trabalho de parto, ainda há redução importante na secreção e inicia-se rápida reabsorção. Tal fato é mediado por hormônios liberados durante o chamado estresse do trabalho de parto.

Nessa transição entre a vida fetal e extrauterina (Figura 1), cerca de 60% do líquido pulmonar será eliminado através da traqueia (cerca de 30% durante as contrações uterinas do trabalho de parto e o restante durante a passagem pelo canal de parto por conta da compressão torácica), 10% serão eliminados após o nascimento pela cavidade oral e nasal, e os 30% restantes são reabsorvidos por ação mecânica do ar inspirado.

Após o nascimento, mecanismos de absorção do líquido pulmonar ocorrem em duas etapas:

- Primeira etapa: após a saída do recém-nascido do canal de parto por ação mecânica do ar, o tórax retorna à sua posição de repouso, o que desloca o líquido através do epitélio pulmonar para o espaço intersticial.
- Segunda etapa: ocorre a drenagem do líquido para a circulação, por intermédio dos capilares pulmonares, sobretudo pelos linfáticos pulmonares.

CAUSAS DA TTRN

- Insuficiência na secreção das catecolaminas, que são hormônios facilitadores da absorção dos líquidos pulmonares, liberados durante o estresse do trabalho de parto (epinefrina, arginina-vasopressina e beta-agonistas).
- Diabetes e excesso de sedação materna.

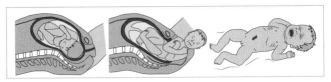

FIGURA 1 Fases do trabalho de parto vaginal.

- Sexo masculino.
- Hipoproteinemia.
- Clampeamento tardio do cordão umbilical.
- Asfixia fetal (Apgar < 7 no primeiro minuto).
- Gestante asmática.
- Parto cesárea.

PARTO CESÁREA

Se o parto cesárea for realizado sem que haja o início do trabalho de parto prévio, o estímulo para a liberação das catecolaminas é prejudicado.

Os movimentos respiratórios do recém-nascido iniciam-se ao nascimento, porém sem a absorção da maior parte do líquido pulmonar presente ainda na árvore brônquica.

Durante o parto cesárea, a caixa torácica do recém-nascido sofre menor compressão extrínseca quando comparado com o parto vaginal. Essa compressão exercida pelo parto vaginal auxilia na eliminação da maior parte do líquido pulmonar.

As Figuras 2 e 3 apresentam esquematicamente esses eventos.

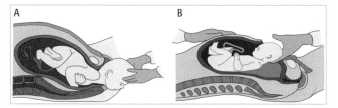

FIGURA 2   A: parto vaginal; B: parto cesárea.[1]

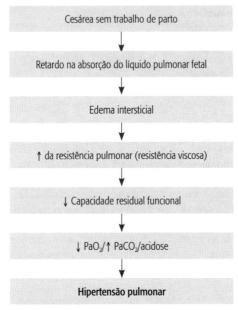

FIGURA 3   Parto cesárea.

QUADRO CLÍNICO

- A maior parte das crianças que desenvolvem TTRN nasce sem sintomatologia, sem grandes evidências de asfixia e geralmente com Apgar adequado. São raras as situações em que as alterações respiratórias já são evidenciadas na sala de parto.
- Os sinais e sintomas geralmente começam a aparecer entre 2 e 4 horas após o nascimento. São eles:
  - Taquipneia (entre 60-80 rpm).

- Dispneia de grau leve a moderado.
- Batimento de asas de nariz.
- Retrações intercostais.
- Gemido expiratório.
- Cianose em graus variáveis.
- Equilíbrio acidobásico normal e PaO_2 baixa.
- Ausculta pulmonar pode presentar-se normal ou mostrar estertores subcrepitantes finos.
- A evolução é autolimitada e benigna, resolvendo-se o quadro dentro de 3 a 5 dias (geralmente não ultrapassa 72 horas), não restando complicações respiratórias residuais ou sequelas pulmonares.

DIAGNÓSTICO

Deve ser considerada uma patologia cujo diagnóstico é feito por exclusão, por sua semelhança com outras causas que determinam quadro de dificuldade respiratória no período neonatal. Para tanto deve-se observar:

- Quadro clínico.
- Dados laboratoriais (gasometria arterial).
- Hemograma (excluir processo infeccioso).
- Estudo radiológico (cerca de 90% das radiografias no início do quadro não apresentam nenhuma alteração).

Na análise radiológica pode-se observar:

- Aumento da trama broncovascular.
- Ingurgitamento dos segmentos linfáticos.
- Hiperinsuflação e hiperexpansão dos campos pulmonares.
- Rebaixamento do diafragma.
- Cardiomegalia.

TABELA 1 Diagnóstico diferencial

Doença da membrana hialina/SDRRN	Ver a Tabela 2
Síndrome da aspiração de líquido amniótico ou de mecônio	Asfixia grave e intraparto prolongado podem ocasionar aspiração de líquido amniótico, prejudicando a absorção dos líquidos por via linfática e promovendo sua estagnação nos espaços intersticiais, causando quadro de desconforto respiratório semelhante ao da TTRN. Na síndrome de aspiração de mecônio, o quadro geralmente é mais grave; mais frequentemente, relaciona-se ao RN de termo, pós-termo com história de asfixia perinatal e crescimento intrauterino retardado
Pneumonia por estreptococo do grupo B	O diagnóstico é feito com base em febre materna, bacterioscopia do lavado gástrico do RN, culturas positivas, alterações hematológicas
Cardiopatias	Especialmente quanto à insuficiência cardíaca, faz-se o teste do oxigênio a 100%, com melhora caso seja TTRN
Hiperventilação cerebral	A gasometria mostra alcalose metabólica

RN: recém-nascido; SDRR: síndrome do desconforto respiratório do recém-nascido; TTRN: taquipneia transitória do recém-nascido.

TABELA 2 Diagnóstico diferencial entre DMH/SDRRN e TTRN

Dados clínicos	DMH/SDRRN	TTRN
Duração da gravidez	Idade gestacional: prematuros	Idade gestacional: geralmente a termo
Índice de Apgar	Baixo	Normal ou baixo
Antecedentes maternos	Hemorragia, diabetes, anóxia	Analgesia ou anestesia
Edema	Muito frequente	Frequente
Efeito benéfico do O_2 100%	Pouco acentuado ou nulo	Muito acentuado

(continua)

TABELA 2   Diagnóstico diferencial entre DMH/SDRRN e TTRN *(continuação)*

Dados clínicos	DMH/SDRRN	TTRN
Situação após 48 h do nascimento	Grave	Melhor ou normal
Dados radiológicos	Padrão reticulogranular difuso com broncograma aéreo	Hiperinsuflação, sinal de edema pulmonar
Shunt direita-esquerda	Acentuado	Fraco ou ausente
pH	Baixo	Praticamente normal
Mortalidade	20 a 50%	A maioria sobrevive
Hipovolemia	Comum	Incomum
Assistência ventilatória	Muito necessária	Raramente necessária

DMH: doença da membrana hialina; SDRRN: síndrome do desconforto respiratório do recém--nascido; TTRN: taquipneia transitória do recém-nascido.

TRATAMENTO

- Em virtude do caráter autolimitado da patologia, não há tratamento específico. O objetivo das terapêuticas, nesses casos, baseia-se na avaliação clínica permanente e monitoração dos sinais vitais, instalando-se medidas de suporte sempre que se fizer necessário e profilaxia quando possível.
- Hidratação endovenosa.
- Oxigenoterapia (manter PaO_2 entre 50 e 70 mmHg).
- CPAP nasal quando houver falha da oxigenoterapia.
- Com a ineficiência das medidas conservadoras, opta-se por intubação e inicia-se a ventilação mecânica.
- Suspensão da dieta no tratamento do quadro agudo inicial.
- Manutenção da temperatura corporal.
- Antibióticos não são indicados, exceto na suspeita de infecções associadas.
- Monitoração de gases sanguíneos durante a evolução do quadro.

Tratamento fisioterápico

Objetivos do tratamento fisioterápico:

- Mobilizar e eliminar as secreções pulmonares quando for necessário.
- Otimizar a ventilação pulmonar.
- Promover reexpansão pulmonar e adequar as trocas gasosas, diminuindo o trabalho respiratório.
- Diminuir o consumo de oxigênio.
- Prevenir possíveis complicações e acelerar o processo de recuperação.

Pressão pulmonar contínua nas vias aéreas (CPAP nasal)

O uso de CPAP nasal mantém as vias aéreas pérvias (redução da resistência), possibilita o aumento da pressão transpulmonar, o aumento da capacidade residual funcional e a melhora da oxigenação, proporcionando padrão respiratório regular. Deve ser utilizado com pressões moderadas (5-6 cmH_2O, FiO_2 0,4-0,6%).

Considerar falha do CPAP, quando:

- $SatO_2$ < 89% ou PaO_2 < 50 mmHg em FiO_2 de 0,8 e pressão de 8-10 cmH_2O.
- $PaCO_2$ > 65 mmHg.
- Apneias recorrentes.
- Acidose (pH < 7,20).
- Piora hemodinâmica.

Ventilação pulmonar mecânica invasiva (VPMI)

Com a ineficiência da ventilação pulmonar não invasiva (VPNI), opta-se por intubação e ventilação pulmonar mecânica invasiva (VPMI).

A adequação da ventilação mecânica deve seguir estratégias protetoras, haja vista que não há comprometimento estrutural ou parenquimatoso.

A estratégia convencional de ventilação (Columbia University) em ventilação mecânica intermitente (IMV) está detalhada a seguir:

- Fluxo: 5-7 L/min.
- FiO_2 (fração inspirada de oxigênio): ajustada para manter PO_2 > 50 mmHg e $SapO_2$ > 92%.
- Frequência respiratória: inicia-se entre 20 e 30 ciclos.
- Tempo inspiratório (Ti) fixado em 0,5 s. A escolha do tempo inspiratório deve ser de acordo com as constantes de tempo do sistema respiratório. Alguns autores têm recomendado tempos inspiratórios mais baixos para diminuir a lesão pulmonar (0,25-0,35 s).
- Pressão positiva final das vias aéreas (PEEP): 3-5 cm H_2O.
- Pressão inspiratória (PIP): 12-20 cmH_2O. Depende da complacência do pulmão e da resistência da via aérea. Deve ser ajustada para promover boa expansão torácica (0,5-1 cm de expansibilidade quando não for possível avaliar o volume corrente).

A ventilação mandatória intermitente sincronizada (SIMV) ou a ventilação pulmonar convencional (VPC) pode ser também utilizada com a associação da pressão de suporte.

A sincronização da ventilação reduz sensivelmente o desconforto do recém-nascido, diminuindo a necessidade do uso de sedativos e facilitando o desmame.

Desmame da VPMI

A extubação deve ser realizada quando se atingem frequências baixas, parâmetros adequados e indicativos de extubação, evoluindo para CPAP nasal ou oxigenoterapia, a depender das rotinas e protocolos do serviço.

BIBLIOGRAFIA

1. A.D.A.M. consumer health. Disponível em: www.adam.com.
2. I Consenso de Ventilação Pulmonar Mecânica em Pediatria/Neonatal.
3. Heinonen K. Initial systolic time intervals as predictors of the severity of transient tachypnea interm neonates. Acta Paediatr Scand. 1983;72(1):111-4.
4. Taylor PM, Allen AC, Stinson DA. Benign unexplained respiratory distress of the newborn infant. Pediatr Clin North Am. 1971;18:975-1004.
5. Prod'Hom LS, Levison H, Cherry RB, Smith CA. Adjustement of ventilation, intrapulmonary gas exchange and acid-base balance during the first day of life. Infants with early respiratory distress. Pediatrics. 1975;35:662-76.
6. Segre CMA, Armellini PA, Marino WT. O RN. São Paulo: Sarvier; 1995.
7. Kumar A, Bhat BV. Epidemiology of respiratory distress of newborns. Indian J Pediatr. 1996;63(1):93-8.
8. Rawlings JS, Smith FR. Transient tachypnea of the newborn: an analysis of neonatal and obstetrics risk factors. Am J Dis Child. 1984;138:869-71.
9. Costa CF, Silva AV. Estudo comparativo de 37 casos de taquipneia transitória em duas faixas de peso na operação cesariana. CCS. 1984;6(1):7-11.
10. Sadeck LSR, Calil VML, Ramos JLA, Leone CR. Insuficiência respiratória aguda no período neonatal. J Pediatr. 1990;66:121-6.
11. Kurl ST, Heinonen KM, Kiekara O. The first chest radiograph in neonates exhibiting respiratory distress at birth. Clin Pediatr (Phila). 1997;36(5):285-9.
12. Kopelman B, Miyoshi M, Guinsburg R. Distúrbios respiratórios no período neonatal São Paulo: Atheneu; 1998.
13. Diniz EMA. Manual de neonatologia. Rio de Janeiro: Revinter; 1994.
14. Brito ASJ, Carvalho ABR, Barbosa J. Líquido amniótico com mecônio e doença respiratória aguda em recém-nascidos: um estudo prospectivo. Pediatria (São Paulo). 1988;10(1):22-4.
15. Moreira MEL, Lopes JMA, Carvalho M (org.). O recém-nascido de alto risco: teoria e prática do cuidar [on-line]. Rio de Janeiro: Fiocruz; 2004.

Técnicas de fisioterapia respiratória: convencionais e atuais

29

Evelim Leal de Freitas Dantas Gomes
Luciana Carnevalli Pereira

O tratamento das doenças respiratórias deve ser baseado na ausculta das vias aéreas superiores, assim como das vias aéreas inferiores. Na prática clínica de rotina, o estetoscópio deve ser a ferramenta objetiva para avaliar o grau de obstrução, monitoração do tratamento e seus resultados. Sendo assim, devemos destacar as causas de obstrução e os ruídos adventícios gerados por ela (Figura 1).

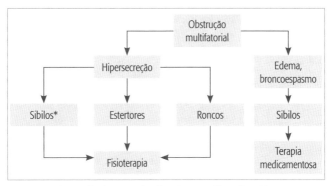

FIGURA 1   Causas de obstrução das vias aéreas e ruídos adventícios.
*Na criança pequena (recém-nascido e lactente), parte do sibilo (70%) pode ser causada pela presença de secreção em vias aéreas de pequeno e médio calibre.

Na Tabela 1 podemos identificar o significado dos ruídos adventícios.

Uma vez identificado o tipo de distúrbio ventilatório obstrutivo por meio da ausculta pulmonar, a escolha da técnica adequada para a intervenção fisioterápica deve basear-se no modelo esquemático descrito adiante, que, do ponto de vista didático, permite estabelecer uma classificação das diferentes técnicas de higiene brônquica em função do local de ação principal.

A Figura 2 representa, de forma esquemática, a classificação das diferentes técnicas de higiene brônquica e o seu local de ação. Essa forma didática representada pelo modelo físico no qual se baseia a ação da fisioterapia respiratória é expressa pela equação do movimento, a qual traduz a pressão motora do sistema respiratório. Ela identifica a variação da pressão pleural de acordo com a técnica, inspiratória ou

TABELA 1 Ruídos adventícios

Ruídos adventícios	Significado e localização
Roncos	Ruídos contínuos de tonalidade grave, predominantemente inspiratórios, atribuídos à presença de secreção nas vias aéreas de grande calibre, as vias aéreas mais proximais
Estertores subcrepitantes	Ruídos descontínuos ouvidos na inspiração e na expiração, atribuídos à mobilização de secreção presente em brônquios de médio e pequeno calibre
Estertores crepitantes	Ruídos descontínuos, exclusivamente inspiratórios, atribuídos aos processos patológicos que causam exsudato ou transudato nas vias aéreas periféricas (alveolares)
Sibilos inspiratórios	Ruídos contínuos de tonalidade aguda, predominantemente inspiratórios, atribuídos ao movimento do ar em brônquios de pequeno e médio calibre, obstruídos pela presença de secreção
Sibilos expiratórios	Ruídos contínuos de tonalidade aguda, predominantemente expiratórios, que indicam broncoespasmo e/ou secreção

A obstrução da via aérea superior é identificada pela presença de roncos que podem se propagar para as vias aéreas inferiores quando podem ser chamados de ruídos de transmissão e estridor.

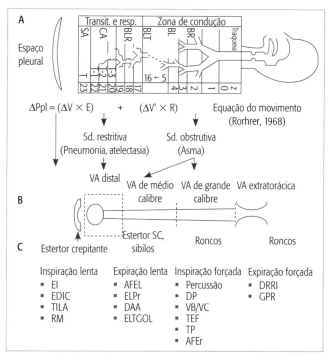

FIGURA 2 Classificação das técnicas de higiene brônquica em pediatria referentes à representação teórica das vias aéreas, segundo Weibel (1968, 2009).

ΔPpl: variação da pressão pleural; $\Delta V \times E$: variação de volume dependente da elastância pulmonar; $\Delta V' \times R$: variação do fluxo submetido à resistência do escoamento; AFEr: aumento do fluxo expiratório rápido; AFEl: aumento do fluxo expiratório lento; AS: saco alveolar; BL: bronquíolo; BLT: bronquíolo terminal; BR: brônquio; CA: conduto alveolar; DA: drenagem autógena; DAA: drenagem autógena assistida; DP: drenagem postural; DRR: desobstrução rinofaríngea retrógrada; EDIC: exercício de fluxo inspiratório controlado; EI: espirometria de incentivo; ELTGOL: expiração lenta total com a glote aberta; RIM: inspiração resistida máxima; SC: subcrepitante; Sd.: síndrome; TEF: técnica de expiração forçada; TILA: técnica de insuflação para reversão de atelectasia; TP: tosse provocada; VA: via aérea; VB: vibração; VC: vibrocompressão.

expiratória (B) El e precisa o local de E (elastância), isto é, o tecido pulmonar e o local de R (resistência), ou seja, a árvore brônquica.

O modelo morfométrico de Weibel (A) identifica os diferentes níveis do sistema respiratório: as vias aéreas intratorácicas proximais (de grande calibre), médias e periféricas (distal). Acrescentamos as vias aéreas extratorácicas por considerar a atuação da fisioterapia sobre essa parte do sistema respiratório especialmente em lactentes, o que corresponde a 55% de todo o sistema.

A escolha adequada da técnica baseia-se na ausculta pulmonar representada pelos ruídos adventícios (C), nos quatro modos ventilatórios possíveis:

1. As técnicas de expiração forçadas, que compreendem TEF, TP e AFEr, cujo local de ação são as vias aéreas proximais ou a 4ª-5ª gerações brônquicas.
2. As técnicas expiratórias lentas, que compreendem AFEl, ELPr, DA, DAA, ELTGOL, que têm sua ação preferencial nas vias aéreas de médio calibre ou na 8ª-10ª gerações brônquicas.
3. A técnica inspiratória forçada, que compreende a DRR, cujo local de ação são as vias aéreas extratorácicas.
4. As técnicas inspiratórias lentas, que compreendem SI, EDIC e RIM, que atuam nas vias distais ou além da 10ª geração brônquica.

Técnicas como GPR, DP, percussão, VB, VC e TILA, didaticamente, estão representadas nos respectivos segmentos descritos anteriormente, e o seu mecanismo de funcionamento e de ação difere das demais.

Pode-se resumir que o mecanismo depurativo das diferentes técnicas de higiene brônquica é "volume dependente", no que diz respeito ao sistema respiratório periférico, para o qual as palavras-chave são "desinsuflação" e "fluxo dependente", em relação ao sistema respiratório médio e proximal, cuja palavra-chave é "velocidade".

TABELA 2 Técnicas de fisioterapia respiratória

Técnica	Descrição	Mecanismo de ação	Indicação	Contraindicação
DRR	Lactente em decúbito dorsal, realiza-se uma oclusão da cavidade oral no final da expiração para impor uma inspiração nasal forçada. Pode ser associada à instilação de substância medicamentosa ou soro fisiológico	Nasoaspiração	Lactente com obstrução nasal, rinites, sinusite e faringite	Ausência de tosse reflexa e presença de estridor laríngeo
GPR	O fisioterapeuta deve segurar a cabeça do lactente com uma das mãos. Enquanto quatro dedos apoiam o crânio, o polegar apoia a mandíbula na região da base da língua, impossibilitando a deglutição. O estreitamento da luz na orofaringe na fase expiratória aumenta a velocidade do ar e impulsiona o muco até a comissura labial	Expulsão da secreção pelo aumento do fluxo expiratório na orofaringe por redução do diâmetro	Lactente que tenha a necessidade de examinar macroscopicamente a expectoração da secreção sem necessidade de aspiração	Ausência de secreção na orofaringe
DP	Consiste no posicionamento da unidade pulmonar acometida a favor da gravidade, para permitir que o muco flua em direção às vias aéreas centrais. Para cada segmento pulmonar que se pretende drenar é necessário que a criança permaneça por aproximadamente 15 minutos. A postura de Trendelemburg deve ser evitada em recém-nascido prematuro (RNPT) e na doença do refluxo gastroesofágico (DRGE)	Ação da gravidade	Presença de secreção em vias aéreas proximais	RNPT, DRGE, Hipertensão intracraniana, cirurgias abdominais, intracraniana ou oftálmica, cardiopatias, arritmias, traumatismo torácico, hemoptise, insuficiência respiratória, edema pulmonar e embolia

(continua)

TABELA 2 Técnicas de fisioterapia respiratória (continuação)

Técnica	Descrição	Mecanismo de ação	Indicação	Contraindicação
Percussão	Provoca um deslocamento das secreções nos brônquios de maior calibre e na traqueia por meio de ondas de choque de energia aplicada sobre a parede brônquica. É feita com as mãos em cúpulas. A frequência manual gerada é de apenas 1 a 8 Hz e fica aquém da frequência ideal para o transporte e alteração da reologia do muco que é de 25 a 35 Hz e na criança por conta da alta complacência da caixa torácica, o feito mecânico é consideravelmente nulo	Tixotropismo	Presença de secreção em vias aéreas proximais	Fragilidade óssea, hemoptise, dor, hipertensão intracraniana, pós-operatório imediato, plaquetopenia, osteopenia, apneia e bradicardia
Vibração	Consiste em movimento oscilatório provocado por meio da tetanização dos músculos agonistas e antagonistas do antebraço, que devem trabalhar em sinergia com a palma da mão aplicada perpendicularmente sobre o tórax. A frequência ideal desejada durante a sua aplicação deve atingir pelo menos 13 Hz. Pode ser realizada com vibradores mecânicos	Tixotropismo	Presença de secreção que já estejam descoladas nas vias aéreas de grande calibre	Fratura de costela, pneumotórax não drenado, enfisema subcutâneo e lesão de pele. Hemoptise, broncoespasmo e hemorragia intracraniana são contraindicações relativas

(continua)

29 Técnicas de fisioterapia respiratória: convencionais e atuais 351

TABELA 2 Técnicas de fisioterapia respiratória *(continuação)*

Técnica	Descrição	Mecanismo de ação	Indicação	Contraindicação
Vibro-compressão	Deve ser realizada da mesma maneira que a vibração, associando uma compressão torácica tolerável pelo paciente no sentido craniocaudal e lateromedial, preferencialmente no final da expiração	Tixotropismo	Presença de secreção que já estejam descoladas nas vias aéreas de grande calibre	As mesmas da vibração e RNPT pela compressão do tórax poder aumentar a pressão intracraniana
TEF	Consiste em uma expiração forçada realizada a alto, médio ou baixo volume pulmonar, obtida graças a uma contração enérgica dos músculos expiratórios. No lactente, é realizada de forma passiva por meio de uma pressão toracoabdominal exercida pelo fisioterapeuta	Aparecimento de um ponto de igual pressão no trajeto brônquico	Remoção de secreção em vias aéreas proximais em crianças maiores de 2 anos, no adolescente e no adulto; lactente com ausência de tosse reflexa	Lactente e principalmente durante o choro

(continua)

TABELA 2 Técnicas de fisioterapia respiratória *(continuação)*

Técnica	Descrição	Mecanismo de ação	Indicação	Contraindicação
TP	Consiste na realização de uma tosse reflexa aplicada no lactente incapaz de cooperar e de realizar uma tosse ativa voluntária. Praticada preferencialmente com a criança em decúbito dorsal e ao final da inspiração ou início da expiração por meio de uma breve pressão do polegar sobre a fúrcula esternal. Também pode ser desencadeada pela introdução de um abaixador de língua na cavidade bucal baixa, próxima à epiglote, porém pode provocar reflexo de vômito e DRGE	Estimulação dos receptores mecânicos situados na parede da traqueia extratorácica ou distensão do músculo liso brônquico que contém receptores de estiramento que contorna a traqueia	Presença de obstruções proximais no lactente que não responde à solicitação da tosse voluntária	Recém-nascido (risco de colabamento da traqueia e sufocação), crianças com reflexo de vômito frequente, afecções laríngeas, presença de estridor laríngeo

(continua)

TABELA 2 Técnicas de fisioterapia respiratória (continuação)

Técnica	Descrição	Mecanismo de ação	Indicação	Contraindicação
AFEr	Paciente em decúbito dorsal preferencialmente elevado a 30°. A mão torácica é colocada entre a fúrcula esternal e a linha intermamária, envolvendo anterior e lateralmente o tórax da criança. A mão abdominal sustenta o abdome, posicionando sobre o umbigo e as últimas costelas. As mãos se movimentam de forma a se encontrarem de maneira sincronizada e ativa no final do platô inspiratório e a técnica deve ser realizada até o final da expiração	Aumento do fluxo expiratório rápido que promove a progressão das secreções dos brônquios de grande calibre	Crianças maiores de 2 anos	RN, lactente, traqueomalacia, discinesia traqueobrônquica, desconforto respiratório agudo, insuficiência respiratória grave, coqueluche, cardiopatia congênita grave, osteogênese imperfeita, displasia broncopulmonar, asma e enfisema
AFEl	O posicionamento do paciente e das mãos do terapeuta deve ser o mesmo que da AFEr, porém a manobra deve ser iniciada no platô inspiratório, terminando ao final da expiração. No RN a mão abdominal posiciona-se em ponte; no lactente a mão abdominal é passiva e em crianças acima de 2 anos a mão abdominal é ativa	Aumento do fluxo expiratório e prolongado para promover a eliminação das secreções mais distais	RN, lactente e crianças acima de 2 anos	Traqueomalacia, discinesia traqueobrônquica, desconforto respiratório agudo, insuficiência respiratória grave, coqueluche, cardiopatia congênita grave, osteogênese imperfeita, displasia broncopulmonar, asma e enfisema

(continua)

TABELA 2 Técnicas de fisioterapia respiratória *(continuação)*

Técnica	Descrição	Mecanismo de ação	Indicação	Contraindicação
ELPr	Paciente em decúbito dorsal preferencialmente elevado a 30°. A mão torácica é colocada entre a fúrcula esternal e a linha intermamária, envolvendo anterior e lateralmente o tórax da criança. A mão abdominal sustenta o abdome, posicionando sobre o umbigo e as últimas costelas. Apenas a mão torácica se movimenta no final da expiração. A mão abdominal age como uma cinta. A expiração deve ser prolongada no final de três expirações em direção ao volume residual. (Expirou prolonga, vai inspirar segura e prolonga novamente na próxima expiração.) Toda a manobra ocorre dentro da capacidade residual funcional, o que estimula o reflexo de Hering Breuer estimulando o suspiro	Obtenção de um maior volume da ar expirado em relação a uma expiração normal	Lactentes e crianças maiores	Relativas: cirurgias ou síndromes abdominais, cardiopatias, doenças neurológicas agudas e DRGE

(continua)

TABELA 2 Técnicas de fisioterapia respiratória *(continuação)*

Técnica	Descrição	Mecanismo de ação	Indicação	Contraindicação
DA	A ventilação pode ser realiza a baixo fluxo (deslocamento de secreções mais distais), a médio fluxo (deslocamento de secreções da VA de médio calibre) ou a alto volume (deslocamento de secreção da VA de grande calibre). Na posição sentada ou deitada o paciente realiza uma inspiração no volume de ar adequado, seguido de uma apneia de 3 a 4 segundos. A seguir realiza uma expiração pelo nariz ou pela boca de maneira passiva ou ativa de acordo com a localização da secreção que se pretende deslocar	Aumento do fluxo expiratório que pode ser em VA de pequeno, médio ou grande calibre	Crianças cooperativas acima de 5 anos de idade	Sua limitação é a falta de cooperação do paciente
DAA	Paciente em decúbito dorsal, com as mãos envolvendo o tórax da criança e os polegares sobre a região dos ápices pulmonares; o fisioterapeuta aumenta manual e lentamente a velocidade do fluxo expiratório, prolongando a expiração até o volume residual. O uso de uma cinta abdominal é necessário para a estabilização do abdome	Prolonga a expiração até o volume residual e aumenta a velocidade do fluxo expiratório, a fim de melhorar o transporte do muco para a VA de maior calibre	Obstrução brônquica por estase de secreção, no RN, lactente e crianças incapazes de cooperar	Intolerância ao manuseio

(continua)

TABELA 2 Técnicas de fisioterapia respiratória (continuação)

Técnica	Descrição	Mecanismo de ação	Indicação	Contraindicação
ELTGOL	Consiste na realização de uma expiração com a glote aberta iniciada na capacidade residual funcional e continuada até o volume residual, com o lado do pulmão a ser tratado em posição infralateral. O fisioterapeuta se posiciona atrás do paciente, exerce uma pressão abdominal infralateral com uma mão e uma pressão de contra-apoio no gradil costal supralateral com a outra mão	Expiração lenta que mobiliza a secreção brônquica das VA de médio calibre	Crianças a partir dos 8-12 anos de idade	Abcesso pulmonar, obstrução cavitária e bronquiectasia com grande destruição da árvore brônquica
EI	Consiste em uma inspiração máxima sustentada da capacidade residual funcional até a capacidade pulmonar total, seguida de uma pausa inspiratória de 5 a 10 segundos. São realizadas com dispositivos a volume ou a fluxo	Recrutamento das unidades alveolares por meio de um gradiente de pressão transpulmonar criado entre a abertura das VA e o alvéolos	Ateletasia, cirurgias torácica e abdominal superior, distúrbios pulmonares restritivos	Pacientes que não cooperam para a realização da técnica

(continua)

TABELA 2 Técnicas de fisioterapia respiratória (continuação)

Técnica	Descrição	Mecanismo de ação	Indicação	Contraindicação
EDIC	Deve ser realizada uma inspiração lenta e profunda em decúbito lateral, com a região a ser tratada em posição supralateral. Para o tratamento de uma região anterobasal, o corpo deverá estar ligeiramente girado para trás e a pelve perpendicular em relação ao plano de apoio. A flexão de membro superior durante a realização do EDIC favorece o alongamento, a abertura dos espaços intercostais e o aumento da ventilação regional. Para a região posterobasal, o tronco deve estar perpendicular ao plano de apoio. Pode ser associada à espirometria de incentivo	Depuração da VA distal por meio da recuperação do volume pulmonar decorrente do aumento da pressão transpulmonar	Crianças acima de 3 anos, pneumonia, atelectasia, pós-operatório torácico ou abdominal	Falta de cooperação e entendimento da técnica, dor de origem pleural, hiper-reatividade brônquica e pneumectomia

(continua)

TABELA 2 Técnicas de fisioterapia respiratória *(continuação)*

Técnica	Descrição	Mecanismo de ação	Indicação	Contraindicação
TILA	Consiste em realizar e manter por alguns ciclos respiratórios uma compressão torácica em toda a área não colapsada do pulmão associada a uma pressão positiva, seja ela invasiva ou não invasiva	A pressão positiva promove a reexpansão de áreas colapsadas, diminui a pressão intrapulmonar, aumenta as superfícies de troca gasosa, promove a melhora da relação V/Q e diminui o trabalho respiratório	Atelectasia	Enterocolite necrosante, RN muito baixo peso, hipertensão pulmonar, hipertensão intracraniana
RIM	A inspiração é realizada por meio de um resistor com uma carga equivalente a 80% da pressão inspiratória máxima sustentada entre o volume residual e a capacidade pulmonar total	Promove uma distensão da VA distal semelhante ao que ocorre durante o exercício físico	Crianças maiores e com secreção em vias aéreas distais (> 5 anos)	Incapacidade de realizar a inspiração contra resistência

BIBLIOGRAFIA

1. [AARC] American Association for Respiratory Care. Clinical practice guideline. Postural drainage therapy. Respir Care. 1994;36(12):440-52.
2. Chatham K, Lonescu AA, Nixon LS, Shale DJ. A short-term comparison of two methods of sputum expectoration in cystic fibrosis. Eur Respir J. 2004; 23:435-9.
3. Consenso de Lyon. I Conferência de Consenso em Fisioterapia Respiratória. 1994-2000.
4. ER. What makes a good lung? The morphometric basisof lung function. Swiss Med Wkly. 2009;139:375-86.
5. Gomes ELFD, Medeiros DRL, Lanza FC. Drenagem postural. In: Sarmento GJV, Shiguemoto TS, Angheben JMM (org.). Recursos em fisioterapia cardiorrespiratória. Barueri: Manole; 2012. v. 1, p. 1-14.
6. Gomes ELFD, Medeiros DRL, Lanza FC, Postiaux G. Técnicas expiratórias forçadas. In: Sarmento GJV, Shiguemoto TS, Angheben JMM (org.). Recursos em fisioterapia cardiorrespiratória. Barueri: Manole; 2012. v. 16, p. 154-8.
7. Gomes ELFD, Medeiros DRL, Lanza FC, Postiaux G. Técnicas expiratórias lentas. In: Sarmento GJV, Shiguemoto TS, Angheben JMM (org.). Recursos em fisioterapia cardiorrespiratória. Barueri: Manole; 2012. v. 15, p. 148-53.
8. Gomes ELFD, Medeiros DRL, Lanza FC, Postiaux G. Técnicas inspiratórias forçadas e de depuração das vias aéreas superiores. In: Sarmento GJV, Shiguemoto TS, Angheben JMM (org.). Recursos em fisioterapia cardiorrespiratória. Barueri: Manole; 2012. v. 17, p. 159-64.
9. Gomes ELF, Postiaux G, Medeiros DR, Monteiro KDS, Sampaio LMM, Costa D. Chest physical therapy is effective in reducing the clinical score in bronquiolitis: randomized controlled trial. Rev Bras Fisioter. 2012;16:241-7.
10. Herry S. Technique insufflatoire de leve et d'atelectasie (TILA) en reanimation neonatale. Kinesitherapie. La Revue, 2007;7(65):30-4.
11. Peixe AAF, Carvalho FA, Sarmento GJV. Avaliação de fisioterapia respiratória pediátrica e neonatal. In: Fisioterapia respiratória em pediatria e neonatologia. Barueri: Manole; 2007. v. 4, p. 20-35.
12. Pereira LC, Souza Netto AP, Silva FC, Pereira SA, Moran CA. Thoracic block technique associated with positive end-expiratory pressure in reversing atelectasis. Case Reports in Pediatrics. 2015;1-4.

13. Postiaux G. Des techniques expiratoires lentes pour l'épuration des voies aériennes distales. Rapport d'expertise. Proc. 1ª Conférence de Consensus sur la Toilette Bronchique. Ann Kinesither. 1997;24:166-77.
14. Postiaux G. Fisioterapia respiratória pediátrica. 2. ed. Porto Alegre: Artmed; 2004.
15. Postiaux G. La kinésithérapie respiratoire du poumon profond. Bases mécaniques d'un nouveau paradigme. Revue des Maladies Respiratoires. 2014. Disponível em : <http://dx.doi.org/10.1016/j.rmr.2013.11.009>.
16. Rorhrer F. Der Strömungswiderstand in den Menschliben Atemwegen. Pflügers Arch. 1915; 162:225-59. In: Rossier PH, Buhlman A, Wiesinger K. Physiologie et physiopathologie dela respiration. Neuchâtel: Delachaux & Niestlé; 1962.

Ventilação pulmonar mecânica não invasiva em pediatria

Alessandra Freitas
Etiene Farah Teixeira de Carvalho

INTRODUÇÃO

A ventilação pulmonar mecânica não invasiva (VNI) é definida como uma forma ou técnica de ventilação mecânica por pressão positiva em que não é empregado nenhum tipo de prótese endotraqueal ou de traqueostomia, ou seja, são aquelas modalidades que permitem incrementar a ventilação alveolar por meio de dispositivos ou interfaces que podem ser máscaras nasais, máscaras faciais e *prongs* nasais.

A ventilação mecânica não invasiva com pressão positiva (VNIPP) pode ser aplicada em diversos modos ventilatórios, com a finalidade de aumentar a ventilação alveolar, mantendo a criança em ventilação espontânea.

Para que haja adequada ventilação, é necessário haver um equilíbrio entre as estruturas musculares (capacidade de gerar força e *endurance* da musculatura respiratória), o metabolismo (demanda de consumo de oxigênio de cada indivíduo) e o comando central da respiração por meio do centro respiratório (*drive*). Qualquer desequilíbrio entre esses sistemas pode levar a falência ventilatória e prejuízo nas trocas gasosas, com necessidade de suporte ventilatório.

TABELA 1 Efeitos gerais da ventilação mecânica não invasiva com pressão positiva

Melhora da oxigenação
Diminuição do trabalho ventilatório
Melhora da relação ventilação/perfusão (V/Q)
Diminuição da fadiga
Aumento da ventilação-minuto
Aumento da capacidade residual funcional (CRF)

Os objetivos principais da VNIPP são incrementar a ventilação alveolar, facilitar as trocas gasosas, diminuir o trabalho respiratório, reduzir o tempo de ventilação pulmonar mecânica e o risco de reintubação precoce, abreviando o tempo de internação.

Em comparação à intubação intratraqueal, a VNIPP proporciona mais conforto à criança, possibilita a deglutição e a fala, proporciona maior facilidade de início, implementação e retirada da VNIPP, e redução da taxa de infecções relacionadas à ventilação pulmonar mecânica invasiva (VPMI) – pneumonia associada à ventilação mecânica (PAV) (Tabela 2).

Nas situações de insuficiência respiratória aguda estão incluídas pós-extubação com alto risco de reintubação, pneumonia, bronquiolite viral aguda, paralisia/paresia frênica pós-cirúrgica e lesão pulmonar aguda.

Nas situações de insuficiência respiratória crônica estão incluídos síndromes, doenças do sistema nervoso central, tumores cerebrais, hidrocefalia. Atualmente, a VNIPP é uma possibilidade terapêutica em pacientes oncológicos no cuidado paliativo da dispneia.

INTERFACES

As interfaces são dispositivos fundamentais para o fornecimento da VNIPP no que se refere ao sucesso e aos efeitos adversos ine-

TABELA 2 Indicações e contraindicações do uso da ventilação mecânica não invasiva com pressão positiva

Indicações	Contraindicações
Insuficiência respiratória aguda	Nível de consciência (estado de coma)
Insuficiência respiratória crônica	Alterações no *drive* respiratório
Alterações na medula espinhal	Vômitos incoercíveis
Doenças neuromusculares	Hipersecreção pulmonar
Hipoventilação central	Trauma ou cirurgia de face
Alterações da caixa torácica	Obstrução total de vias aéreas superiores
Apneia do sono	Ausência de reflexo de proteção da via aérea
Pneumopatias crônicas (fibrose cística)	Incapacidade de eliminar secreções
	Instabilidade hemodinâmica
	Risco de broncoaspiração
	Pneumotórax não drenado
	Pouca tolerância por parte do paciente ao tratamento
	Risco iminente de parada cardiorrespiratória

rentes à mesma. A escolha da interface paciente-ventilador depende da adaptação do paciente e do seu conforto.

A escolha inadequada de uma interface pode interferir no sucesso da VNIPP.

As interfaces devem ser eleitas com base na morfologia e faixa etária da criança a ser tratada, existindo diversos tipos de interface, com diferentes *designs*, entre elas:

- Máscaras nasais.
- Máscaras faciais (oronasais).
- Face total (*full face*).
- *Prongs* nasais.
- *Helmet*.

Hoje, no mercado, já existem máscaras que parecem ser mais efetivas para a maioria dos pacientes neonatais e pediátricos, mesmo quando existe extravasamento de gás pela boca.

Esse tipo de interface apresenta menor espaço morto estático, não ocasiona tanta claustrofobia, aerofagia e risco de aspiração, além de permitir a expectoração, a comunicação e a alimentação de maneira mais adequada.

O *helmet* modificado pode minimizar o extravasamento de gás. Seu tamanho é apropriado para crianças na faixa etária de 1 mês a 5 anos e peso 10 ± 5 kg, incluindo bom espectro dessa população.

TABELA 3 Vantagens e desvantagens das interfaces

Interface	Vantagem	Desvantagem
Máscara facial	Menor escape Mais apropriada para condições agudas	Claustrofobia Não permite falar Insuflação gástrica Maior risco de lesão em pontos de apoio Risco de broncoaspiração Dificulta a alimentação
Máscara nasal	Menor risco de aspiração Permite alimentação e fala Fácil manuseio Menor espaço morto	Vazamento oral Despressurização oral Irritação nasal Limitação de uso em pacientes com obstrução nasal
Duplo tubo nasal	Menor pressão na pele Não causa claustrofobia	Difícil de fixar Escape pela boca

RESPIRADORES

Podem ser utilizados respiradores específicos para VNIPP ou respiradores convencionais de VPMI.

TABELA 4   Vantagens e desvantagens de cada tipo de respirador

Respirador específico VNIPP	Respirador microprocessado
Vantagens	
- Possibilita a compensação de possíveis perdas de pressão - Facilmente transportável - Fácil manuseio - Permite uso domiciliar	- Maior número de modalidades ventilatórias - Possibilita uso de oxigênio (*blender*)
Desvantagens	
- Permite uso de poucas modalidades - Alguns não possuem *blender* de oxigênio - Somente alguns modelos permitem monitoração	- Não compensa perdas de pressão - Apresenta maiores problemas de assincronia paciente-ventilador - Não permite seu uso em domicílio

MODOS VENTILATÓRIOS

CPAP (*continuous positive airway pressure*)

Modalidade amplamente utilizada, a CPAP se define como um sistema artificial que gera pressão transpulmonar positiva durante a fase expiratória da respiração espontânea.

Gera aumento da pressão das vias aéreas, permitindo a abertura de alvéolos antes colapsados, mantendo-os estáveis, recrutando zonas hipoventiladas e possibilitando a conservação do surfactante endógeno. Há redução do trabalho respiratório e aumento da capacidade residual funcional, reduzindo a necessidade de intubação.

TABELA 5   Efeitos fisiológicos da CPAP

- Aumento da potência das vias aéreas superiores, tanto pela ativação dos músculos dilatadores dessa região quanto pela abertura passiva das vias aéreas pela pressão positiva
- Progressivo recrutamento de alvéolos colapsados
- Melhor oxigenação reverte a vasoconstrição do leito vascular pulmonar, diminuindo a resistência vascular
- Promove ritmo respiratório regular nos recém-nascidos pré-termo (RNPT)

A aplicação da CPAP, pelo aumento da pressão intratorácica, pode levar a uma redução do débito cardíaco por causa da redução do retorno venoso; em contrapartida, o uso de pressão adequada permite máxima oferta de oxigênio aos tecidos, o que diminui o gasto energético.

TABELA 6   Indicações e efeitos do uso da CPAP

Indicação/patologia	Efeitos
Insuficiência respiratória	Redução do trabalho respiratório Estabilidade de caixa torácica Melhora da oxigenação
Doença da membrana hialina/ síndrome do desconforto respiratório agudo do recém-nascido	Se utilizada precocemente, previne o colapso alveolar que acelera a espoliação do surfactante e reduz a resistência vascular pulmonar por promover a melhora da oxigenação
Apneia da prematuridade Caráter misto e obstrutivo	O uso da CPAP diminui a resistência das vias supraglóticas e aumenta o volume intratorácico, reduzindo a resistência ao fluxo aéreo
Síndrome da aspiração de mecônio	Age desfazendo atelectasias e impedindo o colapso das vias aéreas terminais
Desmame do respirador	Estabilidade alveolar

Após a extubação, são necessárias cerca de 15 horas para que as cordas vocais do recém-nascido retornem à posição de repouso. Durante esse período, as cordas vocais mantêm-se afastadas em posição de inspiração, impedindo a manutenção da pressão positiva fisiológica que auxilia na expansão pulmonar. O reflexo de tosse será prejudicado, e a secreção traqueobrônquica, aumentada, elevando o risco de o recém-nascido, especialmente o prematuro, apresentar desconforto respiratório, atelectasias e apneia.

A eficácia do uso da CPAP pós-extubação depende do nível de pressão gerada, pois sabe-se que pressões inferiores a 5 cmH$_2$O são ineficazes.

Cuidados

Quando se faz o uso da CPAP, há a necessidade de atenção a alguns fatores importantes, como a integridade das vias aéreas superiores, umidificação, aquecimento adequado e escolha do material.

Possíveis complicações locais

- Obstrução nasal por edema.
- Sangramento nasal.
- Deformidade e necrose do septo nasal e/ou estenose de coanas.
- Os cuidados com a pele sob a cânula também são importantes. Deve-se sempre estar atento a sinais de hiperemia ou irritação e manter adequada hidratação dessa área, se possível com proteção local e instalação de dispositivos confeccionados com hidrocoloide nos pontos de apoio do *prong* nasal.

Outras complicações

- Distensão abdominal seguida de vômitos e broncoaspiração.
- Aerofagia.

- Possibilidade de aumento da incidência de hemorragia intracraniana.
- Comprometimento hemodinâmico.

Desmame da CPAP

- Para realizar o desmame da pressão positiva oferecida pela CPAP, assim como para a VMPI, deve-se reduzir gradativamente os parâmetros:
    - FiO_2 até aproximadamente 0,4%.
    - Pressão expiratória até 3 cmH_2O.
- Após a retirada do sistema, ofertar FiO_2 de 0,1% acima do valor que foi oferecido pela CPAP. É possível intercalar períodos de CPAP e oxigenoterapia, se houver necessidade.

BiPAP (*bilevel positive airway pressure*)

É uma modalidade que consiste em dois níveis de pressão positiva denominadas IPAP (*inspiratory positive airway pressure*) e EPAP (*expiratory positive airway pressure*) durante diferentes fases do ciclo respiratório.

Efeitos fisiológicos da BiPAP

- Aumento da pressão transpulmonar.
- Aumento do volume residual.
- Aumento da capacidade residual funcional.
- Prevenção de colapso alveolar.
- Aumento da complacência pulmonar.
- Redução do *shunt* intrapulmonar.
- Aumento do diâmetro e estabilização das vias aéreas.
- Conservação do surfactante.
- Estabilização do diafragma.

TABELA 7 Indicações e efeitos do uso da BiPAP

Indicação/patologia	Efeitos
Doença pulmonar crônica da infância	Rápida correção da acidose, redução da frequência respiratória e do trabalho respiratório, redução da necessidade de intubação nessas crianças
Doenças neuromusculares	O suporte ventilatório deve ser iniciado precocemente, assim que surgirem os primeiros sinais de hipoventilação, prevenindo-se distorções da caixa torácica
Asma ou bronquiolite	Promove diminuição de frequência respiratória, frequência cardíaca, dispneia e melhora da oxigenação
Pneumonia	Promove melhora da insuficiência respiratória hipoxêmica leve a moderada e auxilia na reexpansão de atelectasias
Desmame do respirador	Estabilidade alveolar

Instalação da BiPAP

- Previamente à instalação, realizar a fisioterapia respiratória e a higiene brônquica para otimizar a VNIPP.
- Posicionar a criança a 45º.
- Orientar familiares e a criança, quando ela compreender, sobre o uso do equipamento.
- Proteger a pele da criança, utilizando artifícios como pele artificial, a fim de evitar lesões causadas pelas máscaras.
- Eleger o tamanho adequado da máscara, evitando fugas, pressão sob os lábios ou compressão nasal.
- Iniciar com parâmetros mais baixos e elevar lentamente, se necessário, de 2/2 cmH$_2$O.
- Verificar perdas de gás, fazendo acertos na fixação da máscara e, se necessário, novos ajustes nos parâmetros.
- Reavaliar o paciente periodicamente.

Complicações

As principais complicações estão relacionadas a adaptações das máscaras, que são:

- Intolerância ao uso da máscara.
- Ulcerações.
- Eritema facial.
- Necrose de pele.
- Irritações das conjuntivas da córnea.
- Distensão gástrica.
- Vômitos seguidos de broncoaspiração (cuidados com os horários de alimentação).
- Epistaxe (sangramento nasal).
- Dor nos seios da face, sinusites/otites, pneumotórax e hipotensão (menos frequentes).

Desmame

Para realizar o desmame da BiPAP, deve-se reduzir gradativamente os parâmetros de pressão inspiratória e expiratória como também FiO_2 próximo ao de início.

Após a retirada do sistema, ofertar FiO_2 de 0,1% acima do valor que foi oferecido pela BiPAP. É possível intercalar períodos de BiPAP e oxigenoterapia, se houver necessidade.

MONITORAÇÃO DA CRIANÇA EM VNIPP

Conforme a sugestão do I Congresso de Ventilação Mecânica em Pediatria e Neonatologia, os parâmetros a serem avaliados antes da instalação, durante e 2 horas após a instituição, constam da Tabela 8.

TABELA 8 Parâmetros de avaliação

Parâmetros a serem avaliados	Antes da instituição	Durante a aplicação	2 h após a instituição
Escore de gravidade	X	–	–
▪ FR	X	X	X
▪ FC	X	X	X
▪ SpO$_2$	X	X	X
▪ Pressão arterial	X	X	X
▪ Pulso paradoxal	X	X	X
Ausculta pulmonar	X	X	X
Gases arteriais	X	–	X
Escore de sedação de Ramsay	X	X	X
Escore de abstinência de Finnegan	X	–	–
Escore de coma de Glasgow	X	X	X
Desconforto respiratório*	X	X	X
Manutenção do volume corrente		X	X
Radiografia de tórax	Se necessário	Se necessário	Se necessário
Distensão abdominal	X	X	X
Lesões ocasionadas pela interface	–	X	X
Umidificação dos gases	X	X	X
Aquecimento dos gases**	X	X	X
Escape de ar pela inteface	–	X	X

FC: frequência cardíaca. FR: frequência respiratória. SpO$_2$: saturação do pulso de oxigênio.
*Presença de tiragens e retrações da musculatura respiratória.
** Manter temperatura dos gases em 34ºC.

TABELA 9 Parâmetros iniciais em neonatologia

Parâmetros	Valores numéricos	Unidades
IPAP	< 16	cmH$_2$O
EPAP	4-6	cmH$_2$O
CPAP	5-7	cmH$_2$O
Frequência de *backup*	8-12	cpm
Relação tempo inspiratório:tempo expiratório	1:3	Segundos
Sensibilidade ao fluxo	0,5-1,0	L/min
Tempo inspiratório	De acordo com a constante de tempo por idade e doença de base	Segundos
Fluxo	De acordo com a idade e a doença de base	L/min

Recém-nascidos: 1 constante de tempo = 0,15 s. Lactentes: 1 constante de tempo = 0,20 s. São necessárias 3-5 constantes de tempo para que ocorram o equilíbrio de pressões nos pulmões e as trocas gasosas. CPAP: *continuous positive airway pressure*; EPAP: *expiratory positive airway pressure*; IPAP: *inspiratory positive airway pressure*.

TABELA 10 Parâmetros iniciais em pediatria

Parâmetros	Valores numéricos	Unidades
IPAP	8-12	cmH$_2$O
EPAP	4-6	cmH$_2$O
Frequência de *backup*	8-12	cpm
Relação tempo inspiratório:tempo expiratório	1:3	Segundos
Sensibilidade ao fluxo	0,5-1,0	L/min
Tempo inspiratório	De acordo com a constante de tempo por idade e a doença de base	Segundos
Fluxo	De acordo com a idade e a doença de base	L/min

Recém-nascidos: 1 constante de tempo = 0,15 s. Lactentes: 1 constante de tempo = 0,20 s. São necessárias 3-5 constantes de tempo para que ocorram o equilíbrio de pressões nos pulmões e as trocas gasosas. EPAP: *expiratory positive airway pressure*; IPAP: *inspiratory positive airway pressure*.

FALHA NA VNI

Tão importante como saber o momento e a correta indicação da VNIPP, é saber o momento em que se faz necessário iniciar a VPMI e evitar complicações como parada cardiorrespiratória (PCR).

Devemos sempre monitorar a criança que faz uso de VNIPP e estar atentos a sinais e sintomas de deterioração do sistema respiratório:

- Sinais de fadiga da musculatura respiratória.
- Bradipneia, taquipneia ou dispneia.
- Padrão respiratório paradoxal.
- Sudorese.
- Uso de musculatura acessória.
- Cianose.
- Bradicardia, taquicardia.

Observar dados gasométricos e exames de imagem e dar atenção ao nível de consciência.

BIBLIOGRAFIA

1. Troster EJ. Assistência ventilatória domiciliar em crianças. J Pediatr. 2002;77(2):64.
2. Resener TD, Martinez FE, Reitar K, Nicolai T. Assistência domiciliar em crianças – descrição de um programa. J Pediatr. 2001;77(2):84-8.
3. Laso AG et al. Pressión positiva continua en la via aérea por via nasal en el recién nacido prematuro: estudio comparativo de dos modelos de baja resistencia. An Pediatr. 2003;58(4):350-6.
4. Sampietro VI, Azevedo MPO, Resende JG. Medida da resistência ao fluxo aéreo em peças nasais de CPAP. J Pediatr. 2000;76(2):133-7.
5. Lopes JMA. O uso da CPAP na assistência ventilatória neonatal. J Pediatr. 2000;76(5):329-30.
6. Rego M, Martinez FE. Repercussões clínicas e laboratoriais do CPAP nasal em recém-nascidos pré-termo. J Pediatr. 2000;76(5):339-48.

7. Carrasco AM, Agüero MG, Landeira C. Ventilación mecânica no invasiva. Protocolos diagnósticos y terapéuticos en pediatria (AEP revista eletrônica). Disponível em: <www.aeped.es/protocolos/neumologia/18.pdf>.
8. Sánchez ID et al. Apoyo ventilatorio domiciliario en niños con insuficiencia respiratoria crónica. Experiencia clínica. Rev Chil Pediatr. 2002;73(1):51-5.
9. Prado FA, Boza M, Koppmann A. Assistência ventilatoria nocturna em pediatria. Revista Chilena de Enfermidades Respiratórias. 2003;19(3):146-54.
10. Bourguignon DC, Foronda F, Troster EJ. Ventilação não invasiva em pediatria. J Pediatr. 2003;79(2):161-168.
11. Kopelman B. Distúrbios respiratórios no período neonatal. São Paulo: Atheneu; 1998.
12. Segre CAM, Armellini PA, Marino WT (eds). RN. São Paulo: Sarvier; 1995.
13. Perez JMR. Terapia de reposição com surfactante exógeno e ventilação não invasiva em recém-nascidos prematuros. Histórico, aspectos atuais e perspectivas futuras. Pediatria Moderna. 2004;40(1):25-30.
14. Thomson MA. Continuous positive airway pressure and surfactant; combined data from animal experiments and clinical trials. Biol Neonate. 2002;81(1):16-19.
15. Muhlhausen GM. Uso de presión positiva continua en la via aérea (CPAP) en recién nascidos. Pediatria Electrónica. 2005;1:1-5.
16. Silva DCB, Foronda FAK, Troster EJ. Ventilação não invasiva em pediatria. Jornal de Pediatria. 2003;Supl.2/S161.

Ventilação por alta frequência | 31

Ana Maria Gonçalves Carr
Etiene Farah Teixeira de Carvalho

INTRODUÇÃO

A ventilação por alta frequência (VAF) foi difundida nos anos 1980 em decorrência da "epidemia" de displasia broncopulmonar (DBP), que vinha ocorrendo nos principais centros de neonatologia do mundo. A DBP era provocada por excessivas variações de volume nos alvéolos.

É definida de duas formas:

- Qualquer modalidade ventilatória assistida que opere com frequência superior a quatro vezes a frequência respiratória espontânea do paciente, utilizada em qualquer ventilador convencional.
- Definição da Food and Drug Administration (FDA): "A VAF é uma modalidade ventilatória que utiliza frequências acima de 150 ciclos por minuto, geralmente não se conseguindo essa modalidade em todos os aparelhos convencionais.".

DINÂMICA DA VAF

Pequenos volumes respiratórios são injetados na via aérea, reduzindo os grandes movimentos pulmonares; em contrapartida reduzem a distensão da parede alveolar e aliviam o dano induzido pelo estiramento. Nesse caso se trabalha com frequências entre 2 e 100 Hz e volumes inferiores aos do espaço morto anatômico.

A VAF é uma forma de ventilação pulmonar em que a frequência utilizada é superior à fisiológica, sendo habitualmente medida em Hertz (1 Hz = 60 ciclos por segundo). São, geralmente, frequências entre 5 e 20 Hz (300-1.200 ciclos/min) com volume corrente em torno de 2 ml/kg.

Existem três tipos de equipamentos que produzem VAF:

- Ventiladores por jatos de alta frequência (VJAF).
- Ventiladores oscilatórios de alta frequência (Voaf).
- Ventiladores de alta frequência por interrupção de fluxo (Vafif).

Nos VJAF, o fluxo inspiratório é gerado em um recipiente pressurizado que libera pequenos jatos de gás. O uso desse tipo de VAF está em declínio, e a maioria dos serviços de neonatologia brasileiros usa apenas os sistemas Vafif e/ou Voaf.

Os Vafif promovem ventilação que é propiciada por aparelho de ventilação convencional e de VAF. O aparelho convencional tem o fluxo contínuo pelo circuito e controla a FiO_2; o fluxo e o gerador de alta frequência ficam no ramo inspiratório. Há uma peça solenoide que abre e fecha a entrada de fluxo no circuito, gerando a VAF. Controlam-se a amplitude (variação de pressão) e a frequência da interrupção. A pressão alveolar média (PAM, também conhecida como MAP) é controlada no mesmo botão do CPAP/PEEP, com pressão negativa no circuito, na fase expiratória, sugando o ar para fora e diminuindo o auto-PEEP. O volume corrente (VT) está próximo do espaço morto e a frequência de operação é de 500 a 1.500/min.

Os Voaf são os mais utilizados e também acoplam a ventilação convencional com a VAF, onde se tem o aparelho de ventilação convencional, que mantém o fluxo contínuo pelo circuito e controla a FiO_2 e o fluxo que passa pelo circuito.

A alta frequência é gerada na válvula exalatória do aparelho, onde existe um sistema que promove sua vibração e que vai produzir a alta frequência por oscilação. Controla-se a pressão, a frequência e a pressão alveolar média (PAM). Há um sistema Venturi que produz pressão negativa na fase exalatória do circuito para diminuir o fenômeno do auto-PEEP. O Vt abaixo do espaço morto é uma frequência de operação de 500 a 2.500/min.

FISIOLOGIA

- Na VAF, a eliminação de CO_2 diminui com o aumento da frequência (em hipercapnia deve-se aumentar a frequência, e na hipocapnia, diminuí-la).
- As frequências menores são geralmente utilizadas na síndrome do desconforto respiratório (SDR), e as maiores, nas síndromes de extravasamento de ar.
- Ao instalar a VAF deve-se escolher uma amplitude (pressão de oscilação) suficiente para promover vibração visível no tórax do RN.
- Na VAF, a oxigenação arterial depende da FiO_2 e da pressão alveolar média (PAM).
- A PAM na VAF é determinada pela pressão de distensão.
- As oscilações (picos de pressão) sofrem uma "filtragem" durante o caminho até o alvéolo e chegam em níveis muito reduzidos, tendo efeito desprezível na PAM.

INDICAÇÕES DA VAF

- Tratamento de resgate na falha da VMP convencional.
- Recém-nascido pré-termo.
- Síndrome do desconforto respiratório agudo (SDRA).

- SDR.
- Enfisema intersticial pulmonar.
- Pneumotórax grave, enfatizando-se que a estratégia deve compreender baixa PAM e utilização da amplitude de pressão em valores mais baixos, necessários para manter adequada ventilação alveolar, permitindo a resolução do escape de ar.

TABELA 1   Indicação para mudança da ventilação convencional (VMC) para ventilação de alta frequência (VAF) após instalação traqueal do surfactante (quando houver indicação)

Pressão de pico na VMC	PPico ≥ 25 cmH$_2$O pré-termo < 1 kg
	PPico ≥ 28 cmH$_2$O pré-termo > 1 kg
Pressão média de vias aéreas (PAM)	> 10 cmH$_2$O
Índice de oxigenação	$\dfrac{PAM \times FiO_2}{PaO_2} \geq 20$

VANTAGENS DA VAF

- Manter a abertura das vias aéreas.
- Menor volume e pressão em cada fase respiratória.
- Troca gasosa em pressões significativamente mais baixas.
- Menor efeito sobre o sistema cardiovascular.
- Menor depleção do surfactante endógeno.

COMPLICAÇÕES DA VAF

- Lesão de traqueia.
- Retenção de gás nas vias respiratórias (pneumotórax e enfisema intersticial).
- Barotrauma.

- Comprometimento cardíaco (retorno venoso) por hiperextensão pulmonar e/ou repercussão hemodinâmica em razão de altas pressões médias nas vias aéreas.
- Hipocapnia e alcalose respiratória.
- Sedação profunda, às vezes curarização, podendo conduzir ao prolongamento do tempo de ventilação mecânica e do tempo de internação.
- Obstrução das vias aéreas e tubo endotraqueal por secreções.

APLICAÇÕES CLÍNICAS

Uma revisão sistemática avaliou a VAF em lesão pulmonar aguda (LPA) e síndrome do desconforto respiratório agudo (SDRA) em 419 UTIs e verificou que a mortalidade foi menor nos pacientes que utilizaram esse modo ventilatório comparados aos outros convencionais. Utilizou-se FiO_2 mais baixa que a convencional, com menor hipoxemia, hipercapnia, hipotensão e barotrauma em relação aos modos ventilatórios usuais. Chegou-se então à conclusão de que a VAF é um promissor tratamento para LPA e SDRA, melhor que as estratégias de ventilação protetora.

Um estudo retrospectivo observacional utilizou a Voaf em crianças e avaliou a análise de gases sanguíneos e parâmetros ventilatórios durante as primeiras 48 h de Voaf. Foram verificadas 80 crianças com idade média de 1,5 mês em ventilação mecânica convencional (VMC) prévia, que iniciaram a Voaf por hipoxemia e hipercapnia resistentes. Houve aumento da proporção $SatO_2/FiO_2$ (128 ± 0,63 em comparação a 163 ± 0,72; $p < 0,001$) e redução da FiO_2; a PCO_2 média caiu significativamente (87 ± 33 em comparação a 66 ± 25; $p < 0,001$) e o pH aumentou significativamente (7,21 ± 0,17 em comparação a 7,32 ± 0,15; $p < 0,001$). A sobrevida geral foi de 83,8%. Com isso, concluiu-se que a Voaf permitiu melhora da hipercapnia e da oxigenação, sendo segura no tratamento da SDRA e de doenças graves das pequenas vias aéreas.

A Voaf como suporte ventilatório de resgate foi verificada em pacientes pediátricos com SDRA (25 crianças entre 1 mês e < 17 anos) que foram colocados em Voaf após falha da VMC. Notou-se que, em 48 h, houve redução do índice de oxigenação [38 (31-50) *versus* 17 (10-27)] e aumento da relação pressão arterial parcial de O_2/fração inspirada de O_2 [65 (44-80) *versus* 152 (106-213)]. A Voaf não comprometeu a hemodinâmica, além de que se notou redução da frequência cardíaca (141 ± 32 *versus* 119 ± 22 bpm); a pressão arterial média (66 ± 20 *versus* 71 ± 17 mmHg) e o escore inotrópico [44 (17-130) *versus* 20 (16-75)] mantiveram-se estáveis nesse período. Nenhum sobrevivente ficou dependente de oxigênio. Concluiu-se, então, que a Voaf melhorou a oxigenação de pacientes pediátricos com SDRA grave e hipoxemia refratária ao suporte ventilatório convencional.

Em cardiopatias congênitas (cirurgia de Fontan), a Voaf foi comparada à modalidade (VMC *versus* Voaf) em um estudo com 3.549 RNs, pelo qual 120 crianças utilizaram a Voaf *versus* 120 crianças com a VMC. Notaram-se menores índices de HP e IRA nas crianças que utilizaram a Voaf = 1,63, 1,17 para 2,26 (p = 0,004), com maior sucesso no desmame em Voaf 1,20 para 2,28 (p = 0,002); além disso, a Voaf foi associada a menor tempo na VM e menor estadia na UTI.

Para determinar o uso da Voaf, foi realizada uma revisão sistemática comparando a VMC com a Voaf e verificando a incidência de doença crônica pulmonar, mortalidade e outras complicações em crianças com síndrome do desconforto respiratório (SDR). Verificou-se que houve menores índices de hemorragia intracraniana e/ou leucomalacia periventricular nas crianças ventiladas com Voaf, com menor tempo de ventilação mecânica e menor tempo de estadia na UTI.

Um estudo prospectivo publicado recentemente analisou 2.449 crianças com síndrome do desconforto respiratório agudo (SDRA) em uso precoce de Vafo *versus* VMC + Vafo posteriormente, mostrando que crianças que fizeram utilização de Vafo nas primeiras 24 a 48 h apresentaram piores resultados em comparação com aquelas que receberam ventilação mecânica convencional e depois a Vafo. As crianças do grupo Vafo precoce permaneceram mais tempo sob ventilação mecânica, apresentaram maior tempo de recuperação da SDRA e receberam mais sedativos e bloqueadores neuromusculares. Contudo, isso não foi observado em comparação com a taxa de mortalidade. O uso de sedativos e bloqueadores neuromusculares pode justificar a permanência prolongada dessas crianças na ventilação pulmonar mecânica.

TABELA 2   Recomendações para ajustes iniciais de ventilação oscilatória de alta frequência

FiO$_2$	Igual à VMC ou suficiente para manter SpO$_2$ ≥ 90% (100% no momento da transição da VMC para a Voaf)
Pressão média (PAM)	2 cmH$_2$O maior que o que se utilizava na VMC, exceto nas síndromes de escape de gás, quando se utiliza inicialmente a mesma pressão
Frequência	Lactentes: 10 Hz Crianças maiores de acordo com o peso do paciente: ▪ < 10 kg = 10-12 Hz ▪ 11-20 kg = 8-10 Hz ▪ 21-40 kg = 6-10 Hz ▪ > 40 kg = 5-8 Hz Recém-nascido a termo: 12-15 Hz Recém-nascido prematuro/muito baixo peso: 15 Hz
Fluxo	Lactentes: 15 e 20 L/min Recém-nascidos: 8 e 15 L/min
Tempo inspiratório	33% (relação I:E = 1:2)
Amplitude	Iniciar com nível mínimo. Aumentar gradativamente até visualizar claramente vibrações no tórax do recém-nascido

Apesar de muitos estudos mostrarem a utilização da ventilação de alta frequência como terapia de resgate, sendo utilizada como modo único ou em associação a outras estratégias como o óxido nítrico, as recomendações brasileiras de ventilação mecânica indicam a utilização da VAF como o modo de escolha primária à SDR em crianças, orientando para uma avaliação prévia e cautelosa de toda a equipe multidisciplinar para que o modo seja bem manejado, evitando alterações hemodinâmicas significativas ou aumento da mortalidade.

BIBLIOGRAFIA

1. Sud S, Sud M, Friedrich JO, Wunsch H, Meade MO, Ferguson ND, Adhikari NK. High-frequency ventilation versus conventional ventilation for treatment of acute lung injury and acute respiratory distress syndrome. Cochrane Database Syst Rev. 2013;2. CD004085.
2. Moniz M, Silvestre C, Nunes P, Abadesso C, Matias E, Loureiro H, Almeida H. Ventilação oscilatória de alta frequência em crianças: uma experiência de 10 anos. J Pediatr (Rio J). 2013;89(1):48-55.
3. Pinzon AD, Rocha TS, Ricachinevsky C, Piva JP, Friedman G. Ventilação oscilatória de alta frequência em crianças com síndrome da angústia respiratória aguda: experiência de um centro de tratamento intensivo pediátrico. Rev Assoc Med Bras. 2013;59(4):368-74.
4. Bojan M, Gioanni S, Mauriat P, Pouard P. High-frequency oscillatory ventilation and short-term outcome in neonates and infants undergoing cardiac surgery: a propensity score analysis. Crit Care. 2011;15(5):R259.
5. Cools F, Offringa M, Askie LM. Elective high frequency oscillatory ventilation versus conventional ventilation for acute pulmonary dysfunction in preterm infants. Cochrane Neonatal Group. 2015. 10.1002/14651858.CD000104.pub4.
6. Ferguson ND, Cook DJ, Guyatt GH, Mehta S, Hand L, Austin P, Zhou Q, Matte A, Walter SD, Lamontagne F, Granton JT, Arabi YM, Arroliga AC, Stewart TE, Slutsky AS, Meade MO, Oscillate Trial Investigators, Canadian Critical Care Trials Group. High-frequency oscillation in early acute respiratory distress syndrome. N Engl J Med. 2013;368(9):795-805.
7. Barbas CS, Ísola AM, Farias AM, Cavalcanti AB, Gama AM, Duarte AC et al. Recomendações brasileiras de ventilação mecânica 2013. Parte 1. Rev Bras Ter Intensiva. 2014;26(2):89-121.

8. Barbas CS, Ísola AM, Farias AM, Cavalcanti AB, Gama AM, Duarte AC et al. Recomendações brasileiras de ventilação mecânica 2013. Parte 2. Rev Bras Ter Intensiva. 2014;26(3):215-39.
9. Scot T, Bateman SB, Asaro LA, Cheifetz IM, S, David Wypij D, Curley MAQ; RESTORE Study Investigators.. Early high-frequency oscillatory ventilation in pediatric acute respiratory failure. A Propensity Score Analysis. Am J Respir Crit Care Med. 2016;193(5):495-503.

32 | Ventilação pulmonar mecânica

Fernanda de Cordoba Lanza
Yasmin El Hage

INTRODUÇÃO

A ventilação pulmonar mecânica (VPM) é um recurso utilizado no tratamento da insuficiência respiratória, a qual está associada a aumento de dias de internação, efeitos adversos como lesão pulmonar induzida pela ventilação mecânica (VILI) e, consequentemente, maior mortalidade hospitalar.[1,2] A mortalidade varia de 18 a 50% nos indivíduos em uso da VPM, sendo pior quando associada à disfunção de múltiplos órgãos.[3,4] Diversas são as modalidades da VPM, e a seguir apresentaremos as mais abordadas na população infantil.

INDICAÇÕES DE VPM

Apesar de a maioria das indicações de VPM ser devida à insuficiência respiratória de origem pulmonar, as lesões do sistema nervoso central e de pós-operatórios, entre outras afecções, também fazem parte dessas indicações (Tabela 1).

PRINCÍPIOS VENTILATÓRIOS

Entende-se por ciclo respiratório a soma das fases inspiratória e expiratória. A duração de um ciclo (janela de tempo) pode ser deter-

TABELA 1 Indicações da ventilação pulmonar mecânica

- Insuficiência respiratória aguda ou crônica (hipoxemia e/ou hipercapnia: $PaCO_2 > 55$ mmHg ou aumento de 5 mmHg em 30 min; $PaO_2 < 50$ mmHg)
- Choque hipovolêmico ou cardiogênico
- Sepse
- Doença neuromuscular
- Traumatismo cranioencefálico
- Anestesia geral/procedimentos cirúrgicos

minada de diversas formas, o que dependerá da modalidade ventilatória utilizada. Esses ajustes podem ser realizados no tempo inspiratório, na frequência respiratória, na relação inspiratória/expiratória (I:E) ou pelo fluxo inspiratório.[5]

Disparo é o início de um ciclo respiratório, ou seja, o início da fase inspiratória.[5] Ocorre com a abertura da válvula inspiratória do ventilador mecânico, de acordo com critérios de controle da máquina ou do paciente. O disparo pode ser a tempo, pressão ou fluxo. O disparo a tempo é determinado pelo ventilador mecânico, sendo necessário que a frequência respiratória seja ajustada. Caso haja interação do paciente com a máquina, há dois principais tipos de disparo: a fluxo ou a pressão, que são chamados de "sensibilidade" ou *trigger* no ventilador mecânico. O disparo a fluxo exige menor esforço do paciente, comparado ao disparo a pressão, além de o tempo de resposta ser mais rápido.[6] Isso ocorre porque a variação de fluxo no início da fase inspiratória é muito mais precoce que a variação de pressão.

Ciclagem é o fechamento da válvula inspiratória e a abertura da válvula expiratória. A ciclagem pode ser a tempo, a fluxo ou a volume.[5] A ciclagem a tempo é observada nas modalidades de ventilação com pressão controlada (PCV) e ventilação mandatória intermitente (IMV), sendo necessário para tanto determinar o tempo inspiratório. A ciclagem a volume é observada na modalidade de ventilação com volume controlado (VCV), sendo necessário o ajuste do volume corrente. A ciclagem a fluxo ocorrerá com a queda no fluxo inspiratório, observado na modalidade de pressão de suporte (PSV) e na assistência ventilatória com ajuste neural (Nava).

MODALIDADES VENTILATÓRIAS

A divisão mais comum sobre as modalidades ventilatórias se faz com base na ciclagem (mudança da fase inspiratória para a expiratória). Na Figura 1 são descritas as modalidades ventilatórias. Estão disponíveis a ventilação ciclada a tempo, a volume e a fluxo. A utilização de PEEP e de FiO_2 é condição essencial para o uso da VPM. Assim, independentemente da modalidade utilizada, essas variáveis devem sempre ser ajustadas.

Ventilação mecânica controlada (VMC)

Nesse modo, não há interação do paciente. O disparo é realizado a tempo, variando de acordo com a frequência respiratória programada; a ciclagem ocorre de acordo com o tempo inspiratório programado ou o volume corrente ajustado.[5] A VMC pode ser usada com a modalidade pressão controlada (PCV), volume controlado (VCV) ou ventilação com pressão regulada por volume controlado (PRVC). Esse modo raramente é utilizado em UTI, pois pode promover desuso da musculatura respiratória, já que o paciente deve estar completamente sedado.

Ventilação mandatória intermitente (IMV)

Na IMV há interação do paciente, de maneira não sincronizada, e também respirações mandatórias do equipamento.[5] Na presença de contração diafragmática do paciente, este terá fluxo de ar contínuo disponível para realizar a respiração espontânea. Entretanto, caso não respire, a frequência respiratória programada no ventilador ge-

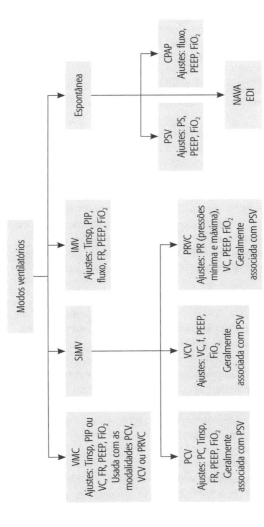

FIGURA 1 Organograma de modalidades ventilatórias.

CPAP: pressão positiva contínua nas vias aéreas; EDI: *electric activity of the diaphragm*; FR: frequência respiratória; FiO$_2$: fração inspirada de oxigênio; IMV: ventilação mandatória intermitente; NAVA: *neurally adjusted ventilatory assist*; PC: pressão controlada; PCV: ventilação com pressão controlada; PEEP: pressão expiratória positiva final; PIP: pressão inspiratória; PR: pressão regulada; PRVC: ventilação com pressão regulada volume controlado; PSV: ventilação com pressão de suporte; SIMV: ventilação mandatória intermitente sincronizada; Tinsp: tempo inspiratório; VC: volume corrente; VCV: ventilação com volume controlado; VMC: ventilação mecânica controlada.

rará os ciclos respiratórios. A ciclagem nessa modalidade é a tempo, e a pressão inspiratória é limitada.[5] É necessário o ajuste de tempo inspiratório, pressão inspiratória, frequência respiratória e fluxo.

Ventilação mandatória intermitente sincronizada (SIMV)

O modo sincronizado foi introduzido em UTI neonatal para contornar efeitos indesejados da IMV, como a assincronia paciente-ventilador que, geralmente, resultava em instabilidade hemodinâmica e síndrome de escape de ar. Nesse modo, há controle dos ciclos respiratórios pela máquina e também interação do paciente. Na SIMV, o disparo é a tempo e depende da frequência respiratória programada, porém, quando houver respiração espontânea do paciente, o disparo poderá ser a fluxo ou a pressão, a partir da sensibilidade ajustada no aparelho.[5] A ciclagem será a volume ou a tempo, dependendo da modalidade ventilatória utilizada (VCV, PRVC ou PCV). A SIMV é comumente associada à ventilação com pressão de suporte (PSV), que será acionada nas respirações feitas pelo paciente, favorecendo a sincronia paciente-ventilador.

Ventilação com pressão controlada (PCV)

Essa modalidade é utilizada na SIMV, com ciclagem a tempo, ou seja, deve-se ajustar o tempo inspiratório.[5] O disparo é a tempo, realizado de acordo com a frequência respiratória programada no equipamento. A pressão inspiratória é controlada, e nunca será ultrapassado o valor predeterminado. Entretanto, o volume corrente pode variar se houver alteração na complacência ou resistência das vias aéreas. Quanto maior a pressão controlada, maior o volume corrente. Os parâmetros ajustados são: pressão controlada, tempo inspiratório e frequência respiratória.

Ventilação com volume controlado (VCV)

Modalidade utilizada na SIMV. A ciclagem é a volume, ou seja, ajusta-se o volume corrente.[5] O disparo se comporta da mesma maneira que na PCV, a tempo. Os parâmetros ajustados são: volume corrente, fluxo inspiratório (em alguns equipamentos), frequência respiratória. A pressão inspiratória não pode ser controlada nessa modalidade, diferentemente da PCV, mas o volume corrente será sempre garantido. Na VCV, a pressão inspiratória é resultado do volume corrente ajustado, da complacência e da resistência das vias aéreas.

Ventilação com pressão regulada e volume controlado (PRVC)

Essa modalidade é uma estratégia que une os benefícios da PCV aos da VCV. Também usada na SIMV. O volume corrente será sempre garantido ao paciente, independentemente das variações de resistência e complacência das vias aéreas. Para tanto, a pressão regulada poderá variar dentro de um limite estabelecido pelo operador. É ciclada a volume, com limites de pressão; o disparo é realizado a tempo. Os parâmetros ajustados são: volume corrente, pressão regulada (limite superior e inferior) e fluxo.

Ventilação com pressão de suporte (PSV)

A PSV necessita que o paciente faça o disparo do equipamento, e o volume corrente gerado será tão maior quanto maiores forem sua contração muscular e o valor ajustado da pressão de suporte.[5] Nessa modalidade, o disparo é a fluxo ou a pressão, e a ciclagem é a fluxo. A maioria dos equipamentos cicla após a queda de 25% do fluxo inspiratório, e outros após a queda de 6 L/min do fluxo inspiratório. O ajuste realizado é da pressão de suporte. A PSV é utilizada em associação com SIMV ou isoladamente no processo de descontinuação da VPM, por isso é chamada de modalidade espontânea.

Pressão positiva contínua nas vias aéreas (CPAP)

É uma modalidade espontânea, em que não há necessidade de disparo, pois o fluxo contínuo nas vias aéreas está sempre disponível ao paciente. Para tanto, a válvula inspiratória permanece aberta liberando fluxo de ar ao paciente.[5] Os parâmetros ajustados são a PEEP e o fluxo. Essa modalidade é usada no processo de descontinuação da VPM.

Assistência ventilatória com ajuste neural (NAVA)

A frequente assincronia paciente-ventilador levou ao desenvolvimento do NAVA (*neurally adjusted ventilatory assist*), modalidade ventilatória que utiliza o controle neural do paciente para comandar o VPM.[6] Para seu uso, é necessário instalar um cateter transesofágico (Edi: *electric activity of the diaphragm*), que detecta a atividade elétrica do diafragma e aciona o ventilador mecânico. Essa estratégia reduz de maneira drástica a assincronia, pois o sensor de comando, além de mais sensível e de rápida resposta, permite o ajuste, respiração a respiração, do volume corrente e, consequentemente, da pressão gerada nas vias aéreas. Para evitar hipoxemia e/ou hipercapnia, existe um *backup* de pressão controlada que é ativado quando nenhum sinal é captado pelo Edi.

LESÃO PULMONAR INDUZIDA PELA VPM (VILI)

Atualmente preconiza-se a realização da estratégia protetora, pois o tratamento de uma doença com VPM pode gerar efeitos colaterais como a Vili.[8] Assim, devemos ventilar o pulmão de forma mais cuidadosa, evitando agredi-lo. Evitar barotrauma, volutrauma e atelectrauma significa evitar excesso de pressão inspiratória e de volume corrente, utilizar PEEP em valores suficientes para manter o alvéolo aberto sem hiperdistendê-lo e não exceder no uso da fração inspirada de oxigênio.[7] Na Tabela 2 estão os valores utilizados para evitar ou minimizar a VILI.

O ajuste inicial da VPM deve ter parâmetros mínimos que serão alterados a depender das características da doença e da clínica do paciente (Tabela 3). Os valores aqui descritos apenas servem como um guia para iniciar a VPM, sendo que a todo momento devem ser feitos ajustes de acordo com exames complementares (gasometria venosa e arterial e radiografia de tórax), bem como a clínica do paciente. A forma mais rotineira de ventilar o paciente pediátrico é usando SIMV com pressão controlada (PCV) ou com PRVC associada a PSV com disparo a fluxo, para manter a sincronia paciente-ventilador. Caso não seja viável essa modalidade, sugere-se a IMV.

TABELA 2   Formas de minimizar a lesão pulmonar induzida pela ventilação mecânica

- Hipercapnia permissiva, $PaCO_2$ 55-75 mmHg, desde que a acidose seja aceitável
- Pressão inspiratória ou pressão controlada < 30 cmH_2O
- Volume corrente de 4-6 mL/kg
- FiO_2 < 60%, sempre que possível manter SpO_2 entre 88-94%
- PEEP entre 5-15 cmH_2O

TABELA 3   Parâmetros iniciais da ventilação pulmonar mecânica

Parâmetros	Valores
PIP ou PC (cmH_2O)	15 (valor que mantenha o VC entre 5-8 mL/kg)
PS (cmH_2O)	15 (valor que mantenha o VC entre 5-8 mL/kg)
VC (mL)	4-6 mL/kg
PEEP (cmH_2O)	5
FR (rpm)	20-30
Ti (s)	0,4-0,5 recém-nascido prematuro 0,5-0,7 lactente
Fluxo (lpm)	6-8 recém-nascido prematuro 8-20 lactente
FiO_2	60%

FR: frequência respiratória; PC: pressão controlada; PIP: pressão inspiratória; PS: pressão de suporte; Ti: tempo inspiratório; VC: volume corrente.

CONSIDERAÇÕES FINAIS

Diante de tantas alternativas e modalidades ventilatórias, o que deve ser levado em consideração é a disponibilidade do aparelho na unidade de terapia intensiva e a habilidade do operador. Independentemente da modalidade a ser usada deve-se reduzir a assincronia paciente-ventilador e minimizar as chances de VILI.

BIBLIOGRAFIA

1. Mehta AB, Syeda SN, Wiener RS, Walkey AJ. Epidemiological trends in invasive mechanical ventilation in the United States: A population-based study. J Crit Care. 2015;16.
2. Mosier MJ, Peter T, Gamelli RL. Need for mechanical ventilation in pediatric scald burns: Why it Happens and Why it Matters. J Burn Care Res. 2015;17.
3. Hough CL, Caldwell ES, Cox CE, Douglas IS, Kahn JM, White DB, Seeley EJ, Bangdiwala SI, Rubenfeld GD, Angus DC, Carson SS, ProVent Investigators and the National Heart Lung and Blood Institute's Acute Respiratory Distress Syndrome Network. Development and validation of a mortality prediction model for patients receiving 14 days of mechanical ventilation. Crit Care Med. 2015;5.
4. Panico FF, Troster EJ, Oliveira CS, Faria A, Lucena M, João PR, Saad ED, Foronda FA, Delgado AF, Carvalho WB. Risk factors for mortality and outcomes in pediatric acute lung injury/acute respiratory distress syndrome. Pediatr Crit Care Med. 2015;15.
5. Tobin M. Principles and practice of mechanical ventilation. Ed Mc Hill; 2006.
6. Gilstrap D, MacIntyre N. Patient-ventilator interactions. Implications for clinical management. Am J Respir Crit Care Med. 2013;188(9):1058-68.
7. Linares-Perdomo O, East TD, Brower R, Morris AH. Standardizing predicted body weight equations for mechanical ventilation tidal volume settings. Chest. 2015;1;148(1):73-8.
8. Barbas CSV, Ísola AM, Farias AMC, Cavalcanti AB, Gama AMC, Duarte ACM, et al. Recomendações brasileiras de ventilação mecânica 2013. Parte I. Rev Bras Ter Intens. 2014;26(2):89-121.

Índice remissivo

A
Abscesso pulmonar 245
Aceleração do fluxo expiratório
    lento 116
    rápido 116
Anomalia de Ebstein da valva tricúspide 66
Apneia 1
    central 1
    da prematuridade 1
    fisioterapia 5
    mista 2
    obstrutiva 2
    tratamento 3
Asma 8, 245
    assistência fisioterapêutica 14
    classificação 10
    diagnóstico 9
    diagnóstico diferencial 10
    fenótipos 9
    fisioterapia 12
Assistência ventilatória com ajuste neural 390
Atelectasia 247
Atresia
    pulmonar 65
    tricúspide 61
Aumento do fluxo expiratório 151
Avaliação respiratória 22

B
Bilevel positive airway pressure 368
Boletim de Silverman-Andersen 211
Bronquiectasia 245
Bronquiolite viral aguda 28
    diagnóstico 35
    gravidade 34
    quadro clínico 32
    sinais clínicos 33
    suporte ventilatório 42
    tratamento 36
        fisioterápico 38

C
Cardiopatias congênitas 50
Cistos pulmonares 245
Classificação
    de Papile 148
    de Volpe 148
Coarctação da aorta 55
Compressões torácicas 152
Continuous positive airway pressure 365
Contusão pulmonar 246

D
Dano encefálico 123
    classificação 123
Defeitos
    do septo atrial 51
    do septo ventricular 53
Definição de Berlim 317
Derrame pleural 246
Desenvolvimento pulmonar pré-natal 326
Desmame da ventilação pulmonar mecânica 130
Dificuldade respiratória 211
Displasia broncopulmonar 89, 247
    classificação 90
    prevenção 91
    tratamento 92
Doença cardíaca
    cianótica 58

congênita 50
Doença do refluxo gastroesofágico 290
Dor 133
   consequências 133
   diagnóstico 134
   oncológica 261
Drenagem
   anômala total das veias pulmonares 63
   autógena 117
   postural 113
Ducto arterioso patente 53

E

Edema
   alveolar 246
   intersticial 246
Enfisema lobar congênito 245
Escala de Wood-Downes 34
Escalas de dor 135
   BIIP 135, 138
   CRIES 135, 136
   HANNALLAH 135, 136
   NFCS 135, 138
   NIPS 135, 136
   PIPP 135, 137
   visual analógica de dor 262
Espirometria de incentivo 118
Estenose
   aórtica 56
   pulmonar 57
Estimulação sensoriomotora 98
   auditiva 100, 101
   tátil 99
   vestibular 102
   visual 102, 103
Exames de imagem 239
   radiografia 239
   ressonância magnética 239
   tomografia computadorizada 239
   ultrassonografia 239
Exercício de fluxo inspiratório controlado 119
Expiração lenta prolongada 117

F

Fibrose cística 108, 244
   diagnóstico 109
   fisiopatogenia 109
   manifestações clínicas 111
   reabilitação pulmonar 120
Fisioterapia respiratória
   técnicas 345, 349

G

Gasometria em bebês prematuros 213

H

Hemorragia peri-intraventricular 143
   apresentação clínica 148
   classificação 148
   diagnóstico 149
   fatores de risco 147
   patogênese 144
Hérnia diafragmática congênita 155
   recém-nascido com 161
Hiperfluxo pulmonar 67
Hiperinsuflação
   manual 151
   pulmonar 152
Hipertensão
   intracraniana 124
   pulmonar 69, 70, 246
      pós-operatório de cirurgia cardíaca 70
      persistente 174
Hiperventilação 126
Hipofluxo pulmonar 68
Hipoxemia 275

I

Infecções respiratórias agudas 28
Inibidores da fosfodiesterase 184
Insuficiência respiratória 192
   classificação 194
   diagnóstico 194
   fisiopatologia 194
   quadro clínico 196
   tratamento 197

Interação cardiopulmonar 199

L
Lactente sibiliante 309
Lesão pulmonar induzida pela ventilação
    pulmonar mecânica 390
Líquidos pulmonares 335

M
Metástase no corpo vertebral 257
Milrinona 185
Monitoração
    cardiorrespiratória 205
        primeiros minutos de vida 219
    de mecânica respiratória à beira do
        leito 222
Mucosite 256

O
Obstrução das vias aéreas
    causas 345
Oncologia pediátrica 248, 249, 264
    acidente cerebrovascular 257
    anemias 258
    cardiotoxicidade 252
    complicações respiratórias 250
    compressão medular 256
    cuidados paliativos 272
    distúrbios da homeostasia 258
    distúrbios hidroeletrolíticos 253
    fisioterapia 264
    herniação cerebral 255
    hiperleucocitose 255
    hipertensão intracraniana 255
    imunidade 250
    massas abdominais 252
    mucosite 255
    neutropenia febril 249
    síndrome
        da lise tumoral 252
        da veia cava superior 251
        mediastinal superior 251
    tumor abdominal 252

Oscilação de alta frequência 115
Oxigenoterapia 274
    dispositivos 278
    domiciliar prolongada 276
    indicações 275

P
Pacientes oncológicos
    exercícios 266
Parto
    cesárea 337, 338
    vaginal 336, 337
Percussão 114
    sistêmica 231
    torácica 151
Pneumatocele 244
Pneumonia 245, 282
    classificação 285
    diagnóstico 286
    etiologia 282
    exames laboratoriais 286
    fatores de risco 285
    fisiopatogenia 283
    manifestação clínica 284
    principais agentes etiológicos 283
    tratamento 287
Pneumotórax 246
Pós-carga cardíaca 202
Pré-carga cardíaca 203
Pressão positiva contínua nas vias aéreas
    390
Propedêutica respiratória 206, 207

Q
Quimioterapia 258
    efeitos imediatos 259
    efeitos tardios 260

R
Radiologia de tórax 238
Radioterapia 258
    efeitos imediatos 259
    efeitos tardios 261

Recém-nascido
    classificação 19
Refluxo gastroesofágico 290
    tratamento 294
Respiradores 364
Ruídos adventícios
    causas 345

S

Sibilância 310
Síndrome(s)
    da aspiração de mecônio 180, 247, 299
        etiologia 300
        fisiopatologia 300
        prevenção 302
        tratamento 304
    de hipoplasia do lado esquerdo do
        coração 66
    do bebê chiador 309
        diagnóstico diferencial 311
        tratamento 312
    do desconforto respiratório 246, 315,
        328, 331
        agudo 246
        do recém-nascido 324
        quadro clínico 316
        surfactante 331
Surfactante exógeno 186

T

Taquipneia transitória do recém-nascido
    334
Técnica(s)
    de expiração forçada 115
    de insuflação para reversão de atelectasia
        119
    de higiene brônquica 347
Teste de respiração espontânea 82
Tetralogia de Fallot 58
Tosse provocada/estímulo de fúrcula 115
Transplante pulmonar 120

Transposição das grandes artérias 59
Trauma cranioencefálico 122
    fisioterapia 128

U

Unidade de cuidados intensivos neonatais
    132
    fisioterapia 139

V

Vasodilatadores 184
Ventilação
    com óxido nítrico inalatório 186
    com pressão controlada 388
    com pressão de suporte 389
    com pressão regulada e volume
        controlado 389
    com volume controlado 389
    mandatória intermitente 388
        sincronizada 388
    mecânica controlada 386
    oscilatória de alta frequência
        ajustes iniciais 381
    percussiva intrapulmonar 152
    por alta frequência 375
        aplicações clínicas 379
        complicações 378
        fisiologia 377
        indicações 377
        vantagens 378
    pulmonar mecânica 77, 384
        desmame 77
        indicações 384
        modalidades ventilatórias 386, 387
        não invasiva 361
            interfaces 362
        parâmetros iniciais 391
        princípios ventilatórios 385
Vibração 114
Vibrocompressão 114
Vírus sincicial respiratório 29